한국보훈복지의료공단
보훈병원

서울 | 부산 | 광주 | 대구 | 대전 | 인천

필기시험(간호학)

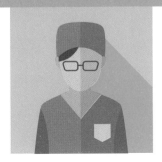
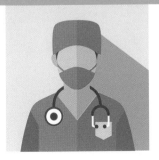
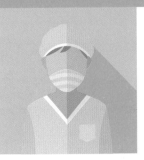
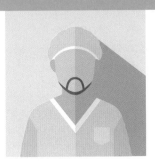

한국보훈복지의료공단

보훈병원

필기시험(간호학)

개정3판 1쇄 발행　　2024년 04월 12일
개정4판 1쇄 발행　　2025년 02월 14일

편 저 자 ｜ 간호시험연구소
발 행 처 ｜ ㈜서원각
등록번호 ｜ 1999-1A-107호
주　　소 ｜ 경기도 고양시 일산서구 덕산로 88-45(가좌동)
교재주문 ｜ 031-923-2051
팩　　스 ｜ 031-923-3815
교재문의 ｜ 카카오톡 플러스 친구[서원각]
홈페이지 ｜ goseowon.com

Preface

한국보훈복지의료공단 보훈병원은 국가를 위해 희생하고 헌신하신 국가 유공자분들의 진료와 재활 및 복지 업무를 담당하는 공공기관이다. 국가와 민족을 위해 공헌하신 유공자분들에게서 보다 다양하고 수준 높은 사업수행을 위해 1981년 11월 2일 '한국원호복지공단법'이 제정·시행되었다. 국립원호병원, 국립직업재활원, 원호단체후원회 등을 통합하여 '한국원호복지공단'을 설립하였다. 1985년 1월 1일 '한국보훈복지공단'으로 개칭하였고, 1999년 1월 1일 부터는 보훈교육연구원을 운영하여 국가유공자 및 제대군인들을 대상으로 민족정기 선양교육과 사회적응교육을 수행했다. 2001년 1월 16일 '한국보훈복지의료공단'(법률명칭 '한국보훈복지의료공단법'으로 개정)으로 기관 명칭이 변경되었다.

간호직 채용 필기시험 한국보훈복지의료공단 간호학의 과목은 기본간호학, 모성간호학, 성인간호학, 아동간호학, 정신간호학, 병태생리학, 간호윤리 전반 90문항이다. 난도가 높은편이고 문항수가 많기 때문에 핵심요점을 중점적으로 학습하는 것이 필요하다. 본서에는 보훈병원 기출문제 유형을 분석하여 수록하였고 시험에 꼭 필요한 요점을 학습할 수 있도록 하였다.

합격을 향해 고군분투하는 학습자분들에게 힘이 되는 교재가 되기를 바라며 서원각이 진심으로 응원합니다.

Structure

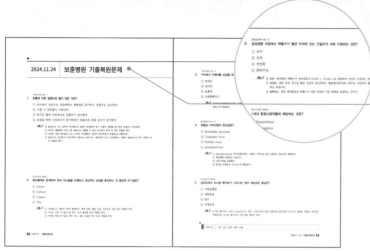

3개년 기출문제 복원

한국보훈복지의료공단 보훈병원 기출문제를 복원하여 구성하였습니다. 2022년, 2023년, 2024년 총 3개년 기출문제를 복원하여 수록하여 실제 시험유형을 파악할 수 있도록 하였습니다.

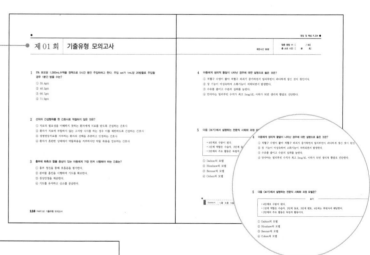

5회분 기출유형 모의고사

기출문제를 분석하여 빈번하게 출제되는 문제유형의 구성에 따라 모의고사 문항을 구분하였습니다. 실제 시험에 출제되는 과목을 적절히 배치하여 실제 시험 전에 시험감각을 익힐 수 있도록 하였습니다.

정답 및 해설

기출문제를 학습하면서 상세한 해설을 통해 문제 이해도를 높이기 위해서 구성하였습니다.

Contents

Information

한국보훈복지의료공단 설립배경

① 국가와 민족을 위해 공헌하신 독립유공자를 비롯한 국가유공자, 그리고 세계평화와 자유수호를 위해 참전한 분들의 진료와, 중상이자에 대한 재활 및 복지증진은 국가발전과 더불어 국가정책적 차원에서 보다 다양하고 수준 높게 이어지게 하기 위함이다.

② 국가유공자 및 제대군인들을 대상으로 민족정기 선양교육과 사회적응교육을 수행하고 있다.

심볼마크 의미

하나되어 섬기는 마음

언제나 기댈 수 있고 희망을 주는 믿음직한 존재로서, 보훈공단 가족이 하나된 마음으로 애국유공자를 감싸 안으며 아우르는 형상으로 표현하여, 보호하고 또한 섬기는 보훈공단의 역할과 의지를 상징

미션

보훈가족의 건강과 행복한 삶

비전

보훈가족·국민과 함께하는 의료·복지서비스 전문기관

핵심가치 및 경영목표와 전략

핵심가치	존경과 예우	책임과 신뢰	전문성과 혁신	소통과 협력
경영목표	-의료질 평가 상위 10% 달성 -공공보건의료계획 시행평가 100점	-장기요양 기관평가 100점 -요양등급 호전유지율 전국대비 10% 상향	-운영수지 균형 달성 -직무중심 보수체계 도입 우수기관 선정	-新 보훈 ESG지수 최우수 등급 -보훈브랜드 지수 최우수등급
전략방향	보훈의료 품질 및 공공성 강화	보훈가족 맞춤형 복지서비스 구현	혁신을 통한 생산성·효율성 제고	지속가능경영체계 고도화
전략과제	-진료전문성 강화로 경쟁력 제고 -환자 중심의 의료서비스 확대 -공공의료 역할 강화	-보훈요양서비스 품질 강화 -보훈요양 운영체계 고도화 -복지서비스 인프라 개선 및 확대	-효율적 사업 운영을 통한 성과 제고 -혁신을 통한 효율성 증대 -직무·성과 중심 인사혁신	-보훈 ESG경영 내재화 -안전·재난관리 시스템 확립 -보훈의료·요양브랜드 인식 개선

인재상

① **보훈인재**

　나라사랑 정신과 국민·유공자에 대한 소명의식을 가진 보훈인재

　국가와 보훈에 대한 소명의식을 가지고 국가, 국민, 보훈가족을 섬기는 인재

② **혁신인재**

　전문성과 진취적 자세로 불합리한 관습 등을 개선하는 혁신인재

　미션 수행과 성과 창출의 난제에 도전하며 진취적인 자세로 문제를 해결하는 인재

③ **솔선인재**

　업무 수행에 대한 강한 책임감으로 타인을 선도하는 솔선인재

　강한 책임감과 적극적인 자세로 맡은 바 업무에 대해 솔선하여 수행하는 인재

④ **소통인재**

　공동체의 지속가능성을 위해 서로 협력하고 소통하는 소통인재

　우리 사회와 공단의 지속가능성 확보를 위해 협력하고 소통하는 역량을 가진 인재

간호직 직무수행내용

① **입원환자간호** : 입원의뢰, 침상준비, 환자안내 및 교육, 처방입력 및 수행, 각종 검사, 결과 확인, 경과확인, 회복

② **특수부서간호** : 마취 및 회복간호(마취과), 중환자 간호(중환자실), 수술준비 및 참여·수술재료 및 장비관리 (수술실), 응급간호(응급실)

③ **외래간호** : 환자안내, 진료보조, 물품관리, 환경 및 안전관리, 기록 및 보고

간호직 채용제도

① **응시자격** : 공단 인사규정에 의한 임용 결격사유에 해당하지 않는 자, 간호사 면허증 소지자

② **채용절차** : 서류전형 → 필기전형 → 인성검사 → 면접전형 → 임용

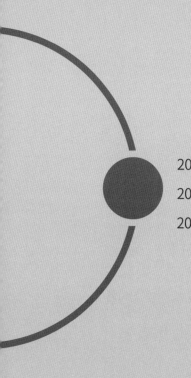

2024.11.24 보훈병원 기출복원문제

2023.10.21 보훈병원 기출복원문제

2022.10.30 보훈병원 기출복원문제

PART

01

기출복원문제

기본간호학 ●○○

1 호흡에 대한 설명으로 옳지 않은 것은?

① 유아에서 성인으로 성장하면서 폐용량은 증가하고 호흡수는 감소한다.

② 고열 시 빈호흡이 나타난다.

③ 장기간 흡연 지속적으로 호흡수가 감소한다.

④ 운동을 하면 신진대사가 증가하면서 호흡수와 호흡 깊이가 증가한다.

> **TIP** ③ 흡연으로 기도 점막이 두꺼워지고 염증이 발생하여 공기 흐름이 방해를 받으면서 호흡수가 증가한다.
> ① 유아는 폐용량이 작고 1회 호흡으로 교환할 수 있는 공기량이 적어 더 자주 호흡을 한다.
> ② 고열로 인해 대사율과 산소 소비와 이산화탄소 생산이 증가하면서 호흡속도가 빨라진다.
> ④ 운동으로 신진대사가 증가하여 호흡수는 늘어나고, 폐포에서 산소-이산화탄소 교환이 효율적으로 하기 위해서 깊은 호흡을 한다.

기본간호학 ●●○

2 해산물에도 존재하며 체내 대사율을 조절하고 정상적인 성장을 촉진하는 데 중요한 무기질은?

① Iodine

② Sodium

③ Copper

④ Zinc

> **TIP** ② 나트륨으로 대량무기질에 해당한다. 체액 균형, 혈압 조절, 신경신호 전달 등의 역할을 한다.
> ③ 구리는 미량 무기질로 철 대사, 효소 활성화 등의 역할을 한다.
> ④ 아연은 미량 무기질로 면역 기능, 세포 성장과 복구 등의 역할을 한다.

3 TPN에서 카테터를 삽입할 때 목의 중심정맥을 확장하기 위해서 유지해야 하는 올바른 체위는?

① 반좌위

② 쇄석위

③ 슬흉위

④ 트렌델렌버그

> **TIP /** 완전비경구영양(TPN)에서 카테터를 삽입할 때 목과 어깨의 중심정맥을 확장하기 위해서 취해야 하는 체위는 트렌델 렌버그에 해당한다.

4 유행성 이하선염의 원인균은?

① Bordetella pertussis

② Coxsackie virus

③ Rubella virus

④ paramyxovirus

> **TIP /** ④ paramyxovirus는 파라인플루엔자, 유행성 이하선염 등을 유발하는 원인균에 해당한다.
> ① 백일해를 유발하는 세균이다.
> ② 수족구병을 유발한다.
> ③ 풍진을 유발하는 바이러스에 해당한다.

5 심전도에서 오스본 웨이브가 나타나는 경우 예상되는 증상은?

① 저칼슘혈증

② 대퇴골절

③ 탈수

④ 저체온증

> **TIP /** 오스본 웨이브는 J파(J-wave)라고도 하며, 심전도에서 QRS 복합파의 끝부분에 나타나는 돌출된 파형을 의미한다. 저체온증은 오스본 웨이브의 가장 흔한 원인이 된다.

Answer.	1.③ 2.① 3.④ 4.④ 5.④

6 급성염증 과정에서 백혈구가 혈관 주위에 있는 간질조직 내로 이동하는 것은?

① 유주

② 유착

③ 변연화

④ 화학주성

> **TIP** ② 유착 : 변연화된 백혈구가 내피세포의 ICAM-1, VCAM-1과 결합하여 단단히 고정되는 것이다.
> ③ 변연화 : 염증 과정 초기에 혈관 내강의 중심부에서 혈관벽(내피세포) 쪽으로 이동하여 혈관 내벽에 부착 준비를 하는 과정이다.
> ④ 화학주성 : 염증 매개물질로 백혈구가 염증 부위로 이동 방향을 설정하는 것이다.

7 1세대 항정신병약물에 해당하는 것은?

① Risperidone

② Olanzapine

③ Clozapine

④ Haloperidol

> **TIP** ①②③ 2세대 항정신병약물에 해당한다.

8 항암요법을 할 때 오마야 저장소를 사용하는 항암제의 주약 경로로 적절한 것은?

① 정맥

② 동맥

③ 복강

④ 뇌척수강

> **TIP** 오마야 저장소는 뇌와 척수의 중추신경계(CNS)에 직접 항암제를 전달하기 위해 사용하는 장치에 해당한다. 오마야 저장소는 주로 뇌실 내로 항암제를 투여한다.

기본간호학 ●●○

9 대사성 알칼리증에서 나타나는 탄산과 중탄산염 비율로 가장 적절한 것은?

① 2:20

② 1:15

③ 1:28

④ 0.5:20

> **TIP** 세포외액에서 가장 중요한 완충제는 탄산과 중탄산염이다. 대사성 알칼리증에서는 탄산과 중탄산염의 비율이 1 : >20 으로 변화하게 된다. 정상적인 혈액의 탄산-중탄산염 완충 체계에서는 탄산과 중탄산염은 1:20을 유지한다.

성인간호학 ●●○

10 결핵약 복용하는 환자에게 해야 하는 간호교육으로 적절한 것은?

① "하루에 3번 식후에 약을 복용해야 합니다."

② "결핵약은 2가지 이상을 병용한 복합약물을 사용해야 합니다."

③ "결핵약은 복용하는 중간에 약물 투약을 중단해도 됩니다."

④ "Pyrazinamide의 부작용으로 시신경염이 있기에 시력검사를 주기적으로 받아야 합니다."

> **TIP** ② 결핵약의 효과 상승과 내성을 예방하기 위함이다.
> ① 1일에 1회만 복용해야 한다.
> ③ 6~18개월 이상 장기로 복용해야 한다.
> ④ Ethambutol이 시신경염 부작용이 있다. Pyrazinamide는 간독성과 요산혈증의 부작용이 있다.

기본간호학 ●○○

11 목욕간호 중에 대상자에게 담요를 덮어주는 이유로 가장 적절한 것은?

① 미생물 전파 최소화

② 동맥혈 흐름의 촉진

③ 프라이버시 존중

④ 낙상 예방

> **TIP** ③ 목욕 시에는 프라이버시 유지가 중요하다. 담요를 덮어서 프라이버시를 존중한다.

Answer.	6.① 7.④ 8.④ 9.③ 10.② 11.③

기본간호학 ●○○

12 장내에 가스를 배출시키기 위한 목적인 관장은?

① 구풍관장

② 청결관장

③ 저장액 관장

④ 역류관장

TIP ① 장내에 있는 가스를 배출시켜서 복부가 팽만되어 있는 것을 완화시키기 위한 관장은 구풍관장에 해당한다.
②③④ 변비나 분변매복을 완화하는 목적의 관장이다.

병태생리학 ●○○

13 혈액이나 체액을 통해서 전파가 되는 감염질환은?

① 콜레라

② A형간염

③ B형간염

④ 디프테리아

TIP ③ B형간염 : Hepatitis B virus (HBV) 병원체가 혈액, 체액(정액, 질 분비물 등)을 통해서 전파가 된다.
① 콜레라 : Vibrio cholerae(콜레라균)이 오염된 물이나 음식으로 감염된다.
② A형간염 : 감염된 음식물 섭취하거나 오염된 물에 의해서 전파된다.
④ 디프테리아 : Corynebacterium diphtheriae 병원체가 호흡기 비말을 통해서 전파된다.

기본간호학 ●●○

14 동맥혈가스분석 검사를 시행하기 전에 측부순환이 충분한가를 확인하기 위한 검사는?

① 앨런 검사

② 라크만 검사

③ 맥머레이 검사

④ 상지 하수 검사

TIP ① 앨런 검사 : 동맥혈가스분석 검사를 위해 동맥 천자를 시행할 때 요골동맥을 주로 사용하기 때문에 척골동맥으로
측부순환이 원활한지 확인하는 것이 중요하다.
② 라크만 검사 : 전방십자인대(ACL, Anterior Cruciate Ligament) 손상을 평가하기 위한 검사이다.
③ 맥머레이 검사 : 요골신경(Radial nerve) 손상을 평가하기 위한 검사이다.
④ 상지 하수 검사 : 반월상연골(Meniscus)의 손상을 평가하기 위한 검사이다.

병태생리학 ●●○

15 비르효 3대 요소에 해당하지 않는 것은?

① 혈액 과응고 상태

② 혈액 와류

③ 혈액 점성도

④ 혈관 내벽 손상

TIP 비르효의 3대 요소로는 혈관 내벽 손상, 혈류 이상(혈액 와류), 혈액 과응고 상태에 해당한다.

성인간호학 ●○○

16 저체온증 증상으로 적절하지 않은 것은?

① 맥박수 감소

② 혈압 감소

③ 무기력감

④ 모세혈관 확장

TIP ④ 체온이 낮아지면 신체는 중심부(심장, 뇌 등)의 주요 장기를 보호하기 위해 말초 부위(손, 발, 피부)의 혈관을 수축시킨다.

성인간호학 ●●○

17 좌심부전 증상으로 적절하지 않은 것은?

① 경정맥 확장

② 기좌호흡

③ 현기증

④ 기침

TIP ② 폐울혈로 눕는 자세에서 숨이 차 상체를 세우면 완화되는 기좌호흡이 나타난다.
③ 뇌혈류가 감소하면서 현기증, 어지러움, 실신 등이 나타난다.
④ 폐울혈로 인해서 발작성으로 마른기침이 나타난다.

Answer.	12.① 13.③ 14.① 15.③ 16.④ 17.①

18 발목 관절과 같이 돌출된 부위에 사용하는 붕대법으로 적절한 것은?

① 환행대 ② 나선대

③ 회귀대 ④ 팔자대

TIP ④ 팔자대 : 발목과 같은 돌출된 부위를 안정적으로 고정하고, 움직임을 제한하며, 압박 효과를 제공한다.

① 환행대 : 붕대를 감는 시작과 끝을 고정하기 위해 사용하는 가장 기본적인 방법으로 손목, 이마, 발목 등 비교적 작은 원형 부위에 적용한다.

② 나선대 : 붕대를 나선형으로 감아 올라가는 방식으로 팔다리(팔, 다리 등)와 같은 긴 부위에 적용한다.

③ 회귀대 : 붕대를 앞뒤로 반복적으로 덮는 방식으로 머리, 손, 발 등 비정형적이거나 돌출된 부위에 적용한다.

19 인공판막 치환술을 시행한 대상자가 합병증 예방을 위해 평생 복용해야 하는 약물은?

① Naproxen ② Warfarin

③ Eplerenone ④ Levofloxacin

TIP ② 인공판막치환술을 한 경우에는 와파린(Warfarin)을 평생 복용해야 한다.

① 비스테로이드성 항염증제 중에 하나인 나프록센(Naproxen)은 와파린과 병용하면 출혈위험이 증가한다.

③ 칼륨 보존성 이뇨제이다.

④ 항생제로 와파린과 상호작용하여 INR을 증가시켜 출혈 위험을 높일 수 있다.

20 고칼륨혈증 주요 부작용으로 발생할 수 있는 이뇨제는?

① Hydrochlorothiazide ② Mannitol

③ Bumetanide ④ Spironolactone

TIP ④ 알도스테론 작용을 억제하여. 나트륨 배출을 증가시키고 칼륨을 보존하는 칼륨 보존성 이뇨제인 스피로놀락톤 (Spironolactone)은 고칼륨혈증이 주요 부작용이다.

① 티아지드 계열 이뇨제로 신장에서 나트륨과 물의 재흡수를 억제하며 칼륨 배출을 증가시킨다. 저칼륨혈증 유발 한다.

② 삼투압을 증가시켜 신장에서 수분 배출을 촉진한다. 칼륨 농도에 직접적인 영향을 주지 않는다.

③ 루프 이뇨제로 헨레고리(Loop of Henle)에서 나트륨, 칼륨, 염소 재흡수를 강력히 억제하여 칼륨 배출을 촉진한 다. 저칼륨혈증 유발 가능성이 있다.

21 NSAIDs에 속하는 약물은?

① Ibuprofen
② Dexamethasone
③ Amitriptyline
④ Acetaminophen

TIP 🖉 ① NSAIDs는 비스테로이드성 항염증제로 통증 완화, 염증 감소, 발열 조절 등에 사용된다. 이부프로펜(Ibuprofen), 나프록센(Naproxen), 아스피린(Aspirin), 디클로페낙(Diclofenac) 등이 있다.
② 코르티코스테로이드로 항염증 작용을 하는 스테로이드 기반 약물이다.
③ 신경병증성 통증의 진통 보조제에 해당하는 항우울제이다.
④ 진통 및 해열 효과가 있는 약물이다.

22 이자(췌장)에서 분비되는 단백질 분해효소가 아닌 것은?

① 트립신
② 수크라아제
③ 엘라스타아제
④ 카르복시펩티다아제

TIP 🖉 ② 소장에서 분비되는 소화요소에 해당한다. 이당류인 수크로스를 포도당과 과당으로 분해하는 역할을 한다.

23 뇌하수체 절제술 수술 후 간호중재로 적절한 것은?

① 수술 후에 기침을 격려한다.
② 비심지 제거 후 입으로 호흡을 금지한다.
③ 머리를 상승시키는 체위는 피한다.
④ 요붕증이 발생하면 코르티솔을 보충한다.

TIP 🖉 ② 비심지를 제거하고 입으로 호흡하도록 교육한다.
③ 뇌압 상승과 CSF 누출을 예방을 위해서 머리를 30° 가량 높게 유지한다.
④ 요붕증이 발생하면 항이뇨호르몬 투여가 필요하다.

Answer.	18.④ 19.② 20.④ 21.① 22.② 23.①

성인간호학 ●●●

24 갑상샘 절제술 후 Chvostek's Sign가 나타난 환자에게 적용해야 하는 간호로 적절한 것은?

① 기침을 제한한다.

② 당질코르티코이드를 Ⅳ 투여한다.

③ 섬유소 섭취를 늘린다.

④ 비타민 D를 투여한다.

> **TIP** ④ 크보스테크 징후(Chvostek's Sign)가 나타난 것은 저칼슘혈증으로 인한 신경근 과흥분에 의한 것이다. 크보스테크 징후(Chvostek's Sign)는 안면신경이 분포된 부위를 가볍게 두드렸을 때 얼굴 근육의 경련이 나타나는 현상으로 저칼슘혈증의 대표적인 징후이므로 칼슘 흡수 촉진을 위해 비타민 D를 투여한다.
> ① 기침 제한은 하지 않아도 된다.
> ② 심한 저칼슘혈증(테타니 또는 경련 동반)일 경우, 10% 칼슘 글루코네이트(Calcium gluconate)를 정맥주사로 천천히 투여한다.
> ③ 섬유소 섭취를 늘리는 것은 크보스테크 징후 관리에 적절하지 않다.

성인간호학 ●○○

25 류마티스 관절염에 대한 설명으로 옳지 않은 것은?

① 스테로이드 요법을 시행한다.

② 쇼그렌 증후군이 나타난다.

③ 비대칭적으로 증상이 나타난다.

④ 30~50대 여성에게 주로 증상이 나타난다.

> **TIP** ③ 대칭적으로 증상이 나타난다.
> ① 급성 염증 완화 및 관절 손상 억제를 위해 스테로이드가 사용된다.
> ② 쇼그렌 증후군은 주로 침샘과 눈물샘을 공격하는 자가면역질환으로 안구 건조, 입마름 등이 나타난다. 류마티스 관절염에 나타나는 증상이다.

기본간호학 ●○○

26 낙상 예방을 위한 중재로 옳지 않은 것?

① 침상 주변을 깔끔하게 유지한다.

② 미끄럼 방지 매트를 제공한다.

③ 침상난간을 올리고 움직임에 제약을 둔다.

④ 적절하게 밝은 조명을 제공한다.

> **TIP** ③ 침상난간을 올려 낙상 위험을 막는 것이 필요하지만 움직임에 제약을 두지는 않는다.

27 **다음에서 설명하고 있는 물질은?**

> • 위점막 벽세포에서 분비
> • 돌창자(회장)에서 비타민 B12의 흡수를 도움
> • 부족하면 악성빈혈이 발생할 수 있음

① 염산

② 펩시노겐

③ 가스트린

④ 내인성인자

TIP ① 염산 : 위의 벽세포에서 분비된다. 철, 칼슘 등의 미네랄 흡수를 돕는다.
② 펩시노겐 : 위의 주세포에서 분비된다. 위산에 의해서 활성화 된다.
③ 가스트린 : 위의 G세포에서 분비한다. 주세포에서 펩시노겐 분비를 증가시킨다.

28 **혈당을 잘 관리하고 있는 당뇨환자의 지표로 적절한 것은?**

① 당화혈색소 5.7%

② 공복 혈당 155mg/dL

③ 식후 2시간 혈당 200mg/dL

④ 수면 중 혈당 185mg/dL

TIP ① 비당뇨환자 기준으로 정상범위는 4~5.6%이지만, 당뇨환자의 경우 <7% 인 경우 잘 관리되어지고 있다고 평가한다.
② 비당뇨환자 기준 정상범위는 70~99mg/dL이지만, 당뇨환자의 경우는 80~130mg/dL에 잘 관리되어지고 있다고 평가한다.
③ 비당뇨환자 기준 정상범위는 <140mg/dL, 당뇨환자의 경우는 <180 mg/dL에 잘 관리되어지고 있다고 평가한다.
④ 수면 중 혈당은 90~150mg/dL를 목표혈당으로 한다.

Answer.	24.④	25.③	26.③	27.④	28.①

29 다음 증상이 있는 환자에게 해야 하는 간호중재는?

> - 항원-항체검사 HBeAg(+)
> - 우상복부 통증
> - 소변이 진한 갈색

① 소화불량 시 금식

② 활동적인 운동 권장

③ 아세트아미노펜 경구 투여

④ 항히스타민제로 소양증 관리

> **TIP** ④ 급성 B형간염 증상에 해당한다. 황달기 증상일 때 나타나는 소양증은 항히스타민제로 관리한다.
> ① 소화불량시 저지방, 고탄수 식이를 소량으로 자주 제공한다.
> ② 운동을 하면 간 손상이 발생할 수 있기 때문에 휴식을 취한다.
> ③ 아세트아미노펜은 간독성 약물이기 때문에 주의한다.

30 IgG, IgM이 관여하여 발현되는 세포독성 과민반응으로 적절한 것은?

① 제1형 세포독성 과민반응

② 제2형 세포독성 과민반응

③ 제3형 세포독성 과민반응

④ 제4형 세포독성 과민반응

> **TIP** ② IgG, IgM이 관여하는 것은 제2형 세포독성 과민반응에 해당한다.
> ① IgG가 관련된다.
> ③ 항원-항체 복합체가 관련된다.
> ④ 관련된 항체가 없다.

31 수술 예정인 남자 환자가 검사 후에 수술이 지연되었다. 다음 지표 중에 수술을 지연하게 한 검사결과로 적절한 것은?

① APTT 30초

② AST 200U/L

③ BNP 80pg/mL

④ RBC 5.5million/μL

> **TIP** ② AST가 200U/L인 경우에는 중등도에서 중증 수준의 상승으로 간질환 또는 간 이외의 조직에 손상이 있을 가능성이 있다.
> ① APTT(Activated Partial Thromboplastin Time)의 정상범위는 25~35초이다.
> ③ BNP(B-type Natriuretic Peptide)의 정상범위는 〈100 pg/mL이다.
> ④ 남성의 경우 정상범위는 4.5~5.9million/μL에 해당한다.

성인간호학 ●●○

32 갑상샘 기능저하증으로 발생할 수 있는 질환은?

① 크레틴병

② 애디슨병

③ 그레이브스병

④ 갈색세포종

> **TIP** ② 애디슨병은 부신 피질의 기능 저하로 인해 코르티솔과 알도스테론 같은 부신피질호르몬 부족으로 나타난다.
> ③ 그레이브스병은 자가면역질환으로 갑상샘이 과도하게 활성화되는 갑상샘기능항진증으로 발생한다.
> ④ 갈색세포종은 부신 수질에서 발생하는 종양으로, 에피네프린과 노르에피네프린이 과도하게 분비하면서 나타난다.

성인간호학 ●●○

33 흉곽천자에 대한 설명으로 옳지 않은 것은?

① 30분 이내에 늑막액을 1,500ml 넘지 않게 한다.

② 검사 중에 천자부위를 위로 가게 한 측와위를 취한다.

③ 바늘을 삽입하기 전에 숨을 참게 한다.

④ 시술 후에는 심호흡을 격려한다.

> **TIP** ② 앉은 자세를 취하고 상체를 앞으로 기울인 자세를 취한다.

Answer.	29.④ 30.② 31.② 32.① 33.②

병태생리학 ●○○

34 세균 감염이 되면 가장 먼저 증가하며 많은 수를 차지하는 백혈구의 과립구는?

① 호중구   ② 호산구

③ 림프구   ④ 호염기구

> **TIP** ① 호중구 : 세균 감염 시 가장 먼저 증가하여 급성 염증 반응을 주도한다.
> ② 호산구 : 기생충을 방어할 때 활성화된다.
> ③ 림프구 : 바이러스 감염에 림프구 비율 증가한다.
> ④ 호염기구 : 알레르기 반응에서 히스타민을 분비한다.

기본간호학 ●○○

35 다음에서 설명하는 자세는?

> • 아래 팔은 팔꿈치를 굴곡시켜서 머리 위에 두고 위에 팔은 어깨 앞에 오게 한다.
> • 양 다리 사이에 베개를 받쳐 내전을 방지한다.
> • 머리에는 낮은 베개를 받쳐서 측굴을 예방한다.

① 앙와위   ② 좌측위

③ 쇄석위   ④ 반좌위

> **TIP** 좌측위에 대한 설명에 해당한다.

성인간호학 ●●○

36 복수가 찬 간경화 환자의 간호중재로 옳은 것은?

① 고염식이를 제공한다.

② 이뇨제 사용을 제한한다.

③ 매일 아침 같은 시간에 체중과 배둘레를 측정한다.

④ 1일에 물을 3L 이상 섭취한다.

> **TIP** ③ 체액상태를 평가하기 위한 모니터링이다.
> ① 저염식이를 통해 복수의 악화를 방지한다.
> ② 복수를 줄이기 위해서 이뇨제를 사용한다.
> ④ 복수와 저나트륨혈증을 관리하기 위해 하루 수분 섭취를 제한한다.

37 신부전 환자의 ABGA 지표가 다음과 같을 때 나타나는 보상작용은?

- pH 7.0
- $PaCO_2$ 28mmHg
- HCO_3^- 18mmol/L

---

① 폐 보상으로 과환기를 통해 CO_2 배출 증가

② 수소이온의 배출 증가

③ 산 배설 증가

④ 중탄산염 재흡수 증가

> **TIP** ① 제시된 지표는 대사성 산증으로 보상성 과호흡이 나타난다. $PaCO_2$가 보상적 저하가 나타나면서 폐 보상으로 과
> 환기를 통해 CO_2 배출이 증가한다.
> ② 수소이온이 배출되지 않고 축적된다.
> ③ 신장의 기능 저하로 산 배설이 감소한다.
> ④ 중탄산염의 재흡수가 감소한다.

38 감염된 세포막에 비특이적으로 비정상 세포를 감지하여 표적세포에 구멍을 내어 퍼포린을 주입하여 종양
세포나 감염세포를 제거하는 면역세포는?

① 사이토카인

② 자연살해세포

③ B림프구

④ 단핵식세포

> **TIP** ① 사이토카인 : 면역계의 세포들이 상호작용하고 신호를 전달하기 위해 분비하는 단백질 신호물질이다.
> ③ B림프구 : B림프구는 체액성 면역의 중심 역할을 한다. 항체를 생성해 병원체를 중화하거나 제거한다.
> ④ 단핵식세포 : 골수에서 생성되어 혈액을 순환하다가 조직으로 이동한다.

Answer.	34.① 35.② 36.③ 37.① 38.②

성인간호학 ●●●
39 R파 간격의 작은 칸 수를 세서 R-R 간격에서 작은 칸이 20칸이면 분당 심박수는?

① 50bpm

② 60bpm

③ 75bpm

④ 85bpm

> **TIP** 1500규칙에 따라서 '1500 ÷ 작은 칸 수' 공식에 따라서 75bpm이 된다.

성인간호학 ●○○
40 에드워드 증후군은 몇 번 염색체가 삼염색체가 되면서 나타나는가?

① 8번 염색체

② 13번 염색체

③ 18번 염색체

④ 20번 염색체

> **TIP** ③ 에드워드 증후군은 18번 염색체의 삼염색체(trisomy)가 되면서 나타난다. 정상적으로는 18번 염색체가 2개가 있어야 하지만 에드워드 증후군에서는 18번 염색체가 3개가 되면서 나타난다.

성인간호학 ●●●
41 여성 대상자에게 마니톨을 투여하고 나타나는 증상으로 적절한 것은?

① 소변량 2,200mL

② 혈압 140/90mmHg

③ 혈중 요소 30mg/dL

④ 혈중 크레아티닌 2.0mg/dL

> **TIP** ① 소변량은 정상 수치 800~2,200mL에서 늘어나기도 한다.
> ② 삼투압 증가로 혈관 내로 체액이 이동하여 혈장량이 일시적으로 증가하다가 이뇨 효과로 체내 체액이 배출되면서 혈액이 낮아진다. 정상수치보다 높아졌기에 적절하지 않다.
> ③ 소변량 증가로 요소 배출이 촉진되어 BUN 수치가 낮아진다. 정상 수치보다 높아졌기에 적절하지 않다.
> ④ 신장 관류 개선 및 소변량 증가로 크레아티닌 배출이 촉진된다. 정상 수치보다 높아졌기에 적절하지 않다.

성인간호학 ●○○

42 심근경색 환자에게서 맥박이 촉지되지 않는 심실 빈맥이 나타났을 때 가장 우선적으로 해야 하는 간호중재는?

① 리도카인을 투약한다.

② 기관내 삽관을 통해 기도를 유지한다.

③ 제세동을 실시한다.

④ 에피네프린 1mg IV/IO로 3~5분 간격으로 반복 투여한다.

> **TIP** 심실에서 발생하는 비정상적인 빠른 심박수인 심실빈맥에서 맥박이 없으면 심장이 효과적으로 수축하지 못해 혈액을 제대로 펌프하지 못하는 상태로 심정지 상태를 의미한다. 즉각적으로 CPR과 제세동을 실시하여야 한다.

성인간호학 ●●○

43 밤에 분비가 증가하는 수면 유도 호르몬으로 수면과 각성 주기를 조절하는 호르몬은?

① 코르티솔

② 파라토르몬

③ 알도스테론

④ 멜라토닌

> **TIP** ① 수면요도 호르몬이지만 아침에 가장 많이 분비를 한다.
> ② 혈중 칼슘과 인 수치를 조절한다.
> ③ 신장에서 나트륨 재흡수와 칼륨 배출 조절을 한다.

기본간호학 ●○○

44 신체역학에 대한 설명으로 옳은 것은?

① 양발을 붙이고 서있는 것이 안정적이다.

② 무거운 물체를 밀 때에는 허리를 굽혀서 민다.

③ 환자를 침상에서 들어 올릴 때 환자와 마주 선다.

④ 무거운 물체와는 최대한 멀리 떨어져서 들어올린다.

> **TIP** ③ 무거운 물건은 힘의 방향과 마주서서 들어올리는 것이 안정적이다.
> ① 양발은 어깨너비로 벌려서 체중을 고르게 분산시키는 것이 안정적이다.
> ② 몸 중심을 낮춰서 다리 근육을 사용해서 미는 것이 안정적이다.
> ④ 최대한 가깝게 붙은 후에 들어올린다.

Answer. 39.③ 40.③ 41.① 42.③ 43.④ 44.③

성인간호학 ●○○

45 기관절개관 흡인에 대한 설명으로 옳지 않은 것은?

① 분비물이 없어도 기침을 하는 경우에는 흡인을 시행한다.

② 흡인 시 1회 10~15초가 넘지 않도록 한다.

③ 흡인 전후에는 1~2분간 산소를 공급한다.

④ 흡인 중에 SpO₂가 90% 이하로 감소하면 흡인을 즉시 중단한다.

> **TIP** ① 기침을 할 수 있는 상황에는 시행하지 않고, 분비물이 있는 경우에만 시행한다.
> ② 오랜 시간 지속하면 저산소증(산소 부족)이 발생할 수 있으므로 10~15초 이상 하지 않는다.
> ③ 흡인 전후 산소 포화도를 유지하기 위해 산소를 공급한다.
> ④ SpO₂가 90% 이하로 감소한 것은 저산소증이 발생한 것을 의미하기 때문에 즉시 흡인을 중단해야 한다.

기본간호학 ●●○

46 CBC 비정상 수치에 해당하는 것은?

① WBC 5000개/μL

② RBC 500만/μL

③ BNP 100pg/mL

④ MCV 90fL

> **TIP** ③ 심장으로부터 분비되는 호르몬인 BNP(Brain Natriuretic Peptide)는 전혈구검사(CBC)에서 평가할 수 없다. NP 수치는 〈100pg/mL가 정상 수치에 해당한다.
> ① 백혈구수(WBC) 정상 수치는 4000~10000개/μL이다.
> ② 적혈구수(RBC) 정상 수치는 남성은 420만~630만/μL, 여성은 400만~540만/μL이다.
> ④ 평균적혈구용적(MCV) 정상 수치는 80~100fL이다.

성인간호학 ●○○

47 GERD의 주요 증상이 아닌 것은?

① 속쓰림

② 혈변

③ 연하곤란

④ 쉰 목소리

> **TIP** ② 위와 식도 경계 부위에서 출혈이 생길 경우 혈변 또는 흑색변 가능하다. 하지만 위-식도 역류질환(GERD) 자체는 혈변을 일으키지 않는다.
> ①③④ 속쓰림, 역류, 연하곤란, 만성기침, 쉰 목소리가 위-식도 역류질환(GERD)의 주요 증상에 해당한다.

48 복압성 요실금의 간호중재로 적절한 것은?

① 골반저근운동을 격려한다.

② 인공도뇨를 실시한다.

③ 방광훈련을 실시한다.

④ 약물 부작용으로 의해 발생한다.

> **TIP** ①④ 복압성 요실근은 요도 괄약근이 허약해지면서 발생한다. 복압이 상승하는 행동을 하면 실금을 하게 되는 경우
> 로 골반저근육 운동을 시행한다.
> ② 방광 배출 기능 자체에는 문제가 없기 때문에 인공도뇨가 필요하지 않다.
> ③ 방광 기능 개선이 필요한 긴박성 요실금이나 반사성 요실금인 경우에 필요하다.

성인간호학 ●○○

49 NREM 2단계에 대한 설명으로 옳지 않은 것은?

① 가벼운 수면상태에 해당한다.

② 전체 수면의 45~50%이다.

③ 야뇨증이 나타난다.

④ 성장호르몬이 분비한다.

> **TIP** ① 1단계 수면단계의 특징이다.
> ③④ 4단계 수면단계의 특징이다.

기본간호학 ●○○

50 손상부위를 추가 손상으로부터 보호하기 위해 온몸을 움직이지 못하게 운동 제한을 하는 보호대로 적절한 것은?

① 사지보호대   ② 장갑보호대

③ 벨트보호대   ④ 자켓보호대

> **TIP** ② 장갑보호대 : 피부 질환에서 긁는 행동을 방지하게 위해 사용한다.
> ③ 벨트보호 : 구급차에 누운 환자의 흔들림을 방지하기 위해 사용하는 보호대이다.
> ④ 자켓보호대 : 휠체어에 앉거나 의자에 앉은 경우 보호하기 위한 것이다.

Answer.	45.① 46.③ 47.② 48.① 49.② 50.①

51 다음 심전도 그래프를 보고 예상할 수 있는 질환은?

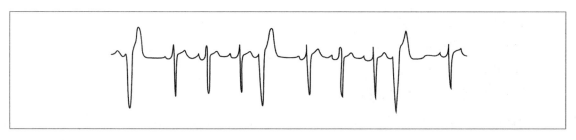

① 조기심실 수축

② 심방세동

③ 3도 방실 차단

④ 동성빈맥

> **TIP** 조기심실 수축 심전도 그래프에 해당한다. 정상적인 QRS 복합파보다 폭이 넓고 비정상적인 형태이며, 심실이 자극을 발생시키기 때문에 심방에서 시작되는 정상적인 P파와 동반되지 않는다.

병태생리학 ●●○

52 성숙된 세포가 스트레스, 염증, 만성 자극 등으로 인해 다른 유형의 성숙 세포로 변형되는 가역적인 적응 과정을 의미하는 용어는?

① 위축

② 화생

③ 증식

④ 이형성

> **TIP** ① 위축 : 세포의 크기와 수가 감소하여 조직이나 장기의 전체적인 크기가 줄어드는 현상이다.
> ③ 증식 : 세포의 수가 증가하여 조직이나 장기의 크기가 커지는 현상이다.
> ④ 이형성 : 세포가 비정상적인 크기, 모양, 배열을 가지게 되는 비정상적인 성장이다.

53 고칼륨혈증 심전도 특징으로 옳지 않은 것은?

① 좁아진 T파   ② P파 상승

③ PR 연장   ④ QRS파 확장

TIP ② P파가 점점 작아지거나 평탄해진다.
① T파가 정상보다 높고 뾰족하며 대칭적으로 나타난다.
③ P파의 시작부터 QRS 복합파 시작까지의 시간이 길어진다.
④ QRS 복합파의 폭이 넓어지면서 비정상적인 형태를 가진다.

성인간호학 ●○○

54 다음에서 설명하는 성매개 질환은?

> Treponema pallidum에 의한 세균성 감염증에 해당한다. 1기, 2기, 잠복기, 3기로 진행된다. 초기에 치료가 이루어지지 않을 경우 피부, 뼈, 장기에 나타나는 결절성 병변인 고무종을 발병시킨다.

① 임질   ② 매독

③ 무른 궤양   ④ 클라미디아 감염증

TIP ① Neisseria gonorrhoeae(그람음성 쌍구균)에 의해서 전파된다.
③ Haemophilus ducreyi(그람음성 막대균)에 의해서 전파된다.
④ Chlamydia trachomatis(세포 내 기생균)에 의해서 전파된다.

기본간호학 ●○○

55 다음이 의미하는 것은?

> Seconal Sodium 100mg po ac before surgery

① Seconal Sodium 100mg 수술 전 식후 비경구 투여

② Seconal Sodium 100mg 수술 후 식후 경구 투여

③ Seconal Sodium 100mg 수술 전 식전 비경구 투여

④ Seconal Sodium 100mg 수술 전 식전 경구 투여

TIP Seconal Sodium 약물, 100mg, po 경구 투여, ac 식사 전, before surgery 수술 전에 복용

Answer.	51.① 52.② 53.② 54.② 55.④

56 세포외액량이 과다할 때 나타나는 증상을 모두 고른 것은?

　㉠ Hct의 감소

　㉡ BUN의 증가

　㉢ 요비중 1

　㉣ 체중 감소

　㉤ 혈압 상승

---

① ㉠㉢㉤

② ㉠㉢㉣

③ ㉡㉣㉤

④ ㉢㉣㉤

　　TIP 　㉠ 혈액이 희석되면서 Hct가 감소한다.
　　　㉢ 소변이 희석되면서 요비중이 1.010 이하로 내려간다.
　　　㉤ 말초 혈관에 수분이 과다해지면서 혈압이 상승한다.
　　　㉡ BUN이 증가하는 것은 세포외액량 결핍의 증상이다.
　　　㉣ 체액이 정체되면서 체중이 증가한다.

57 환자가 TV 속에 나오는 배우가 자신에 대해서 언급하고 있다고 믿고 있는 망상의 종류는?

① 과대망상

② 편집망상

③ 조종망상

④ 관계망상

　　TIP 　④ 관계망상 : 외부 정보가 자신에게 비밀스럽게 전달된다고 느끼거나 특정 메시지를 자신에게 보낸다고 믿는 망상이다.
　　　① 과대망상 : 자신이 특별한 능력, 권력, 지위, 또는 중요성을 가진 존재라고 믿는 망상이다.
　　　② 편집망상 : 자신이 누군가에게 감시, 추적, 공격, 음모의 대상이 되고 있다고 믿는 망상이다.
　　　③ 조종망상 : 자신의 생각, 행동, 감정이 외부의 어떤 힘에 의해 조종되고 있다고 믿는 망상이다.

58 간호사가 조현병 환자에게 "잘 주무셨나요? 오늘 아침 날씨 맑네요."라고 물어보자 환자는 "오늘 아침 날씨 맑네요."라고 반복하여 간호사에게 대답하는 증상을 의미하는 것은?

① 말비빔

② 상동증

③ 반향언어

④ 사고이탈

> **TIP** ③ 반향언어 : 타인의 말을 반복하거나 메아리처럼 따라하는 현상이다.
> ① 말비빔 : 환자의 말이 논리적이지 않고 무질서하게 뒤섞여서 의미를 이해할 수 없는 상태이다.
> ② 상동증 : 특정 행동이나 동작을 반복적으로 그리고 고정적으로 수행하는 상태이다. 제시된 환자의 증상은 와해된 언어의 증상이므로 와해된 행동의 특징인 상동증은 정답이 아니다.
> ④ 사고이탈 : 사고가 논리적 연결을 잃고 주제에서 이탈하여 엉뚱한 방향으로 흘러가는 상태이다.

정신간호학 ●●○

59 늦은 밤에 길을 가다가 모르는 사람에게 폭행을 당한 여성이 PTSD를 진단을 받은 경우 해야 하는 간호 중재로 적절한 것은?

① 비슷한 상황에 노출되는 것을 피하라고 전한다.

② 오락모임에 참여하도록 격려한다.

③ 악몽을 꾼 경우 잊으라고 명확하게 지시한다.

④ 사고에 대한 언급은 최대한 피한다.

> **TIP** ② 환자가 고립되지 않도록 격려를 하지 않고 오락모임에 참여를 격려한다.
> ① 비슷한 환경에 노출하여 둔감해지도록 한다.
> ③ 지시적인 언어는 사용하지 않는다.
> ④ 사고에 대해서 표현하도록 격려한다.

Answer.	56.① 57.④ 58.③ 59.②

정신간호학 ●○○

60 마약을 한 이유는 폭력적인 아버지에게 자랐기 때문이라고 말하는 마약중독자의 방어기제는?

① 전치   ② 억압

③ 전환   ④ 투사

> **TIP** ④ 투사 : 자신의 부정적 감정이나 바람직하지 않은 특성을 다른 사람에게 떠넘기거나 전가하는 방어기제이다.
> ① 전치 : 감정이나 충동(특히 공격적 또는 부정적 감정)을 원래 대상에서 덜 위협적이거나 대체 가능한 다른 대상으로 옮기는 것이다.
> ② 억압 : 고통스럽거나 불쾌한 생각, 감정, 기억을 무의식적으로 억누르고 의식에서 배제하는 방어기제이다.
> ③ 전환 : 심리적 갈등이나 스트레스를 신체적 증상으로 표현하는 방어기제이다.

정신간호학 ●●○

61 ADHD가 있는 10세 남자아이를 지도하는 방법으로 적절한 것을 모두 고른 것은?

㉠ 운동을 통해서 과다한 에너지를 배출시킨다.
㉡ 몸을 피곤하게 만들어 잠들게 한다.
㉢ 사람이 많은 곳을 많이 노출시킨다.
㉣ 허용과 금지를 엄격하게 훈련시킨다.

---

① ㉠㉡   ② ㉠㉣

③ ㉡㉣   ④ ㉢㉣

> **TIP** ㉡ 에너지 배출하는 운동은 필요하지만 피곤하지 않게 만드는 것도 중요하다.
> ㉢ 주의가 산만해지고 주변 사람들의 과장된 행동에서 보호하기 위해서 사람이 많은 곳에 노출은 자제한다.

정신간호학 ●●○

62 평소에 과음을 하던 알코올중독 환자가 입원 후에 음주를 중단한 경우 2~3일 후에 보이는 심각하게 나타나는 금단증상은?

① 두통   ② 저혈압

③ 진전섬망   ④ 실조증

> **TIP** 금주 후 48~72시간 내에 발생할 수 있는 심각한 상태인 진전섬망이 나타난다. 금주 후 2~3일 이후에 나타나기 시작한다. 섬망, 환각, 발작, 자율신경계 불안정, 공포, 초조, 공격성 등이 나타난다.

63 자살시도로 입원을 한 환자가 항우울제를 복용한 후에 이전과 다르게 기분이 좋아 보일 때 간호사가 우선적으로 해야 하는 간호중재는?

① 자살계획에 대한 것을 직접적으로 물어본다.

② 희망이 보이는 변화라고 환자를 격려한다.

③ 약물 복용을 점차 줄여간다.

④ 혼자 있는 시간을 제공한다.

> **TIP** ① 우울증 치료 초기에 기분이 좋아 보일 때는 자살 위험성이 증가할 가능성이 있다. 자살에 대한 구체적인 계획에 대해 질문하면서 자살 위험성을 평가해야 한다.
> ②③④ 우울증 환자가 갑자기 기분이 좋아 보일 때 자살을 결심했거나 계획을 실행하기 전일 가능성이 높다.

64 MAO 억제제를 투여하는 우울증 환자에게 중요하게 해야 하는 간호교육은?

① "티라민이 많이 함유된 음식을 제한해야 합니다."

② "세로토닌과 함께 복용하면 고혈압이 발생할 수 있어요."

③ "발한이 나타나는 경우에는 수분 섭취를 많이 해주세요."

④ "약물은 아침에 복용하는 것이 중요해요."

> **TIP** ① MAO 억제제는 티라민을 분해하는 효소를 억제하여 티라민 축적이 발생할 수 있다. 티라민이 축적되면 혈관 수축과 고혈압 위기가 초래될 위험이 크기 때문에 티라민 함유 식품을 제한해야 한다.
> ② MAO 억제제 자체가 기립성 저혈압을 유발한다. 하지만 항고혈압제, 이뇨제, 항우울제 등을 함께 병용하면 기립성 저혈압이 악화될 수 있다.

65 간호사가 양극성 장애 환자에게 가져야 하는 태도는?

① 감정을 부정하는 경우 행동을 교정한다.

② 일관적인 규칙을 적용한다.

③ 식사자리에 적응을 못하더라도 식사는 사람들과 함께 하게 한다.

④ 간호사에게 죄책감을 유발하게 하려는 경우 정확하게 항의를 한다.

> **TIP** ① 행동을 조정을 하기보다는 이해하는 자세를 가져야 한다.
> ③ 소란을 피우거나 적응하지 못하는 경우 단독으로 식사를 하게 한다.
> ④ 항의나 논쟁을 벌이지 않는다.

Answer.	60.④ 61.② 62.③ 63.① 64.① 65.②

정신간호학 ●●●

66 리튬을 투약 중인 양극성 장애 환자에게 주의 깊게 관찰하고 사정해야 하는 간호중재는?

① 수분 섭취를 제한한다.

② 이뇨제와 함께 병행하여 투여해야 한다.

③ 부종이 나타나면 염분을 제한한다.

④ 혈중리튬농도는 2.0mEq/L 이상을 유지한다.

> **TIP** ① 하루에 8컵 이상의 물을 마시도록 권장한다.
> ② 이뇨제로 인해 나트륨 배출이 증가하면 리튬 재흡수가 촉진되어 혈중 리튬 농도가 상승할 수 있기 때문에 주의가 필요하다.
> ④ 1.5mEq/L 이상인 경우에는 정기검사를 해야 하는 독성 범위 이상에 해당한다.

정신간호학 ●●○

67 Opioids계 마약성 약물의 중독환자에게 일차적으로 사용해야 하는 약물은?

① Disulfiram

② Thiamine

③ Flumazenil

④ Naloxone

> **TIP** ④ Opioids계 마약성 약물의 해독제인 Naloxone을 투여하여 약물에 대한 갈망을 감소시킨다.
> ① 알코올 의존증 환자가 알코올 섭취를 피하도록 유도하는 약물이다.
> ② 마약성 약물의 경우 티아민은 큰 도움을 주지 못한다.
> ③ 벤조디아제핀(Benzodiazepine) 과다복용 또는 중독 상태를 역전시키기 위한 약물이다.

정신간호학 ●○○

68 지역사회 정신건강간호에서 3차 예방에 해당하는 것은?

① 학교에서 대인관계 기술 교육 프로그램 제공

② 직장에서 심리검사를 통해 우울증 고위험군 발견

③ 지역사회 정신건강복지센터에서 초기 증상 환자에 대한 상담

④ 만성질환자의 사회재활 프로그램 연계

> **TIP** ① 1차 예방에 해당한다.
> ②③ 2차 예방에 해당한다.

69 연령대별 발달과정에서 다음의 주장을 한 학자는?

> 감각운동기의 아이는 감각과 운동을 통해서 세상을 이해하고 대상 영속성을 획득한다. 전조작기에는 자기중심적으로 사고하고 구체적 조작기에는 논리적 사고가 발달한다.

① Kohlberg
② Erikson
③ Freud
④ Piaget

> **TIP** Piaget의 인지발달이론에 해당한다.

70 영아의 전체운동발달 과정의 순서로 옳은 것은?

① 머리 가누기 → 뒤집기 → 앉기 → 걷기
② 머리 가누기 → 앉기 → 뒤집기 → 서기
③ 앉기 → 기어 다님 → 머리 가누기 → 걷기
④ 뒤집기 → 기어 다님 → 앉기 → 서기

> **TIP** '머리를 가누기, 뒤집기, 앉기, 기어 다님, 서기, 걷기' 순서로 발달한다.

71 급성 비인두염이 발생한 영아에게 해야 하는 간호중재로 적절한 것은?

① 비강이 폐쇄된 경우 수유 후에 흡인을 진행한다.
② 기침이 심한 경우에는 금식을 권장한다.
③ 실내를 건조하게 유지한다.
④ 발열이 있는 경우에는 아세트아미노펜을 투여한다.

> **TIP** ① 수유 전에 흡인을 진행한다.
> ② 삼키기 편한 부드러운 음식을 제공한다.
> ③ 실내 습도를 높여서 분비물의 배출이 원활하게 돕는다.

Answer.	66.③ 67.④ 68.④ 69.④ 70.① 71.④

72 특별한 질환이 없던 생후 3주가 된 영아에게 다음과 같은 증상이 나타나는 경우 우선적으로 해야 하는 간호중재로 적절한 것은?

> • 무기력하고 평소보다 체중이 감소함
> • 소변량이 감소하고 요비중이 1.030 이상으로 증가
> • 기운이 없어 보이고 타액이 감소하며 구강건조가 나타남
> • 칙칙한 피부에 대천문이 함몰됨

① 경구용 재수화용액(ORS)를 제공한다.
② 우유 섭취를 늘린다.
③ 옷을 입히고 적당히 두꺼운 이불을 덮어준다.
④ 보리차나 물을 제공한다.

TIP ① 중등도 탈수의 가능성이 크다. 중등도 탈수는 경구용 재수화용액(ORS)으로 체액과 전해질을 보충해야 한다.
②④ 우유 섭취는 제한해야 한다. 물이나 모유를 제공해야 하지만 전해질 균형을 맞추지 못해 증상이 악화될 수 있으므로 경구용 재수화용액(ORS)을 제공한다.
③ 체온이 상승할 수 있으니 체온조절을 위해서 옷을 가볍게 입히는 것이 좋다.

73 Fallot 4징후에 해당하지 않는 것은?

① 심방중격결손
② 폐동맥 협착
③ 우심실 비대
④ 대동맥 우위

TIP 심실중격결손, 폐동맥 협착, 우심실 비대, 대동맥 우위가 Fallot 4징후에 해당한다.

74 유즙의 분비를 촉진하는 뇌하수체 전엽 호르몬은?

① 프로락틴   ② 옥시토신

③ 에스트로겐   ④ 프로스타글란딘

> **TIP** ② 옥시토신 : 뇌하수체 후엽에서 분비되며 유즙 분출을 담당한다. 유방의 근육 세포를 수축시켜 모유를 아기 입으로 분출하게 한다.
> ③ 에스트로겐 : 난소에서 분비되며 자궁내막 증식, 배란 유도, 유방 발달 등의 역할을 한다.
> ④ 프로스타글란딘 : 지방산(아라키돈산)으로부터 합성되는 물질이다. 상처 치유를 돕는 염증 반응을 촉진하고, 혈관 확장 및 수축 조절 등을 한다.

75 분만의 진행과정 중에서 선진부가 골반입구에 들어와서 좌골극 소사경선을 통과하는 단계는?

① 진입   ② 굴곡

③ 내회전   ④ 신전

> **TIP** ① 태아의 선진부(주로 머리)가 산도의 가장 좁은 부분인 골반입구(pelvic inlet)에 들어가고, 좌골극을 기준으로 진입하여 0 스테이션에 도달하는 과정은 진입단계에 해당한다.
> ② 아두가 진입한 후, 선진부(대천문)가 태아 머리의 지름을 줄이기 위해 굴곡하여 아두의 가장 작은 직경으로 골반을 통과한다.
> ③ 굴곡된 아두가 골반강을 통과하면서 산도의 모양에 맞추어 후두부가 치골 결합 쪽으로 회전하는 단계이다.
> ④ 아두가 산도의 하부를 통과하며 태아 머리가 상향으로 신전되면서 산도를 빠져나오는 단계이다.

76 임신 7주에 통증이 없는 질 출혈이 나타난 산모가 병원에 내원했다. 절대 안정과 프로게스테론 투여 처방이 난 경우 해당하는 유산의 종류는?

① 절박 유산   ② 계류 유산

③ 불가피 유산   ④ 불완전 유산

> **TIP** ② 계류 유산 : 태아가 자궁 내에서 사망했으나 자연적으로 배출되지 않은 상태로 자궁 소파술이 필요하다.
> ③ 불가피 유산 : 질 출혈이 많고 자궁경부가 열려 있으며 유산이 진행 중인 상태로 임신지속이 어려운 상태이다.
> ④ 불완전 유산 : 태아 조직 일부만 배출되고 자궁 내 남은 조직이 있는 상태로 빠르게 자궁 소파술을 진행해야 하는 상태이다.

Answer.	72.① 73.① 74.① 75.① 76.①

여성간호학 ●●○

77 Friedman 분만 단계에서 잠재기의 특징으로 적절한 것은?

① 분만 2기가 시작되는 단계이다.

② 자궁경관이 소실된다.

③ 자궁경관이 빠르게 개대된다.

④ 자궁경관 개대되어 선진부 하강이 나타난다.

> **TIP** ① 분만 1기에 분류된다.
> ③④ 자경 경관 개대는 미약하게 나타난다.

여성간호학 ●●●

78 36주차 임부의 CST 결과상 10분 내로 수축 40초 이상 지속적으로 3회 발생하고 가변성 하강 없는 경우 결과의 해석으로 적절한 것은?

① 음성

② 양성

③ 의심

④ 불충분

> **TIP** ① 자궁수축검사(CST)에서 자궁 수축 중에 가변성 하강이 없는 경우는 태아가 자궁 내 스트레스를 잘 견딜 수 있음을 의미하여 음성으로 해석한다.
> ② 지연성 하강이 지속적으로 나타난다.
> ③ 가변성 하강이나 지연성 하강이 간헐적으로 나타나서 명확한 판단이 어려운 상태이다.
> ④ 자궁 수축이 충분히 유도되지 않아 결과를 평가할 수 없는 경우이다.

여성간호학 ●●○

79 자궁저부의 위치가 제와부 부근에 도달하는 기간에 해당하는 임신 주수는?

① 10주

② 20주

③ 30주

④ 40주

> **TIP** • 12주 : 치골결합(pubic symphysis) 위 약간의 위치
> • 16주 : 치골결합과 제와부(배꼽) 사이 중간 지점
> • 20주 : 제와부(배꼽) 부근
> • 24주 : 제와부 위 약 2~3cm
> • 36주 : 검상돌기(xiphoid process) 근처까지 도달

80 다음 중 속발성 무월경의 원인은?

① 조기폐경   ② 터너증후군

③ 처녀막 폐쇄   ④ 자궁 무형성증

> **TIP** ① 조기폐경은 정상적인 월경 주기를 가진 여성이 40세 이전에 난소 기능이 멈추면서 월경이 중단되는 상태이다.
> ②③④ 원발성 무월경의 원인에 해당한다.

간호윤리전반 ●○○

81 간호 윤리규칙에 해당하지 않는 것은?

① 효율

② 정직

③ 신의

④ 성실

> **TIP** '정직, 신의, 성실'이 윤리규칙에 해당한다.

간호윤리전반 ●●○

82 리스본 선언에서 환자의 권리로 적절하지 않은 것은?

① 의료 제공자 변경을 요청할 권리

② 차별 없이 동등하게 진료 받을 권리

③ 의료진과 환자가 협력하여 의료기술을 개발할 권리

④ 삶의 질을 유지하면서 인간적인 의료 서비스를 받을 권리

> **TIP** 리스본 선언의 의의는 환자를 단순한 치료 대상이 아닌 권리를 가진 주체로 인식하도록 강조하는 것이다.

Answer.	77.② 78.① 79.② 80.① 81.① 82.③

간호윤리전반 ●●○

83 칸트의 의무주의에 따라 소극적 의무, 적극적 의무에 따라 자신의 가치를 행동해야 하는 생명윤리의 기본 원칙은?

① 악행금지의 원칙

② 자율성 존중의 원칙

③ 선행의 원칙

④ 정의의 원칙

> **TIP** 칸트의 의무주의는 도덕적 행동이 의무에 따른 행위로 정의한다. 개인의 자율성과 타인의 자율성을 존중을 중요하게 여긴다.

간호윤리전반 ●○○

84 한국간호사 윤리강령에서 전문직으로서의 의무에 해당하는 것을 모두 고른 것은?

> ㉠ 평등한 간호 제공
> ㉡ 간호사의 자기개발
> ㉢ 개별적 요구 존중
> ㉣ 간호업무의 위임
> ㉤ 의무기록 관리책임

① ㉠㉢

② ㉡㉣

③ ㉢㉣

④ ㉣㉤

> **TIP** ㉠㉢㉤ 대상자에 대한 윤리에 해당한다.

85 도덕, 법, 윤리로 구분한 경우 윤리에 대한 설명으로 적절하지 않은 것은?

① 공식적인 규칙과 규범이다.

② 보편성을 가진다.

③ 강제성을 가진다.

④ 전문직에 요구되는 행동기준이다.

> **TIP** ① 법에 해당하는 특징이다.

86 행위자의 행위에 따라서 행해지는 안락사의 종류는?

① 소극적 안락사

② 자의적 안락사

③ 자비적 안락사

④ 임의적 안락사

> **TIP** ① 행위자의 행위에 따라 행해지는 안락사에는 소극적 안락사, 간접적 안락사, 적극적 안락사가 있다.
> ②④ 생명 주체의 의사에 따라서 행해지는 안락사이다.
> ③ 생존의 윤리성에 따라서 행해지는 안락사이다.

Answer.	83.② 84.② 85.① 86.①

87 다음에서 설명하는 원리에 해당하는 원칙은?

> • 해악을 가하는 것은 안 된다.
> • 해악을 방지한다.
> • 악을 제거하고 선을 행해야 한다.

① 정의의 원칙

② 선행의 원칙

③ 악행금지의 원칙

④ 자율성 존중의 원칙

TIP ② 선행의 원칙에 해당한다.

아동간호학 ●●○

88 급성 신부전 아동에게 해야 하는 간호로 적절하지 않은 것은?

① 칼륨이 많은 음식은 제한한다.

② 개인위생을 철저하게 한다.

③ 고단백 식이를 제공한다.

④ 탈수로 혈류가 감소한 경우 수액요법을 진행한다.

TIP ③ 고탄수화물, 고지방, 저단백 식이를 제공하는 것이 좋다.

89 가와사키 병의 특징적인 증상이 아닌 것은?

① 7일 동안의 고열

② 단백뇨

③ 결막 출혈

④ 손과 발의 부종

> **TIP** 가와사키 병의 경우 5일 이상의 고열, 결막 충혈, 딸기모양의 혀, 입술 홍조, 부종, 소양증, 부정형 발진 등이 나타난다.

90 발열의 단계 오한기에 해야 하는 간호중재로 적절하지 않은 것은?

① 땀으로 옷이 젖으면 즉시 갈아입힌다.

② 아이스백을 제공한다.

③ 수분을 많이 섭취한다.

④ 활동을 제한하고 안정을 취한다.

> **TIP** ② 오한기에는 떨림을 통해 체온을 높이려는 과정이다. 담요를 덮어 보온을 유지한다.

Answer.	87.② 88.③ 89.② 90.②

병태생리학 ●○○

1 다음 중 절구관절에 해당하는 곳은?

① 어깨

② 무릎

③ 팔꿈치

④ 손목

TIP ✏
① 절구관절은 엉덩이 뼈 관절이나 어깨관절처럼 한쪽 부분은 공과 같고 다른 쪽은 오목한 면으로 들어가서 회전하는 관절로 휘둘림이 가능한 관절에 해당한다.
② 무릎관절은 넙다리뼈와 정강뼈의 안쪽과 바깥쪽 사이에 해당한다. 무릎뼈 사이를 이루는 경첩관절에 해당한다.
③ 팔꿈치는 팔꿉관절로 경첩관절에 해당한다.
④ 손목은 한쪽 뼈가 계란 형태이고 다른 뼈는 타원형으로 타원관절에 해당한다.

성인간호학 ●○○

2 헤베르덴 결절은 어느 부위 관절이 변형되어 휘어지는가?

① 무릎

② 손가락 끝

③ 발가락 끝

④ 척추

TIP ✏ 헤베르덴 결절은 원위지절간관절(DIP관절)인 손가락 끝에서 나타나는 결절을 의미한다.

성인간호학 ●○○

3 쯔쯔가무시의 원인에 해당하는 것은?

① 진드기 유충

② 렙토스피라

③ 한타바이러스

④ 아데노 바이러스

TIP ✏
① 쯔쯔가무시는 오리엔티아 쯔쯔가무시 세균을 가진 진드기 유충에 물리면서 발생하게 되는 감염성 질환에 해당한다. 증상은 발열, 두통, 피부발진 등이 있으며 진드기가 붙었던 부위에 가피가 나타난다.
② 렙토스피라 세균에 감염되면 렙토스피라증에 감염된다. 오염된 흙이나 물 등에 피부나 점막에 노출되면서 발생한다. 증상으로는 발열, 두통, 근육통, 호흡기 증상 등이 있다.
③ 한타바이러스에 감염되면 유행성 출혈열이 발생한다. 들쥐 배설물에 포함되어 사람이 흡입하여 감염된다.
④ 아데노바이러스에 감염되는 경우 고열을 동반한 목감기가 발생하며, 인후편도염이 흔한 증상 중에 하나이다.

4 췌장암 혈액 종양표지자에 해당하는 것은?

① AFP   ② PSA
③ CA125   ④ CA19-9

TIP ✏ ① AFP(알파태아단백)은 간암, 난소암, 고환의 생식색포암 등의 종양표지자에 해당한다.
      ② PSA(전립선특이항원)은 전립선암의 종양표지자에 해당한다.
      ③ CA125(고분자 당단백)은 난소암, 자궁내막암 등의 종양표지자에 해당한다.

5 만성 신부전 식이요법으로 적절하지 않은 것은?

① 염분을 대체하여 L-글루탐산암모늄을 첨가하여 식욕을 증진한다.

② 닭가슴살, 육류 등 단백질 섭취를 늘린다.

③ 탄소화물의 섭취를 충분히 할 수 있도록 고칼로리 식이를 한다.

④ 비타민 D를 보충한다.

TIP ✏ ② BUN 축적을 방지하기 위해서 단백질 섭취는 제한한다.
      ① 저염식이로 식욕을 늘리기 위해서 향신료로 L-글루탐산암모늄으로 소금 대체식품을 섭취한다.
      ③ 충분한 탄수화물을 섭취한다.
      ④ 칼슘 흡수에 도움을 주는 비타민 D가 신장에서 잘 진행되지 않기 때문에 비타민 D를 보충하여 섭취한다.

6 정상소변 소견으로 옳은 것은?

① 요비중 3.5~4.5

② 빌리루빈 0.1mg/dL

③ 단백질 300mg

④ pH 5.5

TIP ✏ ④ 일반적으로 pH는 4.5~8 수치가 측정된다.
      ① 1.01~10.3이 소변의 정상 비중에 해당한다. 높은 비중은 소변이 농축되어 있다는 것을 의미한다.
      ② 일반적으로 검출되지 않지만 정상소변은 0.2mg/dL이 포함된다.
      ③ 단백질은 150mg 미만이 배출되어야 정상수치이다.

Answer. 1.① 2.② 3.① 4.④ 5.② 6.④

기본간호학 ●○○

7 KTAS 1단계에 해당하는 환자는?

① 38도 이상 발열을 동반한 장염 환자　　　② 무호흡 환자

③ 심근경색 환자　　　　　　　　　　　　④ 열상 환자

TIP ② KTAS 1단계는 최우선 진료순위로 심장마비, 무호흡, 음주와 관련되지 않은 무의식 증상이 대표적이다.
① 4단계에 해당한다.
③ 2단계에 해당한다.
④ 5단계에 해당한다.
※ KTAS(Korean Triage and Acuity Scale : 한국형 응급환자 분류도구)
　㉠ KTAS 1단계 : 즉각적인 처치가 필요하며 생명이나 사지를 위협하는(또는 악화 가능성이 높은) 상태이다. 심장
　　마비, 무호흡, 음주와 관련되지 않은 무의식 증상이 대표적이다.
　㉡ KTAS 2단계 : 생명 혹은 사지, 신체기능에 잠재적인 위협이 있으며 이에 대한 빠른 치료가 필요한 경우이다.
　　심근경색, 뇌출혈, 뇌경색이 대표적이다.
　㉢ KTAS 3단계 : 치료가 필요한 상태로 진행할 수도 있는 잠재적 가능성을 고려해야 하는 경우이다. 호흡곤란(산
　　소포화도 90%이상)과 출혈을 동반한 설사가 대표적이다.
　㉣ KTAS 4단계 : 환자의 나이, 통증이나 악화 및 합병증에 대한 가능성을 고려할 때 1~2시간 안에 처치나 재평
　　가를 시행하면 되는 상태이다. 38도 이상의 발열을 동반한 장염과 복통을 동반한 요로감염이 대표적이다.
　㉤ KTAS 5단계 : 긴급하지만 응급은 아닌 상태, 만성적인 문제로 인한 것이거나 악화의 가능성이 낮은 상태이다.
　　감기, 장염, 설사, 열상(상처)이 대표적이다.

성인간호학 ●●○

8 백혈구 세포의 종류 중에서 히스타민을 저장하고 있으며 비중이 제일 적은 세포는?

① 림프구　　　　　　　　　　　　　　②혈소판

③ 호중구　　　　　　　　　　　　　　④ 호염기구

TIP ④ 호염기구는 0.5% 비중으로 백혈구 세포 중에서 가장 적은 비중이다. 히스타민과 같은 염증 매개체를 저장하고 있다.
① 20~40% 비중으로 존재하고 있으며 자연살해세포의 기능을 한다.
② 혈소판은 백혈구 세포의 종류가 아니다.
③ 65%로 가장 높은 비중을 차지하고 있으며 외부 물질을 첫 번째로 방어하는 기능을 한다.

성인간호학 ●●○

9 정맥신우조영술(Intravenous Pyelography)에 관한 설명으로 틀린 것은?

① 검사 6시간 전에는 물을 포함하여 일절 금식을 한다.

② 알레르기 증상이 있는 환자는 의료진에게 미리 알린다.

③ 조영제를 정맥혈관으로 주사를 하여 검사를 진행한다.

④ 당뇨환자는 검사 전에 메트로포르민 약을 투약한다.

TIP ④ 당뇨환자는 메포민 성분의 약을 검사 24시간 이전에는 복용을 중단한다.

성인간호학 ●○○

10 다운 증후군의 경우 몇 번 염색체의 이상으로 발생하는가?

① 13번 염색체

② 17번 염색체

③ 18번 염색체

④ 21번 염색체

TIP ④ 다운 증후군의 경우 21번 염색체가 2개가 아닌 3개 존재하면서 발생하는 유전질환에 해당한다.
① 13번 염색체 이상으로 발생하는 질환은 파타우 증후군이다.
② 17번 염색체 이상으로 발생하는 질환은 스마스-마제니스증후군이다.
③ 18번 염색체의 이상으로 발생하는 질환은 에드워드 증후군이다.

기본간호학 ●○○

11 유치도뇨에 대한 설명으로 옳은 것은?

① 소변이 흘러서 나오면 2 ~ 4cm 가량 관을 더 삽입한다.

② 측와위를 취하여 진행을 한다.

③ 유치도뇨관을 제거하고 24시간이 지나서 스스로 배뇨를 할 수 있어야 한다.

④ 치골 결합 상부에 있는 복부를 통과하여 방광으로 관을 삽입한다.

TIP ② 배횡와위를 취하거나 바르게 눕지 못하는 경우에는 심스 체위를 취한다.
③ 제거 후 4시간 이내에 스스로 배뇨할 수 있어야 한다.
④ 치골상 도뇨를 진행할 때 사용하는 방법이다.

성인간호학 ●○○

12 혈액 투석을 하는 환자에게 해야 하는 식이요법 교육으로 적절한 것은?

① "물은 하루 1L 이상 섭취하여야 합니다."

② "저인산 식이를 진행하여야 합니다."

③ "과일이나 채소 섭취를 많이 늘려야 합니다."

④ "젓갈, 김치 등 염분이 포함된 음식을 자주 섭취해주세요."

TIP ② 인 섭취가 늘어나면 혈관의 석회화를 유발할 수 있으므로 저인산식이를 진행하여야 한다.
① 약을 먹을 때를 제외하고 물을 섭취하는 것은 제한한다.
③ 과일이나 채소에는 칼륨이 풍부하게 함유되어 있기 때문에 부정맥 위험이 높다.
④ 염분을 과도하게 섭취하면 부종, 고혈압 등이 발생할 수 있으므로 제한한다.

Answer.	7.② 8.④ 9.④ 10.④ 11.① 12.②

기본간호학 ●○○

13 팔이나 대퇴부위에 커프를 어느정도 덮어야 하는가?

① 1/2   ② 1/3

③ 2/3   ④ 1/4

TIP 커프는 팔이나 대퇴 위를 약 2/3을 덮는 정도의 크기를 사용해야 한다.

성인간호학 ●●○

14 고지혈증 진단을 할 때 혈액 정상수치에 해당하는 것은?

① LDL 콜레스테롤 : 200mg/dL

② HDL 콜레스테롤 : 20mg/dL

③ 총 콜레스테롤 : 150mg/dL

④ 중성지방 : 165mg/dL

TIP 고지혈증 혈액검사 정상 혈액 수치
   ㉠ LDL 콜레스테롤 : 130mg/dL 미만
   ㉡ HDL 콜레스테롤 : 40mg/dL 이상
   ㉢ 총 콜레스테롤 : 200mg/dL 미만
   ㉣ 중성지방 : 150mg/dL 미만

성인간호학 ●○○

15 메니에르병 환자 일상생활 교육내용으로 적절한 것은?

① "알코올은 식후에는 섭취해도 됩니다."

② "저염식이를 하셔야 합니다."

③ "어지럼증이 생기면 아이스크림을 먹는 것이 좋습니다."

④ "커피는 제한 없이 섭취해도 큰 영향이 없습니다."

TIP ② 염분이 많은 음식은 메니에르병 환자가 제일 피해야 하는 음식이다. 체내에 염분이 늘어나면 달팽이관이 붓는 내림프 수종현상이 발생할 수 있다.
①④ 알코올, 카페인 섭취는 제한하는 편이 좋다.
③ 설탕의 섭취는 줄이는 것이 좋기 때문에 아이스크림 섭취를 제한하는 것이 좋다.

16 유방암이 호발하는 부위는?

① 스펜스 꼬리　　　　　　　　② 신유두

③ 폐첨부　　　　　　　　　　　④ 볼크만관

> **TIP** ✏️ ① 유방의 상외측에서 겨드랑이 부위에 있는 곳으로 겨드랑이 꼬리 부분에 해당한다. 빈번하지는 않지만 유방암 호발부위에 해당한다.
> ② 콩팥 속질에 있는 원뿔 모양의 부분에 해당한다.
> ③ 폐의 가장 윗부분을 의미한다.
> ④ 골막에서 골수를 향하는 혈관을 향하는 혈관을 의미한다.

기본간호학 ●●○

17 입술 오므리기 호흡법의 특징으로 옳은 것은?

① 폐포의 내압을 낮춰준다.

② 폐의 이산화탄소 양을 늘린다.

③ 호기를 의식적으로 길게 하는 호흡법이다.

④ 기관지를 닫힌 상태를 유지한다.

> **TIP** ✏️ ① 폐포 내압을 증가시킨다.
> ② 평상시의 이산화탄소 양보다 많은 양을 제거해주는 호흡법이다.
> ④ 기관지를 열린 상태로 유지시킨다.

성인간호학 ●●○

18 혈액 종류에 대한 설명으로 옳은 것은?

① FFP는 단일 응고인자 부족 환자에게 사용한다.

② RBC는 실온에서 보관하여야 한다.

③ 피브리노겐이 부족한 경우에 Cryoprecipitate를 사용한다.

④ PC는 1 ~ 6℃ 냉장고에 보관하고 1회에 6 ~ 8unit 수혈한다.

> **TIP** ✏️ ② RBC(백혈구 제거 혈액)의 경우는 1~6℃ 냉장고에 보관하여야 한다.
> ③ Cryoprecipitate(동결침전제제)의 경우는 피브리노겐 결핍환자, 혈우병 환자, DIC 환자에게 적용한다.
> ④ PC(혈소판 농축액)의 경우 실온 20~24℃에서 보관하여야 하고, 1회에 6~8unit 수혈한다.

Answer.　13.③　14.③　15.② 　16.①　17.③　18.①

여성간호학 ●●○

19 완경을 한 여성의 심혈관 질환 예방법에 대한 설명으로 옳지 않은 것은?

① 규칙적으로 꾸준히 유산소 운동을 한다.

② 금연을 한다.

③ 소금 섭취를 제한하고 저지방 식이를 한다.

④ 에스트로겐 피임약을 투약하지 않는다.

> **TIP** ④ 완경 이후에는 심혈관을 보호하는 기능을 하는 에스트로겐 분비가 줄어들게 된다. 에스트로겐 투약이 심혈관 질환 예방에 효과가 있다.

아동간호학 ●○○

20 영유아의 Dtap 1차 예방접종 시기로 적절한 시기는?

① 2개월

② 6개월

③ 15개월

④ 만 4세

> **TIP** Dtap 예방접종은 파상풍, 디프테리아, 백일해 등을 예방하는 접종에 해당한다. 영유아의 경우는 총 5회를 접종한다. 생후 2개월에 1차를 접종해야 하며, 2차는 4개월, 3차는 6개월 시기에 접종을 한다. 15~18개월에 4차, 만 4~6세에 5차를 접종한다.

간호윤리 ●○○

21 생명윤리 및 안전을 확보하기 위해서 인간대상연구를 수행하는 병원에서 설치해야 하는 기관으로 인간대상연구를 하기 전에 인간대상연구를 하려는 자가 연구계획서를 심의 받아야 하는 기관은?

① 국가생명윤리심의위원회

② 보건복지부

③ 기관생명윤리위원회

④ 보건의료정책심의위원회

> **TIP** ③ 「생명윤리 및 안전에 관한 법률」에 따라서 생명윤리 및 안전을 확보하기 위하여 인간대상연구를 수행하는 자가 소속된 교육·연구 기관 또는 병원 등의 기관은 기관생명윤리위원회를 설치하여야 한다.
> ① 「생명윤리 및 안전에 관한 법률」에 따라서 생명윤리 및 안전을 위해 정책 수립에 관한 사항이나 업무에 관련한 사항 등을 심의하기 위해서 대통령 소속으로 두는 기관이다.
> ④ 보건의료에 관한 주요 시책을 심의하기 위하여 보건복지부장관 소속의 기관이다.

22 다음 중 정상 범위 수치에 해당하는 것은?

① 동맥혈 HCO_3^- 35~45mEq/L

② 혈장 칼슘 4.5~5.5mEq/L

③ 혈장 나트륨 145~150mEq/L

④ 혈장 칼륨 1.5~3.3mEq/L

TIP ① 동맥혈 중탄산이온(HCO_3^-) 정상수치는 22~26mEq/L이다.
③ 혈장 나트륨 정상수치는 135~145mEq/L이다.
④ 혈장 칼륨 정상수치는 3.5~5.0mEq/L이다.

병태생리학 ●○○

23 PPI프로톤펌프억제제의 투약시기로 가장 적절한 것은?

① 식사 30 ~ 60분 전에 복용한다.

② 점심 식사 30분 이후에 복용한다.

③ 식사 중간에 복용한다.

④ 잠자기 30분 전에 복용한다.

TIP PPI프로톤펌프억제제의 효능은 소화성 궤양질환이나 위-식도 역류질환에 치료되는 성분에 해당한다. 위산 분비를 억제하는 작용을 한다. pH를 4 이상으로 유지하는 효과를 하기 때문에 복용은 식사 30 ~ 60분 전에 1일 1회 복용을 한다.

병태생리학 ●○○

24 DIC 진단기준으로 옳은 것은?

① 혈소판 증가

② aPTT 정상

③ 피브리노겐 증가

④ FDP 증가

TIP ④ 파종성혈관내응고증(DIC)는 섬유소 분해산물(FDP)가 증가한다.
① 혈소판이 감소한다.
② 활성화부분트롬보플라스틴시간(aPTT)이 연장된다.
③ 피브리노겐은 저하한다.

Answer. 19.④ 20.① 21.③ 22.② 23.① 24.④

25 와파린 투약 시 부작용을 일으킬 수 있는 길항제에 해당하는 것은?

① T-pa   ② 비타민 K

③ 유로키나제   ④ 프로타민 설페이트

> **TIP** ② 비타민 K는 간에서 생성이 된 후에 혈액응고 요소를 생성하여 지혈작용을 한다. 와파린은 혈액응고인자에 영향을 주어서 혈액 응고 반응을 막아서 혈액을 묽게 한다.
> ①③ 섬유소용해제에 해당한다. 혈전을 용해시키는 약물이다.
> ④ 항응고 약물이다.

26 측와위를 취해야 하는 수술로 가장 적절한 것은?

① 폐   ② 코

③ 복부   ④ 뇌

> **TIP** ① 측와위는 둔부, 척추, 폐, 신장 등의 수술에서 주로 적용한다.
> ② 코 수술에는 주로 재크 나이프 체위를 적용한다.
> ③ 복부 수술에는 주로 앙와위를 적용한다.
> ④ 두개골 수술에는 주로 파울러 체위를 적용한다.

27 결핵 2차 약물에 해당하며 우울증, 경련 등의 부작용이 있다. 과량투여로 중추신경계 신경독성이 발생한 경우 피리독신을 200~300mg 투여하면 치료 예방할 수 있으며, 혈액 투석으로도 제거할 수 있는 약물에 해당하는 것은?

① Ethambutol   ② Cycloserine

③ Rifampin   ④ Pyrazinamide

> **TIP** ② Cycloserine의 부작용으로는 우울증, 경련, 정신장애 등이 나타날 수 있다. 과량투여로 신경독성이 발생한 경우 피리독신 투여를 하는 경우 치료 및 예방이 가능하다.
> ① 결핵 1차약에 해당하는 Ethambutol은 시신경염 부작용이 있다.
> ③ 결핵 1차약에 해당하는 Rifampin은 소변이 오렌지색으로 변하는 부작용이 있다.
> ④ 결핵 1차약에 해당하는 Pyrazinamide는 간독성 부작용이 있다.

28 간호사가 환자와 의사소통을 할 때 사용하면 안 되는 면담기술은?

① 환자의 답변을 듣고 재진술을 한다.

② 환자의 증상을 확인하기 위해서 증상에 초점을 맞춰서 대화를 한다.

③ 환자 스스로 생각할 시간을 주기 위해서 침묵을 한다.

④ 환자에게 '왜' 그렇게 생각하는지를 묻는다.

TIP ④ 환자가 생각을 강요받는 느낌을 받아 위협으로 생각할 수도 있기 때문에 피해야 하는 면담기술에 해당한다.

병태생리학 ●●○

29 H.pylori에 감염된 환자에게 나타나는 어떠한 증상으로 가장 적절한 것은?

① 빈혈

② 뇌졸중

③ 골수염

④ 말트림프종

TIP 헬리코박터균에 감염되면 점막 관련 림프조직의 면역세포에 자극을 주게 되면서 림프종을 발달하게 만든다.

성인간호학 ●○○

30 고칼륨혈증이 있는 신부전 환자에게 인슐린을 투여하면 나타나는 약리기전은?

① 정맥투여를 통해서 심장을 안정화시킨다.

② 혈액에서 세포내로 칼륨이 이동한다.

③ 헨레고리에서 칼륨의 재흡수를 억제한다.

④ 칼륨과 결합하여 배변으로 배출시킨다.

TIP ②③ 인슐린을 투여하면 혈액에서 세포내로 칼륨을 이동시키면서 혈중에 칼륨 수치를 낮춰준다.
① 칼슘을 투여하면 나타나는 약리기전에 해당한다.
④ 칼륨결합제의 약리기전에 해당한다. 칼륨결합제는 나트륨 지르코늄 시클로실리케이트, 파티로머 등이 있다.

Answer. 25.② 26.① 27.② 28.④ 29.④ 30.②

성인간호학 ●○○

31 대사성 산증의 원인으로 적절한 것은?

① 구토

② 저산소혈증

③ 중탄산염 손실

④ 저칼륨혈증

> **TIP** ③ 대사성 산증은 이산화탄소 이외의 산성이 혈액에 축적되어 염기가 부족해지면서 발생한다.
> ①④ 대사성 알칼리증의 원인이다.
> ② 호흡성 알칼리증의 원인이다.

기본간호학 ●○○

32 노화가 심혈관계 및 호흡기계에 미치는 영향으로 옳지 않은 것?

① 심박출량 감소

② 1회 박동량 감소

③ 일회호흡량 감소

④ 호흡수 감소

> **TIP** ④ 호흡수는 증가한다.
> ※ **심혈관계 및 호흡기계에 노화의 영향**
> ㉠ 심혈관계 : 동맥이 석회화 되며, 대동맥의 탄력성이 소실된다. 1회 박동량·심박출량·판막의 조밀도가 감소한다. 부정맥 발생이 증가한다. 갑작스러운 혈압 저하가 나타나기도 한다.
> ㉡ 호흡기계 : 폐활량·호기율·1회 호흡량·분당 환기가 감소하고, 잔기량·흡인 위험성이 증가한다.

여성간호학 ●○○

33 여성의 자궁내막을 비후하게 만들고 경관의 점액 분비와 pH를 증가와 점성도를 저하시키는 호르몬은?

① 프로게스테론

② 에스트로겐

③ 릴랙신

④ 옥시토신

> **TIP** 에스트로겐은 자궁내막을 비후하게 하며 자궁근육을 증대시킨다. 또한 경관의 점액 분비·pH·견사성 등을 증가시키며 점성도는 저하한다. 난포자극호르몬의 분비를 억제하고 황체호르몬 분비는 촉진시킨다.

34 분만 1시간 전에 demerol을 투여한 후에 신생아의 호흡저하가 나타난 경우에 투여하는 약물은?

① barbiturates
② procaine
③ methergine
④ naloxone

> **TIP** ④ demerol(마약성 진통제)를 투여하고 부작용 예방을 위해서 마취길항제인 naloxone을 투여한다.
> ① barbiturates(바르비투르산염)는 진정제 효과가 있다.
> ② procaine(프로카인)은 국소마취제에 해당한다.
> ③ methergine의 경우는 자궁수축제에 해당한다.

여성간호학 ●○○

35 다음의 특징을 가진 태향은?

태아 후두골이 골반 왼쪽에 위치하고 골반에 선진부는 복부를 향하고 있다.

① LOA
② LOP
③ ROA
④ ROT

> **TIP** ② 태아의 후두골이 왼쪽에 있으며 골반에 선진부는 허리를 향하고 있다.
> ③④ 태아 후두골이 오른쪽에 있다는 것이다. ROA는 골반에 선진부는 모체 복부를 향하고 있는 것이고, ROT는 골반에 선진부가 모체 골반에 향하고 있는 것이다.

여성간호학 ●○○

36 산후에 정신증이 발생한 환자에게 해야 하는 간호로 가장 적절한 것은?

① 적극적 치료를 위한 입원이 필요하다.
② 정상적인 현상임을 교육한다.
③ 신체 휴식을 권한다.
④ 불안한 감정을 표현하도록 격려한다.

> **TIP** 산후 정신증은 산후에 급성으로 발병하는 것이다. 조기에 발견하여 적극적으로 치료를 하는 것이 중요하며 입원 치료가 필요하기도 하다.

Answer.	31.③ 32.④ 33.② 34.④ 35.① 36.①

37 백내장 수술 후 간호 교육으로 옳은 것은?

① "통증이 있어도 진통제 복용을 하면 안 됩니다."

② "수술한 부위 쪽으로 누워서 주무세요."

③ "오심과 구토를 동반한 통증이 발생할 경우 앙와위로 쉬세요."

④ "무거운 물건은 들지 말고 침상안정을 취하세요."

> **TIP** ④ 안압 상승을 예방하기 위해 무거운 물건 들기, 재채기, 기침 등을 제한해야 한다.
> ① 통증이 있다면 진통제를 복용한다. 진통제로 경감되지 않는 통증은 안압 상승을 의미한다.
> ② 반좌위나 수술하지 않은 쪽으로 누워서 안압 상승을 예방한다.
> ③ 오심과 구토를 동반한 통증은 이상 징후이기 때문에 즉시 의료진에게 보고하도록 한다.

38 췌장 당질 대사 설명으로 옳지 않은 것은?

① 이자에서 분비된 프로인슐린이 간에서 인슐린으로 전환된다.

② C-펩타이드는 이자의 β-세포 내 과립으로 저장된다.

③ 인슐린은 지방, 단백질, 탄수화물을 합성 저장한다.

④ 인슐린의 80%는 이자에서 분해된다.

> **TIP** ④ 인슐린의 80%는 간과 콩팥에서 분해된다.
> ① 프로인슐린은 이자의 랑게르한스섬 β-세포에서 분비되어 간에서 활성화된 인슐린으로 전환된다.
> ② C-펩타이드는 이자의 β-세포 내 과립으로 저장되었다가 혈류를 통해 간으로 들어간다.
> ③ 췌장의 β-세포에서 분비되는 인슐린은 지방, 단백질, 탄수화물을 합성 저장한다.

39 레보도파를 투여하는 환자 간호 중재로 옳지 않은 것은?

① 비타민 B6 섭취를 금지한다.

② 동결 운동 불능증 발생 시 의료진에게 알리도록 한다.

③ 오심이 발생할 경우 공복에 투여한다.

④ 장기 투여 시 약물 용량을 점차적으로 늘린다.

> **TIP** ③ 레보도파는 공복 시 흡수가 잘되는 약물이나, 구역이 발생할 경우 음식과 함께 투여한다.
> ① 비타민 B6은 간에서 레보도파의 대사를 증가시켜 뇌 도파민 전환기능을 감소시키므로 섭취를 금지한다.
> ② 레보도파를 장기 복용하는 경우 반응의 동요현상이나 동결 운동 불능증과 같은 운동이상현상이 부작용으로 발생할 수 있다. 이때 의료진에게 알려 다른 약품과 병용하는 등 레보도파 복용을 줄일 수 있도록 한다.
> ④ 장기 투여 시 약물의 효과가 감소할 수 있으므로 점차적으로 용량을 증가시킨다.

40 뇌농양 병태생리로 옳지 않은 것은?

① 두개골 골절, 중이염, 부비동염 등에 의한 감염이 직접 뇌로 전파하며 침투한다.

② 세균이나 진균에 의해 발생하는 화농성 염증이다.

③ 혈행 전파로 전신에 다발성 병변이 형성되는 것이 주된 특징이다.

④ 염증 부위에 괴사성 조직과 고름이 축적되면서 주변 조직과 경계를 형성하기 위해 섬유성 피막이 생긴다.

> **TIP** ③ 뇌농양은 단일 병변으로 나타나는 경우가 일반적이다. 다발성 병변은 면역력 저하, 속립성 결핵 상태 등으로 발생할 수 있다. 항상 전신에 발생하지는 않는다.
> ④ 섬유성 피막은 농양이 주변으로 확산되는 것을 방지하지만, 내부 고름으로 인해 뇌압 상승을 초래한다.

성인간호학 ●○○

41 우상복부 통증 환자 질환이 예상되는 곳은?

① 간
② 맹장
③ 췌장
④ 위

> **TIP** ① 우상복부
> ② 우하복부
> ③④ 좌상복부

성인간호학 ●○○

42 간염으로 인한 황달, 소양증 발생 환자의 간호중재로 옳지 않은 것은?

① 전분 목욕을 실시한다.

② 항히스타민제를 투여한다.

③ 손톱을 짧게 유지하도록 한다.

④ 체온 유지를 위해 따뜻한 실내온도 유지한다.

> **TIP** ④ 따뜻한 실내온도는 소양감을 증진시킬 수 있으므로 서늘한 온도를 유지한다.
> ① 미지근한 물로 목욕 또는 전분 목욕을 한다.
> ② 처방 받은 항히스타민제로 가려움을 완화시킨다.
> ③ 피부 손상을 예방하기 위해 손톱을 짧게 유지하도록 한다.

Answer.	37.④ 38.④ 39.③ 40.③ 41.① 42.④

43 지주막하출혈 병태생리로 옳지 않은 것은?

① 주된 원인은 죽상경화증이다.

② 윌리스환에서 두통이 빈번하게 발생한다.

③ 뇌동맥류 파열은 주로 뇌동맥 분지에서 발생한다.

④ 혈액의 지연으로 vasospasm이 나타난다.

> **TIP** ① 지주막하출혈의 주된 원인은 뇌동맥류 파열이며, 죽상경화증으로 인한 뇌졸중은 혈전성으로 허혈성 뇌졸중에 속한다.
> ② 출혈 시 두통을 동반한다.
> ③ 주로 뇌동맥 분지에서 발생한다.
> ④ 지주막하출혈이 발생하면, 혈관은 일시적으로 급격히 수축하며, 경련이 일어나는 vasospasm이 나타난다.

44 폐기종 병태생리로 옳은 것은?

① 기관지벽의 탄력성 저하에 의해 발생한다.

② 폐포 과팽창, 세기관지의 허탈이 일어난다.

③ 만성적 객담을 가진 기침을 동반한다.

④ 만성 염증으로 점액의 과잉 생산이 일어난다.

> **TIP** ② 주된 원인은 흡연으로 단백분해효소가 폐조직 elastin, collagen 파괴로 폐포막이 파괴되어 폐포 과팽창, 세기관지의 허탈이 일어난다.
> ①③④ 만성 기관지염의 병태생리이다.

45 사구체신염 병태생리로 옳지 않은 것은

① 상부 호흡기 감염이나 피부 감염에 의해 발생한다.

② 주된 균은 A군 β 용혈성 연쇄상구균이다.

③ 사구체 기저막에 항원-항체 면역복합체가 염증 반응을 일으킨다.

④ 세포외액에서 수분과 염분이 감소하여 체중 감소와 핍뇨가 나타난다.

> **TIP** ④ 수분과 염분이 세포외액에 축적되어 부종과 체중 증가가 나타난다.
> ①②③ 상부호흡기 감염, 피부 감염 등에 의해 형성된 A군 β 용혈성 연쇄상구균의 항원에 항체가 항원-항체 면역복합체를 형성하여 사구체 기저막에서 염증 반응을 일으킨다. 이는 신장기능 저하로 혈액을 여과할 수 없어 나트륨, 수분이 축적되고 혈뇨, 단백뇨, 부종, 체중 증가, 핍뇨 등으로 이어진다.

46 COPD 확진 검사 소견으로 옳지 않은 것은?

① ABGA검사 소견상 $PaCO_2$는 증가한다.

② 폐기능검사(PFT)에서 FEV1(1초간 노력성 호기량)은 증가한다.

③ 기관지 확장제 흡인 전·후 FEV1/FVC(노력성 폐활량) 비가 1.0 이상이라면 COPD다.

④ 흉부 X−선 검사에서 흉곽은 과팽창 되고 가로막은 편평해진다.

> **TIP** ③ FEV1/FVC의 비는 기류 제한이 심할수록 수치가 낮아진다. 0.7 미만일 경우 기류 제한이 있다고 정의할 수 있
> 으며 이는 비가역적 기도폐쇄 즉, COPD로 볼 수 있다.
> ① ABGA상 이산화탄소량은 증가하고 산소량은 감소한다.
> ② 비가역적 기도폐쇄로 인한 FEV1(1초간 노력성 호기량)은 증가한다.
> ④ COPD의 경우 폐공간이 과하게 확장되어 횡격막이 편평하게 보이며 술통형 가슴처럼 과팽창을 보인다.

성인간호학 ●●○

47 통풍 환자 콜히친 투약 시 설명으로 옳은 것은?

① 신장장애 시 주의해서 투여한다.

② 통증 발작 시 단기간에 대량으로 사용된다.

③ 아스피린과 함께 복용하면 요산 배설에 효과적이다.

④ 피부발진과 같은 부작용이 나타날 수 있다.

> **TIP** ① 콜히친은 함염증 작용 약물로 배설 시 신장을 통해 제거된다. 따라서 신장장애 대상자의 경우 주의하여 사용한다.
> ② 통풍 통증 발작 시 단기간에 대량으로 사용되는 약물은 NSAID계이다.
> ③ 아스피린은 요산 배설 감소로 통풍을 악화시킨다.
> ④ 콜히친 부작용인 피부발진은 통풍 약물 중 알로퓨리놀에서 나타난다.

병태생리학 ●●○

48 부갑상샘기능 저하증 병태생리 특징으로 옳은 것은?

① PTH 분비 과잉으로 인한 인농도의 증가

② PTH 분비 과잉으로 인한 혈청칼슘 농도의 저하

③ PTH 분비 부족으로 인한 인농도의 저하

④ PTH 분비 부족으로 인한 혈청칼슘 농도의 저하

> **TIP** ④ PTH 분비가 부족할 때 혈청칼슘 농도는 저하하고 인농도는 상승한다. 혈청 PTH의 정상치는 10 ~ 65pg/L이다.

Answer.	43.① 44.② 45.④ 46.③ 47.① 48.④

49 디곡신 투여 시 주의해서 확인해야 하는 항목이 아닌 것은?

① 혈중칼륨 수치

② 이뇨제 투여 여부

③ 시력 감퇴 및 복시

④ 1회 복용 지연 시 2회분 복용

> **TIP** ④ 지연 시 2배 용량을 복용하지 않고 1회 용량만 복용하여 혈중 약물농도를 유지한다.
> ① 저칼륨혈증은 digitalis의 작용을 높여 심장독성 가능성을 증가시킨다.
> ② 이뇨제의 작용으로 저칼륨혈증, 고칼륨혈증의 위험이 있다.
> ③ 독성 작용으로 시력 감퇴, 복시, 수명, 색채인식력에 변화를 준다.

50 다음과 같은 심전도 결과에 따른 부정맥의 특징으로 옳은 것은?

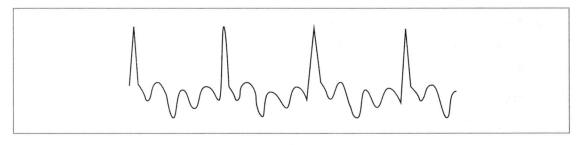

① 대부분 우심방의 비정상적인 전기자극으로 인한다.

② 심전도는 불규칙적으로 나타난다.

③ P파와 파형은 불규칙적으로 나타난다.

④ QRS파는 정상적이며 규칙적으로 나타난다.

> **TIP** ① 제시된 심전도는 심방조동으로 대부분 우심방의 비정상적인 회귀회로로 전기가 심방 내에 지속적으로 자극을 주게 되어 빨리 뛰는 부정맥이다.
> ② 심전도는 규칙적으로 나타난다.
> ③ P파와 파형은 정상이며 규칙적으로 나타난다.
> ④ QRS파는 규칙, 불규칙으로 나타난다.

51 다음에서 예측되는 심전도 결과로 옳지 않은 것은?

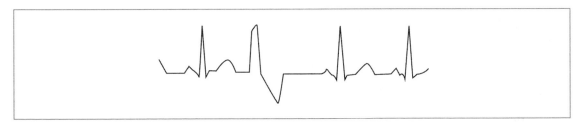

① 분명하고 선행하는 P파가 있다.

② T파가 QRS파와 반대방향으로 진행된다.

③ 심박동수는 60 ~ 100회/분을 유지한다.

④ 심실 조기수축 후 짧은 보상휴지기를 갖는다.

> **TIP** ① 제시된 그림은 조기심실수축을 나타내는 심전도로 불분명하거나 선행하는 P파가 없다.
> ②③④ 조기심실수축의 특징으로 T파는 QRS파와 반대방향으로 나타나며, QRS파는 넓게 변형되고 심실조기수축 이후 짧은 보상휴지기를 갖는다. 조기수축박동을 제외하면 심박동수는 50 ~ 100회/분으로 규칙적으로 나타난다.

52 관장 시 직장관을 배꼽방향으로 넣는 이유는?

① 관장액이 흐르지 않도록 하기 위해서

② 고통을 경감시키기 위해서

③ 장의 방향에 따라 배꼽방향으로 넣기 위해서

④ 장과 복막을 자극하기 위해서

> **TIP** ③ 장의 방향에 따라 좌측위를 취하고 배꼽방향으로 삽입한다.

---

53 복압성 요실금의 병태생리 설명으로 옳은 것은?

① 방광배뇨근의 과잉작용 또는 배뇨반사의 수의적 조절 실패로 발생한다.

② 방광을 완전히 비우지 못하여 방광이 넘쳐서 소변이 흘러넘치는 것이다.

③ 요로계 기능은 정상이나 환경적·인지적 장애로부터 발병한다.

④ 복부내압이 증가하여 방광을 압박하여 초래된다.

> **TIP** ④ 복압성 요실금은 무거운 물건을 들거나 재채기, 흥분 등의 복부내압 증가로 요실금이 발생하는 경우이다.
> ① 긴박성 요실금
> ② 범람성 요실금
> ③ 기능성 요실금

54 보행보조에 대한 설명으로 옳은 것은?

① 지팡이는 엉덩이 체중 부하 감소를 위해 손상된 다리 쪽에 짚는다.

② 비무게지탱으로 보행기와 사용이 가능한 것은 3점 보행이다.

③ 난간이 없는 곳에서 내려올 때에는 건강한 다리 먼저 내린 후 목발을 내린다.

④ 4점 보행은 두 다리에 체중을 지탱할 수 없는 경우 사용한다.

> **TIP** ② 3점 보행은 비무게지탱, 좋은 균형과 팔의 힘 필요, 보다 빠른 걸음, 보행기와도 사용이 가능하다.
> ① 지팡이는 건강한 다리 쪽에서 지탱한다.
> ③ 난간이 없는 곳에서 내려올 때는 목발을 먼저 내리고 아픈 다리를 내린다.
> ④ 4점 보행의 경우 두 다리에 체중을 지탱할 수 있는 경우 사용하는 방법이다.

55 사후 처치에 대한 설명으로 옳지 않은 것은?

① 베개를 제거하고 머리를 약 10°가량 낮춘다.

② 적용한 의료 기구를 제거한다.

③ 신체의 더러워진 부위는 물수건으로 닦고 엉덩이 밑에 패드를 대어준다.

④ 임종 후 기록을 실시한다.

> **TIP** ① 머리를 10° 정도 올리고 베개를 대어준다.

56 혈액검사의 검체 용기 종류, 첨가용액, 색깔을 바르게 연결한 것은?

① PT – sodium – 하늘색

② CBC – gel 없음 – 보라색

③ SST – separator gel – 보라색

④ plain – gel 없음 – 빨간색

TIP ① PT는 혈액응고검사로, sodium을 포함하며 검체용기는 하늘색을 띤다.
② CBC는 전혈구 검사로, 항응고제를 포함하며 검체용기는 보라색이다
③ SST bottle은 전해질, 간수치 등의 검체로 separator gel이 첨가되어 있으며, 검체용기의 테두리는 빨간색, 중심부는 노란색을 띤다.
④ plain bottle은 수혈검사용으로 clot activator를 포함하며 검체용기는 빨간색이다.

57 급성 ARDS, 화상환자에게 적용 가능한 산소화 간호는?

① 체위와 심호흡

② 흉부물리요법

③ 기침

④ 기계적 환기

TIP ④ 급성기의 효과적인 산소전달을 위해서는 비강 캐뉼라 및 마스크 등을 이용한 기계적 환기가 필요하다.

Answer.	53.④ 54.② 55.① 56.① 57.④

58 다음 GCS 사정 결과로 옳은 것은?

> •E : 자발적으로 눈뜸
> •V : 지남력 양호
> •M : 지시에 따라 팔다리 움직임

① E4V5M6

② E4V4M6

③ E3V4M6

④ E4V5M5

TIP ① 눈뜨는 반응(E)은 자발적이므로 4점, 언어반응(V)은 지남력 양호로 명료하므로 5, 운동반사 반응(M)은 지시에 따르므로 6점이다.

※ GCS 측정표

관찰 반응	점수	반응
눈뜨는 반응 (eye opening, E)	4	자발적으로 눈을 뜬다.
	3	불렀을 때 눈을 뜬다.
	2	통증 자극을 주면 눈을 뜬다.
	1	눈을 전혀 뜨지 못한다.
언어 반응 (verbal response, V)	5	명료하다.
	4	혼돈스럽다.
	3	말을 하는 데 부적절한 단어를 사용한다.
	2	이해할 수 없는 소리를 낸다.
	1	소리를 전혀 내지 못한다.
운동반사반응 (motor response, M)	6	구두명령에 반응한다.
	5	국소적 통증자극에 반응한다.
	4	자극을 주면 몸을 구부려 움츠린다.
	3	이상굴곡반응이 있다.
	2	이상신전반응이 있다.
	1	전혀 반응이 없고 축 늘어져 있다.
합계	15	

59 궤양성 대장염의 대표적인 특징은?

① 만성 재발성 염증성 질환　　　　　　② 국소적 분절성 분포

③ 혈액과 점액 함유한 묽은 변　　　　　④ 회장말단에서 빈발

　　TIP ③ 출혈성 설사를 하는 것은 궤양성 대장염의 특징이다.
　　　　①②④ 크론병(국소적 회장염)의 특징이다.

성인간호학 ●●○

60 다음 심전도 검사결과의 특징으로 알 수 있는 부정맥은?

> • 리듬 : 불규칙
> • P파 : 정상
> • PR간격 : PR간격 지연, 가끔 QRS 소실

① WPW　　　　　　　　　　　　　　② 심실빈맥

③ 심방조동　　　　　　　　　　　　　④ 제2도 방실블록

　　TIP ④ 위의 심전도 특징은 PR간격이 길어지다가 P파만 나오거나 가끔 QRS가 소실되는 제2도 방실블록의 특징이다.
　　　　※ WPW(Wolff Parkinson White syndrome) … 월프 파킨슨 화이트 증후군은 빈맥성 부정맥(tachyarrhythmias)의
　　　　하나로 심방세동(심방잔떨림)을 일으킬 위험이 있다.

성인간호학 ●●●

61 클라인펠터에서 나타날 수 있는 이상염색체 반응이 아닌 것은?

① 47,XXY　　　　　　　　　　　　　② 48,XXXY

③ 46,XXY　　　　　　　　　　　　　④ 45,XY

　　TIP ④ 난자나 정자가 생기는 과정에서 X 염색체가 쌍을 이루었다가 단일 X로 분리되어야 하는데, 이 과정에 문제가 생
　　　　겨 여분의 X 염색체가 더 있는 경우 클라이펠터가 나타날 수 있다. 47,XXY가 주로 나타나는 현상이며 그 밖에
　　　　도 46,XY/ 47,XXY/ 48,XXXY/ 49,XXXXY로 나타날 수 있다.

62 신생아 선천성대사이상검사 항목으로 옳지 않은 것은?

① 페닐케톤뇨증

② 단풍당뇨증

③ 갈락토스혈증

④ 선천성 갑상샘기능항진증

> **TIP** ④ 신생아 선천성 대사이상검사로는 생후 3 ~ 7일 이내에 채혈하여 실시하며 종류로는 6가지(단풍당뇨증, 호모시스틴뇨증, 선천성 갑상샘기능저하증, 선천성 부신과형성증, 페닐케톤뇨증, 갈락토스혈증)가 있다.

아동간호학 ●●○

63 ANC500 이하 아동 투여 약물로 옳은 것은?

① verapamil

② propranolol

③ corticosterdoid

④ G-CSF

> **TIP** ④ 절대호중구(ANC)가 500 이하로 나타나는 재생불량성빈혈 대상자 아동에게는 골수를 자극하여 더 많은 백혈구를 만들어 혈액으로 내보내는 생체 조직에서 생산되는 당단백의 일종인 G-CSF의 투여가 필요하다.

아동간호학 ●○○

64 평행놀이가 발달하는 시기로 옳은 것은?

① 유아기

② 신생아기

③ 영아기

④ 학령전기

> **TIP** ① 유아기에는 평행놀이가 발달한다.
> ② 방관놀이
> ③ 단독놀이
> ④ 연합놀이

65 다음 내용을 통해 예상되는 질환은?

> 응급실에 내원한 10세 아동은 검사 결과 A형 연쇄상구균 감염으로 판정되었으며, BT는 38.7˚로 나타난다. 아동의 C.C(주호소)는 관절통과 인후열을 호소하고 있다.

① 류마티스열

② 가와사키 병

③ 급성 사구체신염

④ 급성 인두염

TIP ① 류마티스열은 A군 β 용혈성 연쇄상구균에 의한 상기도 감염 후 중추신경계, 심장, 관절, 피부, 피하조직에서 발생하는 자가면역성 염증성 질환이다.

66 다음 중 면역글로불린에 대한 설명으로 옳은 것은?

① IgA는 미생물에 감염되었을 때 면역글로불린 중 가장 먼저 만들어진다.

② IgM는 알레르기 반응을 일으키며 기생충 감염방어에 작용한다.

③ IgE는 점막(피부, 비뇨기계 등)에 존재하며 모유를 먹는 아이들에게 전달되어 위장관의 박테리아를 제거한다.

④ IgG는 태반으로 전달된다.

TIP ④ 태반으로 전달되는 유일한 면역글로불린은 IgG이며, 임신 34주 후 태반을 통과한다. 생후 1년에는 성인 수준의 40%가 되며, 작용으로는 면역 보체계를 활성화하여 식균작용을 강하게 한다.
① 미생물에 감염되었을 때 가장 먼저 만들어져서 작용하는 것은 IgM이다.
② 알레르기 반응을 일으키며 기생충 감염방어에 작용하는 것은 IgE의 특징이다.
③ 점막(피부, 비뇨기계 등)에 존재하며 특히, 모유를 먹는 아이들에게 전달되어 위장관의 박테리아를 제거하는 것은 IgA이며 모든 체액(침, 눈물, 모유, 초유 등)에 존재한다.

Answer.	62.④ 63.④ 64.① 65.① 66.④

67 예방접종 후 간호로 옳지 않은 것은?

① 접종시간은 아동의 건강상태가 양호한 오후에 실시한다.

② 접종 후 30분간 접종기관에 머물며 관찰한다.

③ 접종 당일은 과격한 운동을 삼간다.

④ 접종 당일에 목욕시키지 않는다.

> **TIP** ① 건강상태가 좋은 오전에 실시하여야 부작용이 생길 경우 오후에 병원에 데려가 대처하기가 용이하다.

68 수막척수류 수술 전 간호중재로 옳지 않은 것은?

① 복위를 취한다.

② 다리의 내전을 유지한다.

③ 습한 무균드레싱을 실시한다.

④ 기저귀를 채우지 않는다.

> **TIP** ② 대퇴관절 탈구 예방을 위해 두 무릎 사이에 패드를 대며 다리 외전을 유지한다.
> ①③④ 낭이 파열됐을 때 감염의 위험이 있으면 뇌척수액 누출로 인한 중추신경계 감염 위험이 있다. 따라서 낭의 손상과 긴장을 최소화하기 위해 복위, 습한 무균드레싱, 기저귀 채우지 않기 등으로 낭을 보호한다.

69 산통과 관련된 간호중재로 옳지 않은 것은?

① 간격이 짧아지고 규칙적인 진통은 진진통이므로 출산 준비를 한다.

② 산통을 느끼는 임부에게 양막 파열이 일어났을 때 가장 먼저 태아 심음을 관찰한다.

③ 불규칙한 진통을 느끼는 38주 임부에게는 우선 집으로 돌아갈 것을 안내한다.

④ 걸으면 더 심해지는 진통은 가진통으로 안정을 취하도록 한다.

> **TIP** ④ 걸으면 더 심해지는 통증은 진진통이다.
>
> ※ 진진통과 가진통
>
> | 특징 | 진진통 | 가진통 |
> |---|---|---|
> | 규칙성 | 규칙적 | 불규칙적 |
> | 강도 | 강해짐 | 변화 없음 |
> | 부위 | 등, 복부, 허리 | 하복부, 주로 복부 국한됨 |
> | 간격 | 점점 짧아짐 | 변화 없음 |
> | 이슬 | 이슬이 보임 | 이슬이 안보임 |
> | 경부 | 경부 개대, 소실 | 경부 변화 없음 |
> | 진통제 효과 | 없음 | 있음 |

70 임신 32주 이전 조산을 한 산모에게 태아 폐성숙을 위해 투약할 수 있는 약물은?

① 유토파(yutopar)　　　　　　　② 덱사메타손

③ 인도메타신　　　　　　　　　　④ 옥시토신

> **TIP** ② 폐의 계면활성제 분비 유도로 태아의 폐 성숙을 도와 호흡곤란을 완화한다.
> ① 유토파는 리토드린으로 β 교감신경항진제이며 자궁수축력을 감소시킨다.
> ③ 인도메타신은 NSAID계열 약물로 자궁수축에 작용하는 프로스타글란딘의 생성을 억제한다.
> ④ 옥시토신은 자궁수축을 증가시키는 작용을 한다.

71 자궁외임신을 진단할 때 맹낭천자 부위로 옳은 것은?

① 자궁오목　　　　　　　　　　② 자궁난관

③ 후질원개　　　　　　　　　　④ 융모막

> **TIP** ③ 자궁외임신으로 인한 출혈은 맹낭에 고여 맹낭 팽만감을 유발하게 된다. 맹난천자로 자궁외임신 파열시 응고되지 않은 혈액을 확인할 수 있다. 이때 맹낭천자 부위는 후질원개이다.

72 다음에서 설명하는 질환은?

HPV 원인, 성기 및 항문에 사마귀, 치료 시 25% podopillin 투여

① 첨형콘딜로마

② 인간면역결핍바이러스

③ 단순포진바이러스

④ Toxoplasmosis

> **TIP** ① 인유두종바이러스(HPV)는 첨형콘딜로마(생식귀사마귀)로 자궁경부암의 일차적 원인이다.

Answer.	67.① 68.② 69.④ 70.② 71.③ 72.①

73 프로이드의 성발달이론에서 오이디푸스 콤플렉스가 특징적으로 나타나는 발달 단계는?

① 항문기

② 남근기

③ 잠복기

④ 생식기

> **TIP** ② 프로이드의 심리적 성발달이론에서 오이디푸스 콤플렉스, 엘렉트라 콤플렉스 등이 나타나는 단계는 남근기로, 학
> 령전기에 발생한다.

74 다음 중 편집성 성격장애의 간호중재로 옳은 것는?

① 일관성 있는 태도로 대한다.

② 시간약속은 스트레스를 줄 수 있기 때문에 유동적으로 대처한다.

③ 대상자의 요구에 무조건적인 수용태도를 보인다.

④ 대상자가 의심하는 내용에 대해 무관심하게 대처한다.

> **TIP** ① 편집성 성격장애는 다른 사람을 의심하고 신뢰하지 않은 것이 특징이다. 대상자와의 관계형성에 있어서 신뢰를
> 쌓는 것이 중요하므로 일관성 있고 시간약속을 잘 지켜야 한다. 대상자의 요구에 대해 무조건적인 수용이나 무관
> 심한 대처보다는 경청과 공감을 통해 관계형성이 필요하다.

75 간질발작, 공황장애에 투약하는 벤조다이아제핀계 약물 작용기전과 관련 있는 것은?

① 세로토닌 수용체

② 도파민 수용체

③ 노르에피네프린

④ GABA

> **TIP** ④ 항불안제, 진정수면제 작용을 하는 벤조다이아제핀계 약물은 피질하 변연계에서 GABA수용체와 결합하여 중추신경
> 계 억제기능을 강화시킨다. 이는 항불안, 항경련, 근육이완에 효과가 있다.

정신간호학 ●●○

76 신경성 폭식증 환자가 밥 먹고 집에 가서 하는 행동으로 옳지 않은 것은?

① 섭취 후 구토
② 체중이나 몸매에 대한 과도한 자기평가
③ 지나친 운동
④ 음식에 대한 경멸 및 분노

TIP ④ 음식에 대한 자제가 결여되어 폭식이 일어나는 것은 신경성 폭식증의 특징이다. 경멸이나 분노는 느끼지 않는다.

정신간호학 ●●○

77 알코올 금단증상으로 옳지 않은 것은?

① 자율신경기능 저하
② 일시적 환시, 환청, 환촉, 착각
③ 정신성 발달
④ 진전과 불면증

TIP ① 자율신경기능 항진으로 발한과 맥박수가 100 이상 증가하는 증상이 나타난다.

정신간호학 ●●●

78 다음에서 A씨에게 나타나고 있는 장애로 예측되는 것은?

> A씨는 성폭행의 피의자로 법정에서 재판을 받게 되었다. 이름이 어떻게 되느냐는 판사의 질문에 '나는 예수다'라고 답하며 대답을 피하는 모습을 보이며 말을 어눌하게 하고 있다. 또, 발에 신는 양말을 손에 끼려고 하는 등의 불합리한 태도를 보이고 있다.

① 간저증후군
② 베르니케증후군
③ restless legs syndrome
④ PTSD

TIP ① 간저증후군 : 건망증, 의식장애, 환각이 나타나는 증후군으로 대부분 히스테리가 원인이다. 질문에 대하여 무의미한 대답을 하며, 불합리한 행동을 하는 것이 특징이다.
② 베르니케증후군 : 장기간 음주로 인해 생기는 기억장애를 말한다.
③ restless legs syndrome : 하지불안증후군으로 잠들기 전 다리에 불편한 감각증상이 생기는 것을 말한다.
④ PTSD : 심리적 외상 후 스트레스 장애를 말한다.

Answer.	73.②	74.①	75.④	76.④	77.①	78.①

79 조증으로 입원한 환자의 증상으로 옳지 않은 것은?

① 모든 사람에게 말 걸고 다닌다.

② 주의가 산만하다.

③ 평소보다 말이 줄어들고 행동이 증가한다.

④ 수면요구가 감소한다.

TIP ③ 평소보다 말이 많아지고 계속 말을 해야 되는 압박감을 느끼는 언어압박을 느낀다.

80 초기 우울증에 대한 간호중재로 옳지 않은 것은?

① 조용히 같이 있어준다.

② 재미있는 활동에 참여시킨다.

③ 고통, 절망, 분노 등 감정을 인정해준다.

④ 자살을 시도할 수 있는 에너지가 생기므로 주의한다.

TIP ④ 자살을 시도할 수 있는 에너지가 생기는 단계는 회복기에 주로 발생하며 이때 주의 깊은 관찰이 필요하다.

81 공황장애의 간호중재 중 행동치료로 옳지 않은 것은?

① 노출치료

② 역조건 형성

③ 체계적 탈감작

④ 병태생리 교육

TIP ④ 병태생리 교육은 간호 중 인지치료에 해당한다.

82 치매의 특징이 아닌 것은?

① 착각이나 환각이 나타나지 않는다.

② 만성 뇌 기질 장애가 있다.

③ 영구적이며 가역적이다.

④ 의식변화가 없다.

TIP ③ 영구적이며 비가역적인 것이 치매의 특징이다. 가역적이며 일시적인 것은 섬망의 특징이다.

정신간호학 ●●●
83 조현병 환자가 벽이랑 싸울 때 올바른 중재가 아닌 것은?

① 손잡아 주기

② 망상, 환각 내용 직접적으로 물어보기

③ 주변에 위험한 물건 치우기

④ 현실감 제공하기

TIP ① 망상, 환각 등으로 공격성을 나타낼 때에는 간호사의 안전과 공격적 반응을 나타낼 수 있기 때문에 신체적인 접촉을 하지 않는다.
② 초기 환각, 망상의 경우 내용에 관한 사정이 필요하다.
③ 위험한 물건을 치워 의료인과 환자의 안전을 도모한다.
④ 비합리적 사고에 길게 몰두하지 못하도록 하여 현실에서의 환자능력을 증진시켜 현실감을 심어준다.

정신간호학 ●●●
84 망상환자의 간호중재로 옳은 것은?

① 정서적 안정을 위해 가볍게 안아준다.

② 신념을 공유나 공감한다.

③ 불안을 인식하도록 도와준다.

④ 대화를 자제하고 혼자 쉬게 한다.

TIP ③ 환자의 불안을 인식하도록 도와주며 망상을 유발하는 분노, 불안을 표현함으로서 원인을 감소시킬 수 있다.
① 망상을 겪는 환자는 공격적이거나 방어적인 행동을 할 수 있고 위협으로 느낄 수 있으므로 신체적인 접촉은 피한다.
② 망상환자는 자신의 신념을 공유, 동의하지 않으므로 비현실적인 것을 인식하도록 해야 한다.
④ 망상을 겪을 때 음악을 듣거나 TV를 보는 것으로 사고를 전환시켜 긍정적 방법으로 망상을 감소시키도록 한다.

정신간호학 ●●○
85 다음 B씨에게 나타나는 장애로 예측되는 것은?

> B씨는 평소에 자신이 암 환자라고 주위에 말하고 다닌다. 처음에는 주변에서 관심을 주며 안쓰러워했지만 시간이 지나며 아픈 부위가 간이였다가 위였다가 부위가 지속적으로 바뀌고 있었으며, 건강을 우려하여 검진을 같이 갔던 B씨의 보호자는 검진결과 이상이 전혀 없었다고 설명하였다.

① 뮌하우젠 증후군

② 리플리증후군

③ 히스테리성 성격장애

④ ADHD

TIP ① 뮌하우젠 증후군 : 타인의 사랑과 관심, 동정심을 유발하기 위해 자신의 상황을 과장하고 부풀려서 얘기하며, 심한 경우 자신에게 유리한 상황이 되도록 조작하기도 한다. 극단적으로 자해를 시행하기도 한다.
② 리플리증후군 : 허구의 세계를 진실이라 믿고 거짓된 말, 행동을 상습적으로 하는 반사회적 성격장애를 말한다.
③ 히스테리성 성격장애 : 감정표현이 과장되고 주변의 시선을 받으려는 특징을 보이는 성격장애를 말한다.
④ ADHD : 주의력 결핍 및 과잉 행동장애를 말한다.

86 다음에서 설명하는 윤리원칙은?

> 환자에게 선행을 적극적으로 행하라는 의미를 가진다.

① 자율성 존중의 원칙   ② 악행 금지의 원칙

③ 정의의 원칙   ④ 선의의 원칙

TIP ④ 선의의 원칙 : 악행 금지의 원칙을 넘어서 해악의 예방과 제거, 적극적인 선의 실행을 요구한다.
① 자율성 존중의 원칙 : 치료 과정과 방법, 필요한 약품의 효능과 부작용 등을 거짓 없이 상세히 설명하고 환자는 자신의 자발적 선택과 충분한 설명에 의거하여 치료에 동의해야 한다.
② 악행 금지의 원칙 : 타인에게 의도적으로 해를 입히거나 타인에게 해를 입히는 위험을 초래하는 것을 금지한다.
③ 정의의 원칙 : 공평한 분배에 대한 윤리적 원칙이다.

87 연명의료계획서에 대한 설명으로 틀린 것은?

① 법원에 등록해야 효력이 인증된다.

② 연명의료에 대한 자기결정권을 보장하는 문서이다.

③ 말기환자의 의사에 따라 담당의사가 작성한다.

④ 내용에는 연명의료 중단과 호스피스에 관한 사항이 있다.

TIP ① 법원에 등록하는 것이 아닌 말기환자의 의사에 따라 담당의사가 작성하는 것으로 효력을 발휘한다.

88 헬싱키 선언으로 옳지 않은 것은?

① 인체실험과 관련된 연구윤리 선언이다.

② 법정대리인 동의의 윤리적 수용을 주장한다.

③ 대상자에게 해를 가하지 않는다.

④ 치료적 연구와 비치료적 생의학 연구를 구분한다.

TIP ③ 대상자에게 해를 가하지 않는 것은 뉘른베르크 강령에서의 소극적인 대상자 보호강령으로 대상자의 자발적인 동의가 없으면 어떤 실험도 할 수 없다는 것이 주요 내용이다. 헬싱키 선언에서는 이에 더 나아가 대상자를 위한 비치료적, 치료적 연구를 구분하여 법정대리인 동의의 윤리적 수용을 주장하는 등의 적극적 대상자를 보호하기 위한 선언이다.

89 표준주의에 대한 설명으로 옳지 않은 것은?

① 바늘뚜껑을 닫고 버린다.

② 가운을 벗은 후 손 위생을 한다.

③ 병실문은 항상 닫아두고 음압이 유지되는 1인실 격리를 원칙으로 한다.

④ 혈액, 체액, 분비물이 튀거나 묻을 염려가 있으면 마스트, 보안경, 가운 등을 착용한다.

TIP ③ 공기주의 원칙에 해당한다.

간호윤리 ●●●

90 초기 간호에 대한 설명으로 옳은 것은?

① 전통적 돌봄에서 공식적 교육기관을 설립하고 간호수준을 발전시킨 것은 대한간호협회다.

② 한국 최초의 근대식 공립의료기관으로는 대한의원이 있다.

③ 세계최초 병원운영과 독립된 간호교육기관은 나이팅게일 간호학교이다.

④ 제2간호혁명을 주도한 것은 나이팅게일로 간호사 면허등록제도를 주장하였다.

TIP ③ 나이팅게일 간호학교는 세계 최초 병원 운영 그리고 독립된 간호교육기관으로 설립되었다.
① 전통적 돌봄에서 공식적 교육기관을 설립하고 간호수준을 발전시킨 것은 선교간호사들의 특징이다.
③ 한국 최초의 근대식 공립의료기관은 제중원이다.
④ 제2간호혁명을 주도한 것은 펜위크 여사이며 간호사 면허등록제도를 위해 투쟁하였다.

한국사 ●○○

91 홍커우 공원에서 도시락 폭탄을 던진 투탄의거를 한 독립운동가는?

① 윤봉길

② 안중근

③ 안창호

④ 이봉창

TIP ② 이토 히로부미를 사살하고 순국한 독립운동가이다.
③ 독립협회, 신민회, 흥사단 등에서 활동한 독립운동가로 애국계몽운동에 앞장을 섰다.
④ 1932년 일본의 일왕에게 수류탄을 투척한 독립운동가이다.

Answer.	86.④ 87.① 88.③ 89.③ 90.③ 91.①

92 1936년 베를린올림픽 마라톤에서 한국인 최초로 금메달을 딴 선수는?

① 양정모   ② 황영조

③ 손기정   ④ 이봉주

> **TIP** ③ 1936년 일제강점기에 베를린 올림픽 대회에서 한국인 최초로 올림픽 대회에서 금메달을 딴 선수는 손기정 선수이다.
> ① 해방 이래 최초로 올림픽 대회 우승자로 레슬러이다.
> ② 1992년 바르셀로나 올림픽에서 한국 마라톤 최고 기록 보유자이다.
> ④ 2002년 마라톤 개인 최고기록이 국가최고기록을 보유한 한국의 마라토너이다.

93 근로기준법 준수 위해 분신을 할 인물로 한국의 노동운동을 상징하는 노동운동가는?

① 이소선   ② 김주열

③ 이한열   ④ 전태일

> **TIP** ① 노동운동가 전태일의 어머니로 전태일의 분신자살 이후로 노동운동에 참여하였다.
> ② 3·15 부정선거를 규탄하는 시위현장에서 실종되었다가 최루탄이 눈에 박힌 채로 유기되어 발견된 인물이다. 이 사건으로 4·19혁명의 도화선이 된다.
> ③ 전두환 정권의 독재타도와 5·18 진상규명 등의 시위에 참여하였다가 최루탄에 맞고 사망하였다. 이 사건으로 6월 항쟁의 도화선이 되었다.

94 1905년 러·일전쟁에서 승리한 일본이 조선의 외교의 기능을 잃게 만들기 위해 강제로 체결한 조약에 해당하는 것은?

① 을사늑약   ② 강화도조약

③ 정미7조약   ④ 간도협약

> **TIP** ② 1876년 2월 강화도에서 체결된 것으로 강압에 의한 불평등 조약이다. 개항요구, 치외법권 인정, 조선 연안 측량 가능 등의 조약내용이 있다.
> ③ 1907년 조선의 주권을 빼앗기 위해 일제가 강요한 조약으로 대한제국정부는 시정개선에는 조선 통감의 지도를 받고, 통감의 승인 이후에 법령을 제정하는 등의 7개의 조항이 있다.
> ④ 1909년 일본과 청국이 간도 영유권 등과 관련하여 체결한 협약이다.

95 김대중 정부에서 했던 것은?

① OECD 가입

② IMF 구제금융 지원요청

③ 금 모으기 운동

④ 남북정상회담 개최

> **TIP** ①②③ 김영삼 정부이다.

96 1987년 6월 민주항쟁에서 가장 중요한 개헌 요구이기도 했던 이 제도는 제9차 개헌안에 여야 합의를 통해 포함되었다. 이 제도로 옳은 것은?

① 국회의원 겸직허용

② 탄핵소추결의 요건 강화

③ 대통령 직선제 5년

④ 3 · 1운동 이념계승 삭제

> **TIP** 1987년 6 · 29선언으로 의결되는 것으로 1988년 2월 25일부터 시행된 제9차 개헌에 해당한다. 주요한 내용으로는 국군의 정치적 중립, 국정감사권 부활, 대통령 직선제, 5년 단임제, 대통령의 비상조치권과 국회해산권 폐지 등이 있다.

97 이것은 1920년대 초반 실력양성운동의 일환으로 이상재와 윤치호 등이 민립대학 설립을 위해 전개한 운동으로 민립대학설립을 위해 국내외에서 모금운동을 전개한 이것은?

① 브나로드운동

② 물산장려운동

③ 민립대학설립운동

④ 국채보상운동

> **TIP** ① 1931 ~ 1934년 동아일보사에서 전개한 운동으로 야학을 열어 계몽운동과 문화운동을 병행한 것이다.
> ② 1920년대 국내 산업과 자본을 육성하기 위한 경제자립 운동에 해당한다.
> ④ 1907년 국민들의 모금을 통해서 국채를 갚아 국권을 회복하기 위해 전개한 운동이다.

Answer.	92.③ 93.④ 94.① 95.④ 96.③ 97.③

98 다음에서 설명하는 단체로 적절한 것은?

- 1915년에 대구에서 박성진을 주축으로 결성된 항일독립운동 단체이다.
- 국권회복과 공화정치 실현이 설립목적이다.
- 주요한 활동은 군자금을 모집하고 친일파를 처단 등이 있다.

---

① 독립의군부

② 대한광복회

③ 신민회

④ 보안회

TIP ① 1912년에 임병찬이 고종의 밀지를 받고서 조직한 단체이다. 조선 총독에게 국권 반환 요구서를 제출하고자 하였다.
③ 1907년에 결성된 항일독립운동단체로 대성학교를 설립하고 출판물 보급 등의 활동을 하였다.
④ 1904년 일본에서 요구한 조선의 황무지 개간에 대항하기 위해서 조직된 항일운동단체이다.

99 다음 ㉠에 들어가는 사건으로 적절한 것은?

봉오동 전투 → (㉠) → 간도참변

---

① 청산리 전투

② 자유시참변

③ 만주사변

④ 미쓰야협약

TIP ① 봉오동 전투는 1920년 6월 7일, 간도참변은 1920년 10월에 간도에서 일어난 참변이다. 청산리 전투는 1920년 10월에 김좌진과 홍범도가 이끄는 군부대의 전투이다.
② 1921년 6월 28일 노령 자유시에서 발발한 사건이다.
③ 1931년 9월 18일에 발생한 일본의 만주침략사건이다.
④ 1925년 조선총독부 미쓰야 미야마쓰가 중국의 장쭤린과 만주에 거주하는 한국인을 단속하기 위해 체결한 협약이다.

100 다음 제시된 사건을 순서대로 정리한 것은?

㉠ 6월 항쟁
㉡ 5 · 18민주화항쟁
㉢ 4 · 19혁명
㉣ 5 · 16군사정변

---

① ㉠ → ㉣ → ㉢ → ㉡

② ㉡ → ㉠ → ㉢ → ㉣

③ ㉢ → ㉣ → ㉡ → ㉠

④ ㉣ → ㉡ → ㉠ → ㉢

TIP ㉢ 4 · 19혁명(1960)
㉣ 5 · 16군사정변(1961)
㉡ 5 · 18민주화항쟁(1980)
㉠ 6월 항쟁(1987)

성인간호학 ●○○

1 폐용량 중에서 폐활량에 해당하지 않는 것은?

① 1회 호흡량

② 잔기량

③ 흡기보유용적

④ 호기보유용적

> **TIP** 폐활량은 1회 호흡량, 흡기예비용적, 호기예비용적이 폐활량에 해당한다.

기본간호학 ●○○

2 조직괴사를 포함하여 근육, 뼈, 지지조직까지 광범위하게 손상이 된 욕창의 단계는?

① 1단계

② 2단계

③ 3단계

④ 4단계

> **TIP** ① 1단계에서는 발적은 나타나지만 피부 손상은 크게 나타나지 않는다.
> ② 2단계에서는 부분적으로 피부가 상실되고 궤양이나 수포 등이 나타난다.
> ③ 3단계에서는 괴사를 포함하여 피하지방의 광범위한 손상이 나타난다.

성인간호학 ●○○

3 NREM 단계별 특징으로 옳은 것은?

① 1단계 : 각성이 되기 어려워서 잠에서 깨기 어렵다.

② 2단계 : 전체 수면의 10%에 해당한다.

③ 3단계 : 쉽게 깨울 수 있으며 수면의 깊이가 얕다.

④ 4단계 : 혈압이 감소하고 근육이 이완한다.

> **TIP** ① 1단계는 각성과 수면의 과도기로 쉽게 각성이 된다.
> ② 2단계는 전체 수면에서 50~55% 가량 해당된다.
> ③ 3단계는 각성이 점차 어려워지고 수면의 깊이가 깊은 편이다.

4 진균 감염에 해당하는 것은?

① 두창

② 이질

③ 칸디다증

④ 트리코모나스증

> **TIP** ③ 진균 감염은 곰팡이에 의해서 감염되는 것이다. 진균 감염으로는 칸디다증, 모균증, 무좀 등이 있다.
> ① 두창 바이러스 감염으로 피부발진, 허약감 등이 발생하는 급성 질환이다.
> ② 시겔라 균에 의해서 발생하는 감염병이다.
> ④ 트리모코나스 원충이 성접촉에 의해서 질 내에 감염을 일으키는 감염이다.

성인간호학 ●○○

5 다음 뇌신경의 기능을 틀리게 연결한 것은?

① 제1뇌신경 – 후각

② 제5뇌신경 – 각막반사

③ 제8뇌신경 – 구개반사

④ 제10뇌신경 – 자율신경계 조절

> **TIP** ③ 제8뇌신경은 청신경에 관여하고 청각 및 평형감각을 관리한다.

성인간호학 ●○○

6 치아, 손톱, 피부, 모발과 같은 조직이 들어있는 종양에 해당하는 것은?

① 난포 낭종

② 황체 낭종

③ 유피 낭종

④ 루테인 낭종

> **TIP** ③ 종양 안에 지방, 뼈, 손톱 등의 조직이 포함되어 있는 종양에 해당한다.
> ①②④ 기능성 종양으로 난소 낭종에 해당한다.

Answer.	1.② 2.④ 3.④ 4.③ 5.③ 6.③

7 근육주사 후에 남겨진 주사바늘에 해당하는 의료폐기물은?

① 일반의료폐기물

② 혈액오염폐기물

③ 손상성폐기물

④ 병리계폐기물

> **TIP** 🖉 의료폐기물의 종류〈폐기물관리법 시행령 별표 2〉
> ㉠ 격리의료폐기물:「감염병의 예방 및 관리에 관한 법률」제2조 제1호의 감염병으로부터 타인을 보호하기 위하여 격리된 사람에 대한 의료행위에서 발생한 일체의 폐기물
> ㉡ 위해의료폐기물
> • 조직물류폐기물 : 인체 또는 동물의 조직·장기·기관·신체의 일부, 동물의 사체, 혈액·고름 및 혈액생성물(혈청, 혈장, 혈액제제)
> • 병리계폐기물 : 시험·검사 등에 사용된 배양액, 배양용기, 보관균주, 폐시험관, 슬라이드, 커버글라스, 폐배지, 폐장갑
> • 손상성폐기물 : 주사바늘, 봉합바늘, 수술용 칼날, 한방침, 치과용침, 파손된 유리재질의 시험기구
> • 생물·화학폐기물 : 폐백신, 폐항암제, 폐화학치료제
> • 혈액오염폐기물 : 폐혈액백, 혈액투석 시 사용된 폐기물, 그 밖에 혈액이 유출될 정도로 포함되어 있어 특별한 관리가 필요한 폐기물
> ㉢ 일반의료폐기물 : 혈액·체액·분비물·배설물이 함유되어 있는 탈지면, 붕대, 거즈, 일회용 기저귀, 생리대, 일회용 주사기, 수액세트

8 의식이 소실된 환자에게 다음과 같은 응급처치를 하는 경우, 어떠한 질환을 염두에 두고 있는 것인가?

> • 환자 머리와 목을 일직선으로 고정한다.
> • 하악견인법으로 기도를 유지한다.

① 척추 손상

② 늑골 골절

③ 복강 출혈

④ 쇄골 골절

> **TIP** 🖉 의식이 소실되면 손상부위에 자극을 가해도 통증을 호소할 수 없다. 의식이 소실된 응급환자는 우선적으로 척추손상이 있다고 가정하고 처치를 한다. 척추손상의 경우 하악견인법으로 기도를 유지한다. 이때 절대로 환자의 목을 뒤로 젖히지 않는다. 또한, 척수손상 방지를 위해 머리와 목을 일직선으로 유지한다.

9 의식이 있는 성인 환자에게 기관지절개 흡인 간호로 옳은 것은?

① 앙와위를 취한다.

② 1회 흡인시간은 10~15초이다.

③ 흡인압을 90~100mmHg으로 유지한다.

④ 카테터를 부드럽게 회전하며 흡인한다.

> **TIP** ① 의식이 있는 경우에는 반좌위를 취한다.
> ② 1회 흡인시간은 일반적으로 10초 이내로 한다.
> ③ 성인의 경우 100~120mmHg를 유지한다. 아동의 경우 95~110mmHg를 유지한다.

성인간호학 ●○○

10 혈압측정 오류로 옳은 것은?

① 커프가 너무 넓으면 실제보다 낮게 측정된다.

② 커프를 느슨하게 감으면 실제보다 낮게 측정된다.

③ 혈압 측정 시 심장보다 팔의 위치가 낮으면 실제보다 낮게 측정된다.

④ 공기를 천천히 주입하면 이완기 혈압이 실제보다 낮게 측정된다.

> **TIP** ② 커프를 느슨하게 감으면 혈압이 높게 측정된다.
> ③ 팔의 위치가 심장보다 낮은 경우에는 실제보다 높게 측정된다.
> ④ 공기를 천천히 주입하면 이완기 혈압이 실제보다 높게 측정된다.

성인간호학 ●●○

11 헤파린을 주사하는 방법으로 틀린 것은?

① 배꼽 주변에 주사한다.

② 45~90도로 주사한다.

③ 주사 전에 약물을 빼낸 후 주사바늘을 교체하고 주사한다.

④ 주사 후에 내관을 당겨 피가 나오는지 확인하고 주사한다.

> **TIP** ④ 근육주사에 해당하는 헤파린 주사의 경우에는 내관을 당기지 않는다.
> ③ 공기방울이 주입되면 멍이나 혈종이 생길 수 있으므로 주사하기 전에 헤파린을 빼내고 주사바늘을 교체한 뒤에 약물을 주입한다.

Answer.	7.③ 8.① 9.④ 10.① 11.④

병태생리학 ●●○

12 양성종양과 악성종양에 대한 설명으로 옳은 것은?

① 양성종양과 악성종양은 다른 부위로 전이가 나타난다.

② 피막은 양성종양에는 형성되지 않지만 악성종양에는 형성된다.

③ 양성종양에서 세포분화가 나타나지만 악성종양은 잘 나타나지 않는다.

④ 양성종양은 침윤되고 악성종양은 확대된다.

> **TIP** ③ 세포가 성숙해가는 과정인 분화는 양성종양에서 잘 나타난다. 악성도가 높은 종양일수록 미분화되거나 역분화가
> 되기 때문에 분화가 좋지 않다.
> ①④ 악성종양은 다른 부위로 전이가 있고 주위 조직에 침윤하면서 크기가 성장하지만 양성종양은 다른 곳으로 전이
> 가 되거나 침윤되지 않는다.
> ② 양성종양에는 피막이 형성되지만 악성종양에는 피막이 형성되지 않는다.

성인간호학 ●○○

13 여성 환자에게 도뇨관을 이용하여 잔뇨량을 측정할 때 옳지 않은 것은?

① 배뇨 후에 측정한다.

② 도뇨관을 5~8cm 삽입한다.

③ 요도 후상방으로 삽입한다.

④ 물 많이 마시고 나서 30분 후에 도뇨한다.

> **TIP** ④ 잔뇨량 측정은 환자가 자발적으로 배뇨한 후 즉시 시행해야 한다. 물을 많이 마시고 30분 후에 도뇨를 시행하는
> 것은 단순한 방광 배출 확인이다.

성인간호학 ●○○

14 10시간 동안 5% DW 900ml를 투여해야 한다면 약물의 gtt/min은?

① 20gtt/min

② 30gtt/min

③ 40gtt/min

④ 50gtt/min

> **TIP** $\dfrac{900(1일\,수액주입량 ml) \times 20(ml당\,방울수\,gtt)}{10시간 \times 60분} = \dfrac{18000}{600} = 30(\text{gtt/min})$

15 CRF를 진단받은 환자의 식이요법에서 제한하지 않고 보충하여 섭취해야 하는 것은?

① 비타민 D

② 인산

③ 칼륨

④ 단백질

TIP CRF는 만성 신부전에 해당한다.
① 철분, 칼슘, 비타민 D 등을 보충하여 섭취한다.
②③ 고인산, 고칼륨, 고나트륨 식이를 제한한다.
④ 단백질 섭취는 필요는 하지만, BUN의 축적을 방지하게 위해 제한이 필요하다.

16 손목터널증후군 검사방법을 모두 고른 것은?

㉠ 팔렌 검사
㉡ 호만징후 검사
㉢ 티넬 검사
㉣ 커니그징후 검사
㉤ 호프만징후 검사
㉥ 바빈스키반사 검사

① ㉠㉢

② ㉡㉣

③ ㉢㉤㉥

④ ㉠㉡㉢㉣

TIP ㉡ 호만징후 검사는 심부정맥혈전증 검사이다.
㉣ 뇌수막염을 진단하는 검사이다.
㉤ 중추신경 손상을 진단하기 위한 검사이다.
㉥ 발바닥 반사로 발꿈치에서 발가락 방향으로 문지르면 엄지발가락은 위로 굽혀지고 다른 발가락은 펴지는 반사행동이다.

Answer.	12.③ 13.④ 14.② 15.① 16.①

17 가장 빠르게 중증근무력증 진단을 할 수 있는 검사법으로 정맥주사로 근육의 자극을 증가시키는 약물은?

① tensilon

② levodopa

③ metformin

④ phenytoin

> **TIP** ① 중증근무력증 환자를 진단할 때 정맥주사로 텐실론 검사를 받는다.
> ② 파킨슨병의 치료에 주로 사용된다.
> ③ 혈당강하제로 당뇨에 주로 사용된다.
> ④ 항경련제에 해당한다.

18 높은 수준의 음압병실에서 격리가 반드시 필요한 감염병에 해당하는 것을 모두 고른 것은?

㉠ 보툴리눔독소증
㉡ 결핵
㉢ 두창
㉣ 비브리오패혈증
㉤ 신종감염병증후군
㉥ 파라티푸스
㉦ 신종인플루엔자
---

① ㉠㉢㉤㉦

② ㉢㉣㉤㉥

③ ㉤㉥㉦

④ ㉡㉣㉥㉦

> **TIP** ㉠㉢㉤㉦ 반드시 음압병실에 격리해야 하는 감염병은 1급 감염병에 해당한다. 「감염병의 예방 및 관리에 관한 법률」 제2조(정의) 제2호에 의해서 제1급 감염병에는 '에볼라바이러스병, 마버그열, 라싸열, 크리미안콩고출혈열, 남아메리카출혈열, 리프트밸리열, 두창, 페스트, 탄저, 보툴리눔독소증, 야토병, 신종감염병증후군, 중증급성호흡기증후군(SARS), 중동호흡기증후군(MERS), 동물인플루엔자 인체감염증, 신종인플루엔자, 디프테리아'가 있다.
> ㉡㉥ 2급 감염병으로 격리가 필요하지만 반드시 높은 수준의 음압병실이 해당되는 것은 아니다.
> ㉣ 격리를 하지 않아도 되는 3급 감염병에 해당한다.

19 부신피질기능저하증에 해당하는 것은?

① 애디슨병

② 그레이브스병

③ 말단비대증

④ 쿠싱증후군

TIP ① 부신의 기능이상으로 부신 피질에서 분비되는 코르티솔의 분비가 저하되면서 발생하는 것이다.
② 갑상샘 호르몬이 대량으로 만들어지면서 갑상샘의 자가항체에 의해 발생하는 자가면역질환이다.
③ 성장호르몬이 과잉으로 분비하면서 뼈가 과도하게 증식하여 말단부위가 비대해지는 질환이다.
④ 부신피질자극호르몬(ACTH)이 과도하게 분비되면서 발생하는 것이다.

20 편도선절제술을 시행한 환자에게 적용하는 간호로 옳은 것은?

① 기침으로 객담을 배출하게 한다.

② 침을 자주 삼키는 행동을 하게 한다.

③ 빨대로 차가운 오렌지주스를 마시게 한다.

④ 목에 얼음주머니를 적용한다.

TIP ④ 안위를 도모하기 위해 얼음주머니를 적용한다.
③ 빨대 사용은 금지되며 오렌지주스의 섭취도 피한다.

21 다음과 같은 기능을 하는 눈의 기관은?

• 멜라닌 세포가 많이 분포되어 있다. • 망막에 영양을 공급한다.

① 각막

② 공막

③ 결막

④ 맥락막

TIP ① 각막은 안구를 보호하는 역할을 한다.
② 공막은 안구의 흰자위 부분에 해당하며 맥락막을 통해 영양을 공급받는다.
③ 결막은 눈꺼풀의 안쪽과 안구의 흰자위를 덮고 있는 투명한 점막이다.

Answer. 17.① 18.① 19.① 20.④ 21.④

성인간호학 ●●○

22 하지직거상 검사로 진단할 수 있는 질환은?

① 구획증후군

② 다발성경화증

③ 근육긴장이상

④ 추간판탈출증

> **TIP** ④ 하지직거상 검사(SLR test)는 추간판탈출증을 판단하기 위한 검사방법이다.
>
> ※ 하지직거상 검사
>
>   무릎을 편 상태에서 하지를 들어 올려서 통증의 여부를 확인하는 검사이다. 추간판탈출증 환자는 60° 이상 하지를 들어올리지 못한다.

성인간호학 ●○○

23 여러 장기에 증상이 나타나지만 특징적으로 양쪽 볼에 나비형 발진이 나타나는 자가면역성 질환은?

① 크룹

② 가와사키 병

③ 장미진

④ 전신홍반루푸스

> **TIP** ① 크룹(Croup)은 후두, 기관, 기관지에 바이러스에 의한 염증이 발생하는 질환이다.
> ② 가와사키 병은 영유아에게 발생하는 급성 열성 발진증으로 발열이 특징적이다.
> ③ 돌발진(exanthem subitum)을 의미하며 제6형이나 제7형 인헤르페스 바이러스에 감염되어 장미빛의 반점과 같은 형태의 피부발진이 발생하는 질환이다.

성인간호학 ●●○

24 Guillain-Barre Syndrome으로 소실되는 것은?

① 의식

② 지남력

③ 동공반사

④ 심부건 반사

> **TIP** 길렝-바레 증후군(Guillain-Barre Syndrome)은 말초신경과 뇌신경에 나타나는 염증성 질환이다. 대표적으로 안면근마비, 무반사, 운동실조증이 나타난다.

25 간경화 환자에게 위와 식도의 연결부위에서 측부 순환이 나타나면 발생할 수 있는 증상은?

① 저칼슘혈증

② 고알부민혈증

③ 식도정맥류 출혈

④ 글로불린 저하

> **TIP** 🖉 간경화의 합병증인 문맥성 고혈압으로 인해서 위와 식도 부위에서 측부순환이 발생한 경우 식도정맥류 출혈이 발생할 수 있다.

26 부교감신경이 자극되면서 나타나는 배변·배뇨 영향으로 옳은 것은?

① 외항문 괄약근 수축

② 내항문 괄약근 이완

③ 장 운동 억제

④ 방광 이완

> **TIP** 🖉 ① 수의적으로 조절하는 것이다.
> ③④ 교감신경 작용에 해당한다.

27 삼환계 항우울제에 해당하는 것은?

① Fluoxetine

② Moclobemide

③ Desvenlafaxine

④ Amitriptyline

> **TIP** 🖉 ④ 아미트리프틸린(Amitriptyline)의 경우 삼환계 항우울제에 해당한다. 이외에도 알프라졸람, 클로르디아제폭사이드, 클로라제페이트, 다이아제팜, 로라제팜, 클로나제팜 등이 있다.
> ① 플루옥세틴(fluoxetine)의 경우 선택적 세로토닌 재흡수 억제제에 해당한다.
> ② 모클로베미드(moclobemide)의 경우 MAO 저해제에 해당한다.
> ③ 데스벤라팍신(Desvenlafaxine)의 경우 세로토닌 노르에피네프린 재흡수 억제제에 해당한다.

Answer.	22.④ 23.④ 24.④ 25.③ 26.② 27.④

성인간호학 ●●○

28 항이뇨호르몬분비이상증후군에서 시행해야 하는 간호중재는?

① 저나트륨혈증을 관리한다.

② 수분의 섭취를 늘린다.

③ 고단백·고탄수화물 식이를 제공한다.

④ 체온변화를 관찰한다.

> **TIP** 항이뇨호르몬분비이상증후군은 항이뇨호르몬(ADH)가 과잉으로 분비되면서 혈액의 삼투압이 저하되고 저나트륨혈증
> 이 발생하므로 수분의 섭취를 제한하면서 저나트륨혈증을 교정한다.

기본간호학 ●●○

29 다음에서 설명하고 있는 인공호흡기의 조절 방식에 해당하는 것은?

> • 환자가 하는 자발호흡 노력을 인공호흡기가 보조한다.
> • 주기적으로 기계환기를 하는 자가호흡과 기계호흡이 합쳐진 형태이다.

① PEEP   ② CMV

③ SIMV   ④ CPAP

> **TIP** ③ 동시성 간헐적 강제환기이다.
> ① 호기말 양압 호흡이다. 자가 호흡을 하는 대상자의 호기말에 양압을 적용한다.
> ② 강제 조절 환기이다. 환자의 자발호흡 노력에 관계없이 인공호흡기가 자동으로 환자의 호흡을 통제하는 것이다.
> ④ 지속기도양압모드로 호흡주기동안 양압을 적용하는 것으로 호흡의 시작과 끝은 자발호흡을 한다.

성인간호학 ●●○

30 투베르쿨린 반응검사에 대한 설명으로 옳지 않은 것은?

① 경결이 10mm 이상인 경우 활동성 결핵에 확진된다.

② 전방 내측에 피내주사로 투약한다.

③ PPD 0.1ml를 주입한다.

④ 주사를 하고 48~72시간 이후에 판독한다.

> **TIP** 활동성 결핵에 감염된 경우 투베르쿨린 반응검사에서 양성이 나오지만, 잠복결핵이거나 예방접종을 했을 때에도 양
> 성이 나올 수 있다. 그러므로 활동성 결핵을 확진할 수 없다.

31 장관 영양에 대한 설명으로 옳지 않은 것은?

① 위의 잔여량이 300mL인 경우 의사에게 보고한다.

② 흡인한 액체의 산도가 pH 1인 경우 위액이다.

③ 튜브 길이는 코에서 귓불까지의 길이를 측정한다.

④ 비위관을 삽입할 때 좌위를 취하게 한다.

> **TIP** ③ 튜브의 길이는 코에서 귓불을 지나서 검상돌기까지 측정한다.
> ① 잔여량이 100mL 이상인 경우에는 위관영양을 중단하고 의사에게 보고를 한다.

32 철결핍성 빈혈환자에게 철분을 투여할 때 비타민 C를 함께 섭취하는 이유는?

① 변비 예방

② 위 점막 보호

③ 치아 변색을 예방

④ 철분의 흡수율 증가에 도움

> **TIP** 비타민 C를 함께 섭취하면 철분의 흡수가 더욱 원활하게 되도록 한다.

33 급성 게실염 환자에게 적용하는 간호중재는?

① 고섬유소 식이를 제공한다.

② L-tube를 삽입한다.

③ 걷기 운동을 격려한다.

④ 따뜻한 물로 좌욕을 한다.

> **TIP** ① 게실중인 경우에는 고섬유성 식이를 제공하지만 급성 게실염이 진행된 경우에는 고섬유소 식이는 제한한다.
> ③④ 활동을 하지 않고 최대한 안정을 취한다.

Answer.	28.① 29.③ 30.① 31.③ 32.④ 33.②

성인간호학 ●●●

34 손가락 마디에 헤베르덴 결절이 있는 환자에게 나타날 수 있는 증상은?

① 증상이 비대칭적으로 나타난다.

② 아침에 강직이 1시간 이상 발생한다.

③ 쇼그렌 증후군이 나타난다.

④ ESR이 증가한다.

> **TIP** ① 헤베르덴 결절이 나타나는 것은 퇴행성 관절염의 대표적인 증상 중에 하나이다. 퇴행성 관절염은 증상이 비대칭
> 적으로 발생한다.
> ②③④ 류마티스 관절염의 특징이다.

성인간호학 ●●○

35 기억상실, 운동실조 등과 같은 기억장애가 있는 만성 알코올 중독자의 혈액검사 결과 결핍된 영양소로 적절하지 않은 것은?

① 비타민 B1

② 리보플라빈

③ 니아신

④ 비타민 D

> **TIP** ①②③ 티아민(비티민 B1), 니아신, 리보플라빈이 결핍되어 알코올 유도성 지속기억 장애가 나타난다.

성인간호학 ●○○

36 통풍환자의 식이요법으로 적절하지 않은 음식은?

① 우유

② 계란

③ 멸치

④ 치즈

> **TIP** ③ 멸치는 고퓨린 식품에 해당한다.
> ①②④ 통풍환자는 저퓨린 식품을 섭취해야 한다. 우유, 치즈, 계란 등은 저퓨린 식품에 해당한다.

37 다음 증상에 따라 간호중재를 바르게 연결된 것은?

① 호흡성 알칼리증 : 이뇨제 투여

② 대사성 알칼리증 : 수분 제한

③ 대사성 산증 : Bicarbonate 투여

④ 호흡성 산증 : 마약성 진통제 사용

> **TIP** ③ 대사성 산증에는 Bicarbonate(중탄산 이온)을 투여한다.
> ① 호흡성 알칼리증에서는 산소화를 증진한다.
> ② 대사성 알칼리증에는 적절하게 수분 섭취를 해야 한다.
> ④ 호흡성 산증에서 마약성 진통제 사용은 금지된다.

성인간호학 ●●○

38 심근경색이 발생하고 가장 먼저 상승하는 심근효소에 해당하는 것은?

① 트로포닌   ② CK-MB

③ LDH   ④ 미오글로빈

> **TIP** 미오글로빈이 심근경색이 발생하면 1~2시간 이후에 가장 먼저 상승하고 3~15시간에 최고치가 된다. 트로포닌과 CK-MB의 경우 심근경색이 발생하고 3~12시간 후에 상승이 되고 24시간이 지나서 최고치에 이른다.

병태생리학 ●●●

39 손상된 DNA을 수선하거나 세포의 이상증식을 억제하면서 세포에 돌연변이가 나타나지 않도록 막아주는 암억제 단백질에 해당하는 것은?

① P53

② LSP1

③ Methionine

④ Cytochrome

> **TIP** ① 암억제 유전자로는 RB, P53, APC, VHL, P16, BRCA1, BRCA2가 있다.
> ② 백혈구 특이적 단백질1에 해당한다.
> ③ 필수 아미노산의 일종이다.
> ④ 헴단백질로 색소단백질에 해당한다.

Answer.	34.① 35.④ 36.③ 37.③ 38.④ 39.①

병태생리학 ●○○

40 급성 염증에 나타나면서 염증이 발생한 부위에 백혈구 유도인자가 단핵구와 호중구를 축적하는 것에 해당하는 것은?

① 변연화

② 식작용

③ 화학주성

④ 상피세포화

> TIP ✏ ① 염증 초기에 손상부위에 호중구와 단핵구가 부착되는 것이다.
> ② 백혈구가 손상부위에서 침입된 것을 파괴하는 것이다.
> ④ 손상부위 가장자리에 상피세포가 붙어서 상처를 덮는 것이다.

성인간호학 ●●○

41 다음 호중구가 감소하여 고위험에 해당하는 수치는?

① 3,000/mm^3 미만

② 2,000/mm^3 미만

③ 1,000/mm^3 미만

④ 500/mm^3 미만

> TIP ✏ 호중구 수치가 2,000/mm^3 미만이면 호중구감소증에 해당한다. 1,000/mm^3 미만이면 중등도 위험이고 500/mm^3 미만인 경우 고등도 위험에 해당한다.

성인간호학 ●●○

42 급성 백혈병 교육으로 적절하지 않은 것은?

① 신선한 채소와 생과일을 섭취한다.

② 아스피린이 함유된 약물을 금지한다.

③ 병실에 방문객을 제한한다.

④ 피하주사를 금지한다.

> TIP ✏ ① 감염을 예방하기 위해 채소나 생과일를 제외하고 저세균 식이를 해야 한다.
> ②④ 출혈을 예방하기 위한 것이다.

성인간호학 ●●○

43 식도이완불능 환자에게 해야 하는 간호중재가 아닌 것은?

① 비타민 B12 비경구 투여　　　　② 칼슘차단제 투여

③ 수분섭취 격려　　　　　　　　　④ 침상머리를 올리고 수면

　　TIP✐　② 식도 하부조임근을 이완하고 압력을 감소하기 위한 약물이다.
　　　　　③ 음식물이 잘 내려가게 하기 위함이다.
　　　　　④ 음식물이 역류되는 것을 막기 위한 것이다.

성인간호학 ●●●

44 신동맥조영술을 위해 조영제를 정맥주사를 한 환자가 호흡곤란과 두통 및 어지럼증을 호소한다. 가장 우선적으로 해야 하는 간호활동으로 적절한 것은?

① 에피네프린을 투여한다.

② 부교감신경 자극제를 투여한다.

③ 고장액 관장을 실시한다.

④ 탈감작요법을 시행한다.

　　TIP✐　① 조영제를 투여하여 알레르기 반응이 나타난 것이다. 우선적으로 에피네프린을 투여한다.
　　　　　② 교감신경자극제를 투여한다.
　　　　　③④ 우선적으로 시행해야 하는 간호활동은 아니다.

성인간호학 ●●○

45 후두염 간호중재로 적절한 것은?

① 하루에 포도주스나 오렌지 주스를 2L 이상 섭취한다.

② 저칼로리 식이를 한다.

③ 증상이 완화되면 항생제 복용을 중단한다.

④ 고단백 식이를 한다.

　　TIP✐　① 신맛이 나는 음식이나 음료는 섭취하지 않는다.
　　　　　② 고칼로리 식이를 한다.
　　　　　③ 증상이 완화되어도 처방을 받은 항생제는 복용한다.

Answer.	40.③　41.④　42.①　43.①　44.①　45.④

병태생리학 ●●○

46 다음 췌장의 기능에 대한 설명으로 옳은 것은?

① 췌장에서 분비되는 글루카곤은 혈당을 낮춘다.

② 췌장의 외분비선에서 소화액이 분비된다.

③ 췌장의 내분비선인 랑게르한스섬에서 ACTH를 분비한다.

④ 췌장에서 분비되는 호르몬만이 혈당을 조절한다.

> **TIP** ① 글루카곤은 혈당을 높인다.
> ③ 랑게르한스섬에서는 인슐린과 글루카곤을 분비한다.
> ④ 췌장 이외에도 당질코르티코이드, 갑상샘호르몬 등이 혈당에 관여한다.

성인간호학 ●○○

47 당뇨의 진단검사에서 최근 3개월 동안의 평균적인 혈당 상태를 나타내는 것은?

① 공복혈당

② 당화혈색소

③ 당화 알부민

④ 당화 단백질

> **TIP** ① 공복상태에 검사한 혈당이다.
> ②③ 2~3주 동안 혈당 조절 상태를 알 수 있다.

기본간호학 ●○○

48 MRSA 환자의 격리방침에 대해서 틀리게 설명한 것은?

① 청진기, 혈압계 등의 물품은 단독으로 사용한다.

② 비말 전파를 방지하기 위해 특수 마스크(N95)를 착용한다.

③ 병실 안에서 사용한 장갑을 벗고 손을 씻고 나온다.

④ 환자가 사용한 물품은 별도로 분리하여 수거한다.

> **TIP** ② MRSA는 접촉으로 전파가 된다.

49 위궤양 치료약물로 적절한 것은?

① Aspirin　　　　　　　　　　② Omeprazole

③ 제산제　　　　　　　　　　④ NSAIDs

TIP　② 위산분비를 억제하는 위장약에 해당한다.
　　①④ 아스피린과 NSAIDs는 위궤양 증상을 악화시킬 수 있으므로 피한다.
　　③ 위궤양은 제산제가 효과가 없다.

성인간호학 ●○○

50 혈흉이 나타난 환자의 증상은?

① 타진 시 과공명음

② 미열

③ 서맥

④ 호흡음 감소

TIP　④ 혈흉에서는 흉막강에 혈액이 차서 폐의 확장이 제한되면서 호흡음이 감소한다.
　　①②③ 혈흉의 주요 증상은 흉통, 호흡곤란, 타진 시 탁음이 나타난다.

여성간호학 ●●●

51 산모가 태반만출 후에 다량의 선홍색의 출혈이 나타나고 복부를 촉진하면 자궁이 물렁한 상태이다. 자궁 저부를 마사지하며 고여 있는 혈괴를 배출하고 모유수유를 권장하여 자궁수축을 증진하고 있다. 이 산모의 예상되는 질환은?

① 자궁이완

② 산도열상

③ 산후혈종

④ 자궁내막염

TIP　② 열상을 봉합하고 케겔운동을 권장한다.
　　③ 좌욕이나 건열요법을 시행한다.
　　④ 항균제 치료를 한다.

Answer.	46.② 47.② 48.② 49.② 50.④ 51.①

여성간호학 ●●○

52 태아의 심박동이 가변성 하강이 나타나는 원인은?

① 자궁-태반혈류의 방해

② 아두압박

③ 제대압박

④ 저산소증

> **TIP** ③ 제대 압박으로 혈류가 일시적으로 차단되면서 태아의 심박동수에서 급격한 하강과 회복이 나타난다.
> ① 후기 하강의 원인이다.
> ② 조기 하강의 원인이다.

여성간호학 ●○○

53 유선을 자극하여 유즙을 생산하는 이 호르몬이 분비할 때에는 배란이 되지 않는다. 유즙 분비에 관련된 이 호르몬으로 적절한 것은?

① 프로락틴

② hCG

③ 프로게스테론

④ 옥시토신

> **TIP** 프로락틴은 뇌하수체 전엽에서 분비되는 호르몬으로 유즙 분비를 자극하는 호르몬으로 유즙을 생산한다. 임신한 여성이 임신하지 않은 여성보다 많은 양의 프로락틴이 분비된다.

여성간호학 ●●○

54 임신 3개월경에 태아의 주요 발달은?

① 피하 지방이 축적된다.

② 방광에서 소변이 생성된다.

③ 양수로 소변이 배출된다.

④ 땀샘이 형성된다.

> **TIP** ② 임신 3개월경에 신장이 생성되면서 방광에서 소변이 형성되지만 양수에서는 소변이 검출되지 않는다.
> ① 임신 8개월경에 해당한다.
> ③ 임신 4개월경에 해당한다.
> ④ 임신 6개월경에 해당한다.

55 임신을 원하는 32세 여성의 배란시기를 알 수 있는 검사방법으로 가장 적절한 것은?

① 질세포진검사

② 자궁경관점액검사

③ 질확대경 검사

④ 자궁난관조영술

> **TIP** ② 배란 직전에 증가하는 자궁경관의 점액량을 검사하는 것이다.
> ①③ 일반적으로 자궁경부암 검사에 해당한다.
> ④ 자궁과 난관의 모양을 검사하는 것이다.

56 임부에게 하는 교육으로 적절하지 않은 것은?

① "입덧이 있다면 공복이나 과식은 피하세요."

② "백대하가 발생했다면 질 세척이 필요합니다."

③ "변비가 발생해도 처방이 없다면 관장은 하면 안돼요."

④ "하지에 통증이 있다면 근육마사지를 하고 몸을 따뜻하게 해주세요."

> **TIP** ② 백대하는 임신 중에 자연스러운 현상이다. 질 세척으로 감염 위험이 증가할 수 있다.

57 임신 기간 중에 위험 증상에 해당하는 것은?

① 정맥류

② 골반 중압감

③ 불면증

④ 복시

> **TIP** ④ 시력장애가 나타나는 경우 고혈압이나 자간전증의 위험 증상이다.
> ①②③ 임신 기간 중에 나타나는 자연스러운 현상이다.

Answer.	52.③ 53.① 54.② 55.② 56.② 57.④

여성간호학 ●●●

58 4명의 자녀를 낳은 43세 여성이 질에서 무언가가 나오는 느낌과 압박감을 느껴 내원했다. 여성은 누워있을 때에는 괜찮지만 오후 시간에 증상이 악화된다고 말한다. 확인해보니 자궁이 질 입구로 내려온 상태이다. 이 여성의 치료방법으로 적절한 것은?

① 복강경검사

② 페세리 요법

③ 고용량의 프로게스테린 투여

④ Mycostatin 투여

> **TIP** 자궁탈출증 증상에 해당한다. 다산을 한 나이가 많은 여성에게서 주로 호발한다. 페세리를 질 안에 넣어서 자궁이 탈출하지 않도록 지지하는 것이 페세리 요법으로 비수술적 치료에 해당한다. 수술적인 방법으로는 질식 자궁절제술이 있다.

여성간호학 ●○○

59 다음에서 태아의 신체 발달 과정 순서로 옳은 것은?

> ㉠ 외생식기
> ㉡ 팔 · 다리 · 눈
> ㉢ 심장
> ㉣ 귀
> ㉤ 입

① ㉠ → ㉢ → ㉡ → ㉣ → ㉤

② ㉡ → ㉣ → ㉢ → ㉤ → ㉠

③ ㉢ → ㉣ → ㉡ → ㉤ → ㉠

④ ㉢ → ㉡ → ㉣ → ㉠ → ㉤

> **TIP** 태아는 '㉢ 심장 → ㉣ 귀 → ㉡ 팔 · 다리 · 눈 → ㉤ 입 → ㉠ 외생식기' 순서로 발달한다.

여성간호학 ●●○

60 산모에게 Nitrazine test를 시행하니 검사지가 파란색이 되고 pH 7에 해당한다. 산모에게 의심되는 질환은?

① 인유두종 바이러스 감염

② 양수과다증

③ 임신당뇨

④ 조기양막파열

> **TIP** Nitrazine test가 파란색이 나오고 pH 6.5~7.5인 경우에는 분만 시작 전에 양막이 파열되어 양수가 새고 있는 것이다. 정상인 경우 색은 노란색에 pH 4.5~6.0이 된다.

여성간호학 ●●●

61 임신 15주가 된 산모가 구토가 심해서 음식 섭취를 못해서 탈수가 나타나고 영양결핍이 발생하면서 체중이 감소하고 있다. 임부에게 해야 하는 간호중재가 아닌 것은?

① 산소호흡기를 적용한다.

② 크래커와 같은 건조한 탄수화물을 제공한다.

③ 구토가 심할 경우 promethazine를 사용한다.

④ 수액을 정맥으로 주입한다.

> **TIP** 입덧이 심한 임신 오조에 해당한다. 수분을 보충하고, 체중감소를 예방하기 위해 promethazine 진토제를 사용하여 음식을 섭취하여 영양을 보충한다.

정신간호학 ●●○

62 38세 환자는 텔레비전 속에서 나오는 사람들이 자신을 욕하고 있고 그 사람들이 자기를 죽이려는 계획을 세우기 위해서 자신을 염탐하고 있다고 말한다. 이 환자가 해당하는 장애는?

① 피해망상

② 연상의 이완

③ 이인증

④ 상동증

> **TIP** ① 다른 사람이 자신에게 피해를 주고 있다고 망상을 하는 것이다.
> ② 전혀 관련 없는 주제로 생각이 이동하는 것이다.
> ③ 자신이 아닌 남처럼 느껴지는 증상이다.
> ④ 반복적으로 행동을 하는 것이다.

Answer.	58.② 59.③ 60.④ 61.① 62.①

63 어머니와 함께 거주하고 있는 43세 여성은 물건을 사려할 때 항상 부모님께 허락을 받고 구매해야 불안하지 않다. 자신을 적극적으로 도와주지 않는 사람과는 친하게 지내려고 하지 않으며 모든 문제를 결정내려주는 친구를 좋아하는 이 여성의 성격장애는?

① 편집성 성격장애
② 경계성 성격장애
③ 의존성 성격장애
④ 자기애적 성격장애

TIP ③ 타인에게 지나치게 의존하고 순종적으로 행동하는 성격장애에 해당한다.
① 타인을 믿지 않고 의심하는 성격장애에 해당한다.
② 버림받는 것을 두려워하며 혼자 있는 것을 두려워 하는 성격장애에 해당한다.
④ 자신을 과대평가하여 타인의 관심과 칭찬을 갈구하는 성격장애에 해당한다.

64 광장공포증의 진단기준이 아닌 것은?

① 사람이 많은 곳에서 줄을 서있을 때 공포와 두려움을 느낀다.
② 주차장 같은 개방공간이나 극장과 같은 폐쇄적인 공간에서 공포와 불안감을 느낀다.
③ 공포와 두려움을 겪은 기간이 6개월 이상 지속된다.
④ 집에서 혼자 있을 때 공포와 불안을 느낀다.

TIP ④ 집이 아닌 공간에 혼자 있을 때 공포와 불안을 느낀다.

65 조현병 환자에게 적절한 간호중재는?

① 불쾌감이 생기지 않게 최대한 친절하게 대한다.
② 전문적인 용어를 사용하여 자세하게 설명한다.
③ 환각에 대해 묻는다면 경험하고 있지 않다고 말한다.
④ 이야기를 할 때 속삭이면서 조근조근 말한다.

TIP ① 친절한 행동은 자기중심적으로 오해를 할 수 있으므로 지나친 친절은 자제한다.
② 전문적인 용어보다 이해하기 쉽고 단순한 언어를 사용한다.
④ 작은 목소리로 말하지 않는다.

66 32살 환자는 심계항진, 발한, 가슴 답답함, 이인증 증상이 반복적으로 나타나고 있다. 환자는 증상이 또 나타날까봐 지나치게 염려하며 강한 공포와 불안을 겪고 있다. 이 환자가 해당하는 장애는?

① 공황장애

② 강박장애

③ 신체변형장애

④ 사회불안장애

> **TIP** ② 강박적으로 무언가에 집착을 하는 것이다.
> ③ 자신의 외모가 타인보다 문제가 있다는 것을 과하게 생각하는 것이다.
> ④ 타인이 자신을 주목하는 상황을 불안해하는 것이다.

67 중추신경을 억제하여 진정효과를 나타내는 마약이다. 동공이 축소되고 오한, 졸림, 도취감 등이 나타나는 마약에 해당하는 것은?

① 암페타민   ② 모르핀

③ 엑스터시   ④ 코카인

> **TIP** ①③④ 중추신경을 흥분시키는 효과가 있다.

68 75세 환자는 섬망증상으로 내원했다. 환자는 오전에는 증상이 심해졌다가 오후에는 증상이 완화되는 변동성이 있으며 의식이 혼미하여 주의 집중을 하는 것을 어려워한다. 이 환자에게 해야 하는 간호중재는?

① barbiturate를 투여한다.

② 수분을 다량으로 섭취하게 한다.

③ 낙상예방을 위해 억제대를 적용한다.

④ 새로운 장소에서 활동을 격려한다.

> **TIP** ② 갈증을 쉽게 느끼지 않기 때문에 수분 섭취를 격려한다.
> ① barbiturate 항경련제를 투여하면 인지기능 장애가 가중되어 발생할 수 있다.
> ③ 두려움을 느낄 수 있으므로 신체를 억제하지 않는다.
> ④ 익숙한 장소에 있는 것이 좋고 주변에 익숙한 물건을 둔다.

Answer.	63.③ 64.④ 65.③ 66.① 67.② 68.②

69 수면장애 환자에게 적용하는 수면위생으로 적절하지 않은 것은?

① 주말에도 평일처럼 규칙적으로 기상한다.

② 소음이 차단된 수면공간을 조성한다.

③ 적당한 운동량을 유지한다.

④ 시계를 근처에 두어 잠이 드는 시간을 확인한다.

> **TIP** ④ 시계를 근처에 두면 불안이 늘어나고 오히려 잠을 못잘 수 있으므로 시계는 수면공간에서 확인할 수 없도록 숨겨 둔다.

70 ADHD 아동을 지도하는 방법을 부모에게 하는 교육내용으로 적절한 것은?

① "에너지를 배출할 수 있도록 아이에게 맞는 운동을 제공해주세요."

② "자제력을 기를 수 있도록 다양한 사람을 만날 수 있는 사람이 많은 장소에 데려가 주세요."

③ "아이가 잠에 바로 잠들 수 있도록 최대한 많은 활동을 해서 몸을 피곤하게 만들어 주세요."

④ "발전가능성을 높게 잡으시고 아이에게 기대감을 품고 표현해주세요."

> **TIP** ② 주변 환경에 의해서 아동이 더욱 흥분할 수 있으므로 사람이 많은 장소는 피한다.
> ③ 너무 몸을 피곤하게 하지 않는다.
> ④ 지나친 기대보다는 실현가능한 목표를 설정한다.

71 Clozapine을 투여 후에 38℃ 이상의 발열, 인후통, 감염증상 등이 나타나는 경우 우선적으로 적용해야 하는 간호중재는?

① 혈액검사를 진행한다.

② 모든 약물 투여를 중지한다.

③ 전기경련요법을 시행한다.

④ 베타차단제를 투여한다.

> **TIP** Clozapine은 비정형 항정신병제이다. 주로 망상, 환청 등의 증상이 있는 조현병 환자에게 사용한다. 약의 부작용으로는 변비, 침 흘림, 빈맥, 무과립구증, 발열 등이 있다. 발열이 나타나는 경우 무과립구증일 수 있으므로 혈액검사를 우선적으로 한다.

72 다음 리튬에 대한 설명으로 옳지 않은 것은?

① 혈중 농도에서 1.7mEq/L인 경우 정상 수치에 해당한다.

② 투약 전에 신장 기능검사를 진행한다.

③ 투약할 때 염분이 많은 음식과 수분섭취를 늘려야 한다.

④ 양극성 기분장애 치료에 사용한다.

TIP ① 리튬의 혈중 정상농도는 0.8~1.4mEq/L이다.
②③ 리튬 중독 예방을 위한 것이다. 수분과 염분의 소실이 늘어나면 중독의 위험성이 증가하므로 염분, 수분 섭취를 늘려야 한다.
④ 조증, 우울증 예방에 도움을 주고, 양극성 기분장애 치료에 적합한 약물이다.

73 신사구체가 손상되어 신장 기능에 문제가 발생한 신증후군 아동에게 나타날 수 있는 대표적인 4대 증상이 아닌 것은?

① 단백뇨

② 고지혈증

③ 부종

④ 고알부민혈증

TIP 신증후군이 발생한 아동은 단백뇨, 고지혈증, 부종, 저알부민혈증, 체중 증가가 나타난다.

74 호흡곤란증후군이 발생한 미숙아에게 나타날 수 있는 것으로 가장 적절한 증상은?

① 호흡성 산증

② 대사성 알칼리증

③ 저칼슘혈증

④ 소양증

TIP 계면활성제의 부족으로 폐가 미성숙하여 호흡곤란증후군이 발생한 미숙아는 호흡성 산증, 대사성 산증, 청색증 등의 증상이 나타난다.

Answer.   69.④   70.①   71.①   72.①   73.④   74.①

아동간호학 ●●○

75 연쇄상구균에 감염되어 급성 인두염이 발생한 아동에게 발생할 수 있는 합병증으로 적절하지 않은 것은?

① 급성 사구체신염

② 자반병

③ 류마티스열

④ 중이염

TIP 대부분 2주가 지나면 회복되지만 급성 사구체신염, 중이염, 폐렴, 류마티스열 등이 발생할 수 있다.

아동간호학 ●○○

76 천식아동의 부모에게 해야 하는 교육으로 적절하지 않은 것은?

① "네뷸라이저를 사용하기 전에만 구강을 헹궈주세요."

② "집에서는 습도를 50% 이하로 유지해주세요."

③ "수영이나 배드민턴과 같은 운동을 하면 좋습니다."

④ "천식을 나타나게 하는 알레르기원에 최대한 피해서 발작을 예방해주세요."

TIP ① 네뷸라이저를 사용하고 난 이후에 구강을 헹궈서 구강에 감염 위험을 줄여준다.

아동간호학 ●○○

77 아동의 급성 류마티스열의 주 증상이 아닌 것은?

① 심염

② 변연성 홍반

③ 기면

④ 무도증

TIP 급성 류마티스열이 발병한 아동에게서는 심염, 변연성 홍반, 무도증, 피하결절, 다발성 관절염 등이 주된 증상으로 나타난다.

78 X염색체 유전자의 돌연변이로 발생하는 질환으로 혈액에 응고인자가 부족하여 응고시간이 길어지는 지혈 장애의 질환에 대한 설명으로 옳지 않은 것은?

① 근육주사를 사용한다.

② 혈변이 나타난다.

③ 발목에 혈관절증이 나타난다.

④ 아스피린 투약을 피한다.

TIP 혈우병에 대한 설명으로 응고인자가 부족하여 발생하는 출혈성 질환이다. X염색체에 유전자의 열성유전으로 나타난다. 관절내 출혈로 관절부위에서 혈관절증이 나타나고, 내출혈로 혈변이 나타나는 등 심부조직의 출혈이 나타난다. 출혈경향이 높기 때문에 혈액 응고를 억제하는 아스피린을 투약하는 것은 피해야 한다.

79 손가락과 발가락에 부종이 나타나고 결막이 충혈되어 3세 아동이 내원하였다. 혓바닥은 딸기모양으로 올라오며 수포가 없는 발진이 몸통에서 나타나고 있다. 이 아동의 질환으로 예상되는 것은?

① 자반증

② 가와사키 병

③ 열성경련

④ 콰시오커

TIP ① 피하출혈로 인해서 피부가 붉게 변색이 된 상태로 몸에 다양한 크기에 자반이 발생한다.
③ 열과 함께 경련이 발생하는 것이다.
④ 단백질 섭취량이 부족한 상태 발생하는 영양불량으로 빈혈, 부종, 복수가 나타난다.

80 제1형 당뇨 가진 아동이 고혈당과 케톤뇨가 나타나는 경우 해야 하는 간호교육으로 적절한 것은?

① "운동을 할 때는 꽉 끼는 신발을 신으세요."

② "주사는 복부에 한 부위에 집중적으로 투약하세요."

③ "경구용 혈당저하제를 꾸준히 복용해야 합니다."

④ "격렬한 신체 운동은 하지 마세요."

TIP ④ 혈당 조절이 잘 되지 않는 아동에게 격렬한 운동으로 저혈당이 발생할 수 있기 때문에 제한된다.

Answer.	75.② 76.① 77.③ 78.① 79.② 80.④

81 구진성 수포가 나타나고 있는 아토피가 있는 영아의 소양증을 완화하기 위해서 해야 하는 간호중재로 적절한 것은?

① 손톱을 짧게 잘라준다.

② 거품목욕을 자주 하게 한다.

③ 뜨거운 물로 소양증이 있는 부위를 닦아준다.

④ 넉넉한 크기의 양모의류를 착용시킨다.

> **TIP** ① 손톱이 길면 소양증으로 긁으면서 이차 감염이 발생할 수 있으므로 짧게 잘라준다.
> ② 거품목욕이나 비누목욕은 피한다.
> ③ 뜨거운 물은 소양증이 더 심해질 수 있으므로 미지근한 물을 사용한다.
> ④ 털이 있는 의류는 소양증을 증가시킬 수 있으므로 피한다.

82 홍역의 특징이 아닌 것은?

① 잠복기간은 10~12일이다.

② 광선과민증이 나타날 수 있다.

③ 회복기에 홍반성 구진 형태의 발진이 나타난다.

④ 전구기에 코플릭 반점이 나타난다.

> **TIP** ③ 홍역의 발진기에는 귀두, 목의 외상부, 이마의 머리선 및 뺨의 뒤쪽에서 먼저 나고 이후에 얼굴, 목, 팔, 몸통 위쪽, 대퇴부, 발까지 발진이 나타난다. 회복기에는 발진이 소실된다.

83 신생아에게 나타나는 비정상 피부양상은?

① 말단청색증

② 할리퀸 증상

③ 중독성 홍반

④ 포트와인 반점

> **TIP** ④ 포트와인 반점은 모세혈관의 기형으로 호전되지 않고 지속된다.

84 5살 아동이 갑작스럽게 심한 복통이 발생하다가 나아지고 다시 복통이 발생하는 것이 반복적으로 나타나고 있다. 맑은 색의 구토가 동반되고 대변에서는 피가 섞이며 점액성이다. 이 아동의 질환으로 가장 적절한 것은?

① 유분증

② 장 중첩증

③ 담낭염

④ 유문협착증

> **TIP** ① 생후 2년이 지난 유아가 신체에 이상이 없지만 대변을 잘 가리지 못하는 질환이다.
> ③ 담석에 의해서 발생하며 담도산통이 점차 심하게 나타난다.
> ④ 위의 유문부 내강이 좁아지면서 음식물이 잘 통과하지 못하는 병으로 구토, 위확장, 위강직 등이 나타난다. 주로 노인에게 흔하게 나타난다.

85 간호사의 주요 역할이 아닌 것은?

① 교육자　　　　　　　　　　② 대변자

③ 변화촉진자　　　　　　　　④ 진료자

> **TIP** 간호사는 관리자, 교육자, 대변자, 옹호자, 일차의료제공자, 상담자, 변화촉진자, 조정자, 협력자, 정보수집자, 의뢰자, 연구자, 직접간호제공자 등이 있다.

86 사전동의가 해당하는 윤리원칙은?

① 자율성 존중의 원칙　　　　② 악행금지의 원칙

③ 선행의 원칙　　　　　　　④ 정의의 원칙

> **TIP** ② 남에게 악행을 하면 안된다는 원칙이다.
> ③ 남에게 선을 행해야 한다는 원칙이다.
> ④ 배분하고 격리하는 것에 책임이 있다는 원칙이다.

Answer.	81.① 82.③ 83.④ 84.② 85.④ 86.①

간호윤리 ●○○

87 한국간호사의 윤리강령에서 대상자에 대한 윤리에 해당하지 않는 것은?

① 평등한 간호제공   ② 비밀 유지

③ 간호사의 자기개발   ④ 개별요구 존중

> **TIP** ③ 전문직으로서의 윤리에 해당한다.

간호윤리 ●●○

88 간호사의 법적 의무에서 주의의 의무에 해당하는 것은?

① 투약하는 약물에 대해서 설명한다.

② 직무상 알게 된 환자에 대한 정보를 비밀로 유지한다.

③ 실수를 하지 않도록 간호에 집중한다.

④ 의사의 잘못된 처방이 의심된다면 다시 확인한다.

> **TIP** ① 설명 및 동의의 의무
> ② 비밀유지의 의무
> ④ 확인의 의무

간호윤리 ●○○

89 환자의 권리에 해당하지 않는 것은?

① 자신의 병의 진전을 알 권리   ② 의료진을 존중할 권리

③ 비밀을 보호받을 권리   ④ 상담을 신청할 권리

> **TIP** ② 자신의 이익을 위해서 법률적으로 주장할 수 있는 것이 권리이다. 의료진을 존중하는 것은 환자의 의무에 해당한다.

간호윤리 ●○○

90 다음 중 윤리규칙에 해당하는 것은?

① 정직   ② 선의의 간섭주의

③ 악행금지   ④ 처벌적 정의

> **TIP** 정직, 신의, 성실은 윤리규칙이고, ②③④ 윤리원칙에 해당한다.

91 1932년 일왕의 생일에 상하이 훙커우공원에서 폭탄을 던진 한인애국단의 인물은?

① 윤봉길　　　　　　　　　　　② 안창호

③ 안중근　　　　　　　　　　　④ 신채호

TIP✏ 윤봉길 의사는 일제강점기에 훙커우공원에서 투탄의거를 한 독립운동가이다.

92 1920년 6월 중국 지린성 봉오동에서 대한독립군, 군무도독부군, 국민회국이 연합하여 일본군에게 승리한 전투에 참여한 독립군이 아닌 자는?

① 장준하　　　　　　　　　　　② 홍범도

③ 최진동　　　　　　　　　　　④ 안무

TIP✏ 광복군 출신 언론인 겸 정치가이다. 1953년 사상계를 재창간하여 반독재 투쟁을 하였다.

93 다음 중 가장 마지막에 발생한 것은?

① 내각책임제 운영　　　　　　　② 남북정상회담 개최

③ 금융실명제 실시　　　　　　　④ 베트남 파병 결정

TIP✏ ② 김대중 정부, ① 이승만 정부, ③ 김영삼 정부, ④ 박정희 정부

94 독립협회과 열강의 이권 침탈에 저항하여 주도한 이권수호운동이 아닌 것은?

① 프랑스의 광산채굴권 요구 저지　　② 일본의 황무지개간권 요구 분쇄

③ 러시아의 절영도조차　　　　　　　④ 한 · 러은행의 폐쇄

TIP✏ ② 보안회에서 전개한 활동에 해당한다.

Answer.	87.③	88.③	89.②	90.①	91.①	92.①	93.②	94.②

95 다음에서 설명하고 있는 것은?

> 이승만 독재정권타도와 3·15부정선거를 규탄하는 민주주의 혁명이다.

① 4·19혁명   ② 6월 민주항쟁

③ 부마민주항쟁   ④ 5·18 민주화운동

TIP ② 1987년 6월 박종철 고문살인 은폐조작을 규탄하기 위한 항쟁으로 반독재 민주화를 위한 운동이다.
③ 1979년 10월 유신 독재를 타도하기 위해서 부산과 마산지역에서 일어난 민주화 운동이다.
④ 1980년에 신군부의 집권을 규탄하고 민주주의 실현을 위해 광주와 전남에서 일어난 민주화 운동이다.

96 다음에서 설명하는 활동을 한 단체는?

> • 경제에서 대구로 향하던 일제의 수송 차량을 습격하여 빼앗은 자금으로 무기를 구입
> • 지방의 부호들의 재산을 조사하고 그 재산에 비례하여 독립운동자금을 납부하도록 배당
> • 독립운동에 비협조적인 자, 자금제공을 거부하는 자, 친일파를 처단하여 광복의지를 알림
> • 전 관찰사 장승원, 도고 면장 박용하 사살 사건을 지휘

① 조선국권회복단   ② 의열단

③ 국민군단   ④ 대한광복회

TIP ① 1915년 1월 15일 독립군을 지원하기 위해서 결성한 항일 비밀결사단체이다.
② 1919년 만주에서 김원봉의 주도로 결성된 항일무장 독립운동단체이다.
③ 1914년 6월 하와이 오하우 섬에서 박용만 주도하에 창설된 항일군사단체이다.

97 대한민국 임시정부의 활동으로 옳은 것은?

① 대통령은 이승만, 부통령은 이시영이 선출되었다.

② 자유시 참변을 겪고 러시아 적군에 무장해제를 당했다.

③ 좌우합작위원회를 구성하고 좌우합작 7원칙을 발표하였다.

④ 미군전략정보군의 지원하에 국내 진공작전을 준비하였다.

TIP ① 대한민국 정부 수립에 대한 설명이다.
③ 대한독립군단(1921)에 대한 설명이다.
④ 좌우합작위원회(1946)에 대한 설명이다.

한국사 ●●○

98 다음에서 설명하는 조직은?

> • 1927년 2월 좌파와 사회주의자가 연합하여 창립
> • 광주학생항일운동에 진상조사단을 파견
> • 이상재, 안재홍 등이 중심

① 신민회　　　　　　　　　　② 독립협회

③ 신간회　　　　　　　　　　④ 보안회

TIP ① 1907년 결성된 항일 비밀결사대이다.
② 1896년 한국의 자주독립과 개혁을 위해 설립된 단체이다.
④ 1904년 7월 일본의 황무지개간권에 대항하기 위해서 조직된 항일단체이다.

한국사 ●●●

99 박정희 정부에 베트남 파병에 대한 설명으로 옳은 것을 모두 고른 것은?

> ⊙ 발췌개헌안 통과에 영향을 주었다.
> ⓒ 브라운 각서를 체결하는 이유가 되었다.
> ⓒ 1960년대 경제개발계획의 추진에 기여하였다.
> ⓔ 한·미 상호방위원조협정을 체결하는 계기가 되었다.

① ⊙ⓒ　　　　　　　　　　② ⊙ⓒ

③ ⓒⓒ　　　　　　　　　　④ ⓒⓔ

TIP ⊙ 이승만 정권 당시에 이루어진 대통령 직선제 개선안이다.
ⓔ 1950년대에 체결되었다.

한국사 ●●○

100 흥선대원군의 개혁정치가 아닌 것은?

① 대전회통 편찬　　　　　　　② 호포법 시행

③ 사창제 실시　　　　　　　　④ 비변사 기능 강화

TIP ④ 흥선대원군은 왕권 강화를 위해서 비변사를 폐지하였고, 의정부와 삼군부의 기능을 회복시켰다.

Answer.	95.① 96.④ 97.② 98.③ 99.③ 100.④

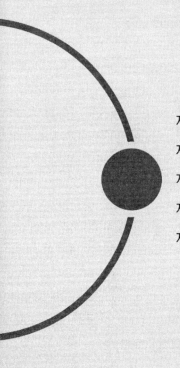

기출유형
모의고사

제 01 회 | 기출유형 모의고사

1 5% 포도당 1,000mL수액을 정맥으로 5시간 동안 주입하려고 한다. 주입 set가 1mL당 20방울로 주입할 경우 1분간 방울 수는?

① 35.4gtt

② 48.2gtt

③ 66.7gtt

④ 71.9gtt

2 선의의 간섭행위를 한 간호사로 적절하지 않은 것은?

① 치료의 필요성을 이해하지 못하는 환자에게 치료를 받도록 간섭하는 간호사

② 환자가 치료에 부합하지 않는 고지방 식사를 하는 경우 이를 제한하도록 간섭하는 간호사

③ 생명연장치료를 거부하는 환자의 선택을 존중하고 인정하는 간호사

④ 환자가 혼란한 상태에서 약물복용을 거부하지만 약물 복용을 강요하는 간호사

3 흉부에 퇴축과 함몰 증상이 있는 아동에게 가장 먼저 시행해야 하는 간호는?

① 흉부 청진을 통해 호흡음을 평가한다.

② 분비물 흡인을 시행하여 기도를 확보한다.

③ 침상안정을 제공한다.

④ 기도를 유지하고 산소를 공급한다.

맞춘 문항 수 : [/ 90]

총 소요 시간 : [분   초]

제한시간 90분

4 아동에게 생리적 황달이 나타난 경우에 대한 설명으로 옳은 것은?

① 적혈구 수명이 짧아 적혈구 파괴가 증가하면서 빌리루빈이 과다하게 생긴 것이 원인이다.

② 장 기능이 미성숙하여 소화기능이 저하되면서 발생한다.

③ 수유를 줄이고 수분의 섭취를 늘린다.

④ 만삭아는 빌리루빈 수치가 최고 5mg/dL 이하가 되면 생리적 황달로 진단한다.

5 다음 〈보기〉에서 설명하는 전문직 사회화 과정 모델은?

───────── 보기 ─────────

• 4단계로 구분이 된다.
• 1단계 역할은 수습자, 2단계 동료, 3단계 멘토, 4단계는 후원자에 해당한다.
• 2단계의 주요 활동은 독립적 활동이다.

① Dalton의 모델

② Hinshaw의 모델

③ Benner의 모델

④ Cohen의 모델

Answer.   1.③ 2.③ 3.④ 4.① 5.①

6 간호행위의 원동력이 되는 것으로 Benner와 Wruble에 따른 간호실천 돌봄에 해당하는 것은?

① 정서로서 돌봄

② 도덕적 명령으로서 돌봄

③ 인간의 존재론적 특성에 따른 돌봄

④ 간호중재활동으로서 돌봄

7 약물의 역효과에 대한 설명으로 옳지 않은 것은?

① 장기간 약물을 복용하지 않은 경우에 내성이 발생할 수 있다.

② digoxin은 부작용으로 서맥을 유발할 수 있다.

③ 약물의 알레르기 반응으로 아나필라틱 반응이 나타날 수 있다.

④ 약물을 과복용을 하면 약물이 축적되면서 독작용이 나타날 수 있다.

8 로크와 칸트가 강조한 윤리는?

① 덕 윤리

② 정의윤리

③ 통치윤리

④ 의무윤리

9 산화에틸렌 가스(Ethylene Oxide Gas, EO Gas)로 멸균 가능한 것은?

① 내시경

② 린넨

③ 비경구적 용액

④ 유리기구

10 폐렴으로 입원한 65세 환자에게 나타날 수 있는 저산소증의 임상징후는?

① 느리고 얕은 호흡

② 근육이완

③ 빠른 맥박

④ 발열

11 1년 전 초경을 시작한 14세 여성이 심한 월경통과 구토와 설사로 내원하였다. 검진 결과 기질적 병변이 없는 경우 월경통의 원인은?

① 프로스타글란딘의 과도한 합성

② 질의 탄력성·긴장도 저하

③ 자궁협부 긴장도 완화

④ 에스트로겐 분비 감소

12 욕창이 발생하는 내부요인은?

① 압력

② 응전력

③ 마찰

④ 부동

---

13 1mL 바이알에 인슐린(NPH) 80unit이 들어 있다. 환자에게 인슐린(NPH) 20unit를 투여해야 하는 경우에 간호사는 바이알에서 몇 mL를 뽑아야 하는가?

① 0.2mL

② 0.25mL

③ 2.5mL

④ 0.4mL

14 왼쪽 하지에 석고붕대를 적용 중인 환자에게 왼쪽 하지 근력과 근긴장도를 유지시키고 근위축을 예방하기 위한 운동으로 적절한 것은?

① 능동적 관절범위운동

② 수동적 관절범위운동

③ 등척성 운동

④ 등장성 운동

15 욕창발생을 예방하기 위한 간호중재로 옳지 않은 것은?

① 습한 피부는 쉽게 손상 받을 수 있으므로 건조한 피부상태를 유지한다.

② 체위 변경 시 들어 올리지 않고 끌거나 잡아당긴다.

③ 적절한 단백질과 열량을 섭취하고 필요한 비타민을 보충한다.

④ 일정 시간마다 체위를 변경시킨다.

16 신체보호대 사용 시 주의사항으로 옳지 않은 것은?

① 다른 방법을 모두 시도해 본 후 최후의 방법으로 적용한다.

② 손목, 발목, 등, 뼈 돌출부위에 패드를 대어주어 피부손상을 방지한다.

③ 신체선열을 유지하고 관절이나 근육의 움직임을 최대한 제한하여 적용한다.

④ 2시간마다 피부통합성과 혈액순환을 확인하고 적어도 10분간 풀어준다.

17 고빌리루빈혈증으로 광선요법을 받고 있는 신생아에게 제공해야 할 간호로 적절하지 않은 것은?

① 가능한 광선에 많이 노출될 수 있도록 자세를 자주 변경해준다.

② 청동색 아기증후군이 발생하면 피부색이 정상으로 돌아오지 않음을 부모에게 설명한다.

③ 체온이 상승할 수 있으므로 광선요법을 하는 동안 체온을 계속 모니터링을 한다.

④ 안구손상을 예방하기 위해 빛을 차단할 수 있는 불투명한 안대를 적용한다.

18 임질에 걸린 임부에 대한 설명으로 옳은 것은?

① 에스트로겐 질정을 투약한다.

② 지체 없이 tetracycline를 투약한다.

③ 유산 위험이 높고 임신 유지가 어렵다.

④ 산도를 통해 태아에게 결막염이 발생할 수 있다.

19 자가조절진통장치(PCA)에 대한 설명으로 옳은 것은?

① 환자가 통증을 호소할 때마다 간호사가 버튼을 눌러 약물을 주입한다.

② 부작용으로 호흡중추가 자극되어 호흡이 증가할 수 있다.

③ 용량이 과다하게 투여될 수 있으므로 주의가 필요하다.

④ 진통효과가 지속적으로 있으며 혈청 마약 수준을 일정하게 유지한다.

20 자궁경부암의 조기발견을 위해 시행하는 검사로 자궁경부의 편평원주상피세포 접합부의 세포를 채취하여 현미경으로 형태를 관찰하는 검사는?

① 조직생검

② 경관점액검사

③ 세포진검사

④ 원추절제술

21 다음 〈보기〉에서 제시하는 상황에서 윤리적 딜레마를 해결하기 위한 전략에 해당하는 것은?

---------------------------- 보기 ----------------------------

환자가 생명유지장치를 중단할 것을 간호사에게 요청했다. 환자의 요청을 듣고 간호사는 생명유지치료를 중단해야할지, 가족의 의사에 따라 치료를 지속할지를 고민하였고 윤리위원회에 이 문제에 대한 것을 의뢰하였다.

----

① 정확한 사실 획득   ② 대안 고려

③ 평가   ④ 행위

22 기관절개관을 삽입 중인 환자에 대한 간호로 옳지 않은 것은?

① 삽입부위를 소독할 때 소독솜을 이용해 절개부위 바깥쪽에서 안쪽으로 3일에 1회 소독한다.

② 커프가 있는 기관절개관은 기관조직 괴사를 막기 위해 압력을 20 ~ 25mmHg로 유지한다.

③ 기관절개관 흡인 시 흡인 시간은 10 ~ 15초를 초과하지 않도록 한다.

④ 구강 내 분비물이 하부기도를 감염시키는 것을 예방하기 위해 구강간호를 제공한다.

23 분변매복을 일으키는 원인으로 옳지 않은 것은?

① 영양결핍

② 장기간 부동

③ 과다한 수분 섭취

④ 철분제 복용

24 한국간호사 윤리지침에 따라 '간호대상자에 대한 윤리'에 해당하는 것은?

① 간호표준 준수

② 평등한 간호제공

③ 보건의료인의 존중과 협력

④ 간호사의 자기계발

25 포상기태에 관한 설명으로 적절한 것은?

① 치료 후에는 피임할 필요가 없으며 재임신이 가능하다.

② hCG가 감소하여 임신 1기 이후에도 오심과 구토가 지속된다.

③ 자궁파열이 없더라도 자궁절제술을 시행한다.

④ 기태 제거 후에 융모상피암으로 이행될 위험이 있어 $\beta-hCG$를 감시한다.

26 렘(REM)수면 단계의 특징으로 옳지 않은 것은?

① 안구 운동이 빠르고 뇌파 활동이 활발하다.

② 대부분 잠에서 깨고 나면 꿈을 기억한다.

③ 호흡과 맥박이 증가하고 혈압이 상승한다.

④ 성장호르몬 분비가 증가하고 몽유병이 나타난다.

27 요추천자 시행 후 6 ~ 12시간 동안 베개를 베지 않고 앙와위로 누워 있는 목적은?

① 경추의 지나친 굴곡 방지

② 두개뇌압의 상승 예방

③ 심한 두통의 발생 예방

④ 뇌척수액의 재생 촉진

28 간호사가 환자에게 주사를 놓기 전 주사부위에 냉요법을 적용하였다. 냉요법의 어떠한 생리적 효과를 이용한 것인가?

① 혈액순환 촉진

② 통증 감소

③ 근육 이완

④ 조직대사 증가

Answer.　21.②　22.①　23.③　24.②　25.④　26.④　27.③　28.②

29 편도염에 대한 설명으로 옳지 않은 것은?

① 용혈성 연쇄상구균이나 바이러스가 원인이다.

② 염증 반응으로 혈관 확장되고 면역세포가 이동하면서 편도가 붓는다.

③ 투베르쿨린 반응검사에서 양성으로 나온다.

④ 증상이 호전되어도 처방받은 항생제는 모두 복용하여야 한다.

30 성인에 비해서 영아의 수분 전해질 불균형 발생률이 높은 원인으로 옳지 않은 것은?

① 성인에 비해 높은 세포외액의 수분량

② 높은 기초대사량

③ 성인에 비해 낮은 사구체여과율

④ 좁은 위장관 공간

31 산부의 정상 질식 분만을 결정하는 좌골극 간 경선의 길이는?

① 7.5 ~ 8cm

② 8.5 ~ 9cm

③ 9.5cm

④ 10cm

32 Ritodrine을 투여하는 산부에게 나타나는 부작용으로 적절한 것은?

① 서맥

② 저혈압

③ 고칼륨혈증

④ 쇠약감

33 조현병 환자 약물치료에 대한 설명으로 옳지 않은 것은?

① Chlorpromazine는 음성증상에 효과가 좋다.
② Clozapine은 대사성 부작용이 발생할 수 있다.
③ phenothiazine은 추체외로계 증상이 발생할 수 있다.
④ risperidone은 양성·음성 증상에 효과적이다.

34 신장 이식 후 사이클로스포린(Cyclosporine)을 투약 중인 환자에게 교육할 내용으로 적절하지 않은 것은?

① 감염에 취약하기 때문에 개인위생을 철저히 하고 사람이 많은 곳은 피합니다.
② 우유와 함께 복용할 경우 약물의 효과 및 부작용이 증가할 수 있어 금합니다.
③ 주기적인 혈액검사를 통해 혈중농도를 측정하여 약물의 용량을 조절합니다.
④ 다른 약물과 상호작용이 있으므로 담당의사와 상의 후 약물을 투약합니다.

35 수술 전 아트로핀(Atropine)을 투약하는 이유는?

① 구강과 호흡기계 분비물의 축적 감소
② 불안감 감소와 진정 유도
③ 오염에 의한 감염을 예방
④ 위산 생성을 줄여 위 − 십이지장 궤양을 예방

36 COPD 환자에게 고농도의 산소를 투여하지 않는 이유는 무엇인가?

① 고농도의 산소로 비강 점막이 건조해져 점막이 손상될 수 있기 때문이다.
② 낮은 이산화탄소 농도가 호흡중추를 자극하여 호흡을 조절하기 때문이다.
③ 고농도의 산소는 망막부종과 망막혈관의 증식을 초래하기 때문이다.
④ 높은 혈중산소 농도로 호흡흥분이 사라져 무호흡을 초래하기 때문이다.

37 부갑상샘호르몬(Parathyroid Hormone, PTH)의 효과에 대한 설명으로 옳은 것은?

① 칼슘과 마그네슘의 신세뇨관에서의 재흡수를 감소시킨다.

② 파골작용을 증가시켜 칼슘을 뼈에서 혈액으로 방출시킨다.

③ 인의 재흡수를 촉진하여 체외로 배설되는 것을 감소시킨다.

④ 신장과 위장관계에서 비타민 D를 비활성화 상태로 전환시킨다.

38 혈전용해제 적응증으로 적절하지 않은 것은?

① 뇌경색

② 뇌동맥류

③ 말초정맥폐색증

④ 급성 심근경색

39 40세 당뇨병 환자가 의식저하로 응급실에 내원하였다. 검사 결과가 〈보기〉와 같을 때 우선적으로 수행해야 할 간호중재는?

```
─────────────── 보기 ───────────────

• 혈당 : 680mg/dL
• 소변검사 : 케톤5+
• ABGA : pH 7.28
• 중탄산염 : 15mEq/L
• 혈청 나트륨 : 120mEq/L
```

① 중탄산염을 투여한다.

② 심전도를 모니터한다.

③ 글루카곤을 투여한다.

④ 생리식염수를 주입한다.

40 다음 중 섬망(Delirium)에 대한 설명으로 옳지 않은 것은?

① 주의력과 인지 기능의 저하가 나타난다.

② 증상이 단시간에 나아지는 변동성이 있다.

③ 약물복용이 원인이 될 수 있다.

④ 만성적인 기억장애와 함께 사람에 대한 지남력을 상실한다.

41 12개월 된 아동이 1분 정도 사지가 뻣뻣해지며 침을 흘리면서 안구가 위쪽으로 돌아가는 증상이 있어 응급실에 내원하였다. 내원 시 활력징후는 혈압 101/66mmHg, 맥박 158회/분, 호흡 30회/분, 체온 38.9℃이었다. 간호중재로 옳지 않은 것은?

① 자극을 제공하여 의식을 회복시킨다.

② 경련과 탈수증상을 사정한다.

③ 고개를 옆으로 돌려주고 분비물이 있으면 흡인을 시행한다.

④ 주위에 위험한 물건을 치우고 침상난간을 올려둔다.

42 부신피질기능저하증에서 나타나는 임상증상은?

① 지방의 비정상분포로 만월형 얼굴이 나타난다.

② 인슐린 분비장애로 고혈당이 나타난다.

③ 포타슘 배출이 저하되어 고칼륨혈증이 발생한다.

④ 소듐과 수분배출이 감소하여 고나트륨혈증이 발생한다.

43 메니에르병 환자의 간호중재로 옳은 것은?

① 높은 곳에 오르지 않게 한다.

② 저염 식이와 카페인 섭취를 권장하여 이뇨 작용을 돕는다.

③ 병실의 조명을 밝게 유지한다.

④ 의사소통을 위해 큰 목소리로 말하며 환자의 주의를 환기시킨다.

Answer. 37.② 38.② 39.④ 40.④ 41.① 42.③ 43.①

44 대상포진의 특징으로 옳지 않은 것은?

① 면역기능이 저하되었을 때 발병빈도가 증가한다.

② 수두대상포진바이러스나 수두바이러스에 의해 발생한다.

③ 예리한 통증과 함께 위장장애와 권태감을 동반한다.

④ 신경절을 따라 양측성 수포가 띠 모양으로 나타난다.

45 조현병 환자의 망상관리로 적절한 것은?

① 망상을 말하는 환자의 말에 정당성이 없다고 알려준다.

② 길고 전문적인 언어를 사용하여 집중하게 한다.

③ 자신이 믿고 있는 것을 확실하게 주장하게 한다.

④ 최근 어떻게 보냈는지 생활과 생각을 표현하게 한다.

46 50세 여성이 유방암으로 유방절제술을 받았다. 이 여성에게 수술한 쪽의 팔을 심장보다 높게 유지하도록 교육하는 이유는?

① 림프부종 예방

② 통증 완화

③ 출혈 예방

④ 근 위축 예방

47 신생아에게 나타날 수 있는 피부 증상 중 정상이 아닌 것은?

① 대리석양 피부

② 출생 24시간 내 황달

③ 할리퀸 증상

④ 태지

48 레보도파(Levodopa) 투여 시 주의해야 할 점으로 옳지 않은 것은?

① 공복 시 흡수가 잘되나 오심이 있을 경우 음식과 함께 복용한다.

② 알코올 섭취를 금하거나 아주 소량의 알코올만 섭취한다.

③ 약물의 효과를 높이기 위해 비타민 B6 보충제와 함께 투여한다.

④ 기립성 저혈압이 발생할 수 있으므로 자세를 천천히 변경한다.

49 갱년기 여성을 대상으로 한 골다공증 예방교육으로 적절한 것은?

① 하루 1,500mg 이상의 칼슘을 섭취하도록 한다.

② 움직임을 최소화 하도록 권장한다.

③ 볼링이나 승마와 같은 운동을 권장한다.

④ 고단백식이를 권장한다.

50 20세 남성이 혈뇨로 경피적 신생검을 위해 내원하였다. 간호중재로 적절한 것은?

① 생검을 하는 동안 똑바로 누운 자세를 취하도록 한다.

② 생검 후 첫 24시간 동안 수분 섭취를 제한한다.

③ 생검 후 첫 4시간 동안 기침과 심호흡을 격려한다.

④ 생검 후 적어도 24시간 동안 침상안정을 유지한다.

51 위장관의 점막층에서 점막의 국소적인 운동을 하는 얇은 민무늬근에 해당하는 것은?

① 상피세포

② 점막고유판

③ 점막근육층

④ 점막하층

52 복막투석을 하는 환자가 발열, 복통, 오심, 구토, 전신 권태감을 호소하고 있으며 배액된 투석액이 혼탁하고 뿌옇다. 이 환자에게 우선적으로 제공해야 할 간호중재는?

① 투석액의 온도를 차갑게 하여 주입한다.

② 앙와위를 취하고 휴식을 격려한다.

③ 즉시 복막투석 카테터를 제거한다.

④ 배액 된 투석액의 배양검사를 시행한다.

53 왼쪽 팔에 동정맥루 수술을 받은 대상자에 대한 간호중재로 옳은 것은?

① 동정맥루가 있는 팔에서 혈압을 측정한다.

② 수술 직후 동정맥루를 이용하여 투석을 한다.

③ 진동을 자주 촉진하고 잡음을 청진한다.

④ 동정맥루가 있는 팔에 정맥주사나 채혈을 한다.

54 임신의 확정적 징후에 해당하는 것은?

① 첫 태동

② 태아 심박동

③ 구델 징후(Goodell's Sign)

④ 채드윅 징후(Chadwick's Sign)

55 항결핵 약물과 복용 시 주의사항을 올바르게 연결한 것은?

① 리팜핀(Rifampin) : 투약 후에 시신경병증이 나타날 수 있으므로 주기적으로 시력검사를 한다.

② 아이소나이아지드(Isoniazid) : 말초신경병증을 예방을 위해 피리독신을 함께 투여한다.

③ 에탐부톨(Ethambutol) : 통풍 과거력이 있으면 투약 후에 급성 통풍과 관절통이 심해질 수 있다.

④ 피라진아미드(Pyrazinamide) : 투약 중에 소변색이 갈색으로 변할 수 있다.

56 급성 충수염 환자에게서 나타나는 임상증상으로 옳은 것은?

① 맥버니 포인트의 반동성 압통

② 배꼽 주위 피하출혈

③ 옆구리 부위 피하출혈

④ 우측 어깨로 방사되는 통증

57 왼쪽 편마비가 있는 뇌졸중 환자의 연하증진을 위한 간호중재로 옳은 것은?

① 식사 중이거나 식사 후에는 똑바로 앉는 자세를 취해준다.

② 마비된 쪽에 음식을 넣어주고 씹는 연습을 시킨다.

③ 연식이나 걸쭉한 음식보다는 액체 음식을 제공한다.

④ 뜨거운 차와 아이스크림을 제공한다.

58 급성 심근경색으로 우측 대퇴동맥을 통해 관상동맥조영술 시행 후, 경피적 관상동맥성형술을 받은 환자에게 제공할 간호중재로 적절하지 않은 것은?

① 조영제의 배출을 돕기 위해 수분 섭취를 권장한다.

② 우측 족배동맥을 촉진하여 혈전 위험성을 사정한다.

③ 출혈예방을 위해 항응고제나 혈전용해제 투약을 금한다.

④ 시술 후 6시간 동안은 우측다리를 펴고 침상안정을 취한다.

Answer.	51.③ 52.④ 53.③ 54.② 55.② 56.① 57.① 58.③

59 견과류를 먹은 여성이 입술이 붓고 쉰 목소리가 나며 목안에 혹이 있는 느낌이라고 표현한다. 안절부절 못하며 불안해하고 어지러움을 호소할 때 간호중재로 적절하지 않은 것은?

① 마스크로 고농도 산소를 공급한다.

② 혈압강하제를 정맥으로 투여한다.

③ 에피네프린 0.3 ~ 0.5mL를 피하로 투여한다.

④ 생리식염수나 혈장증량제를 정맥으로 투여한다.

60 말기 간경화를 앓고 있는 50대 대상자가 불면증이 생긴 이후에 성격 변화가 나타나면서 황달과 복수가 차는 증상이 나타날 때 해야 하는 간호중재로 옳지 않은 것은?

① 영양 보충을 위해 고단백 식이를 제공한다.

② 복수 조절을 위해 염분 섭취를 제한한다.

③ 호흡곤란 완화를 위해 침상머리를 30° 높여준다.

④ 출혈을 예방하기 위해 비타민 K를 투여한다.

61 상복부에 극심한 통증을 호소하며 오심과 구토, 발열, 황달을 동반한 50대 남성이 응급실에 내원하였다. 통증은 좌측 어깨로 방사되며 똑바로 누운 상태에서는 악화되어 무릎을 끌어당기고 배를 보호하는 자세를 취하고 있다. 이 남성을 사정한 결과가 〈보기〉와 같을 때 간호중재로 옳지 않은 것은?

보기

- 배꼽 주위와 옆구리 부위 피하출혈
- 혈청 아밀라아제 증가와 혈청 빌리루빈 증가
- 백혈구 증가
- 고혈당

① 통증조절을 위한 일차약제로 모르핀을 투약한다.

② 췌장액 분비를 감소시키기 위해 항콜린제를 투약한다.

③ 혈당을 자주 측정하고 처방에 따라 인슐린을 투여한다.

④ 금식하고 정맥으로 수액을 공급한다.

62 2시간 전에 자연분만으로 3,600g의 아기를 출산한 산모의 자궁저부가 제와주변에서 부드럽게 만져질 경우의 간호중재로 옳은 것은?

① 응급상황이므로 즉시 응급수술을 준비한다.

② 자궁저부를 부드럽게 마사지한다.

③ 감염 증상이므로 균 배양 검사 후 항생제를 투약한다.

④ 모유수유를 제한하고 인공수유를 권장한다.

63 위 절제술을 받은 40세 남성이 피로, 권태감, 식욕부진을 호소하며 피부가 창백하다. 최근 기억력이 감소하였고 사지가 무감각하고 저리다고 표현한다. 이 남성의 검사 결과가 〈보기〉와 같을 때 간호중재는?

보기

- 적혈구 수 : 150만/mm^3
- 망상적혈구 수 : 10,000/mm^3
- 혈색소 : 8g/dL
- 쉴링테스트 : 24시간 소변 비타민 B12 배설률 7% 미만, 내적인자 투여 후 재검 배설률 7% 이상

① 엽산을 매일 경구 투여한다.

② 매달 비타민 B12를 근육주사 한다.

③ 응급 비장절제술을 준비한다.

④ 경구용 철분제와 비타민 C를 투여한다.

64 지역사회 정신건강간호에서 2차 예방 수준에 해당하는 것은?

① 스트레스 관리를 위한 노래치료 프로그램

② 치매선별검사를 통한 치매조기발견

③ 학생들을 대상으로 학교폭력 예방교육

④ 퇴원하는 정신질환자에게 약물교육

65 건성 흉막염의 증상으로 옳지 않은 것은?

① 전신 쇠약감

② 얕고 빠른 호흡

③ 흡기 시 통증완화

④ 발열

66 재생불량성빈혈 환자가 양쪽 팔에 점상출혈이 있어 응급실에 내원하였다. 혈액검사 결과 혈소판 수가 28,000/㎣일 때 간호중재로 적절한 것은?

① 직장으로 체온을 측정한다.

② 침대난간에 패드를 대어준다.

③ 단단한 칫솔과 치실을 사용한다.

④ 발열 시 아스피린을 투약한다.

67 H.pylori 감염으로 인한 소화성궤양의 약물요법 중 양성자펌프 억제제에 해당하는 것은?

① 수크랄페이트(Sucralfate)

② 오메프라졸(Omeprazole)

③ 니자티딘(Nizatidine)

④ 수산화 알루미늄(Aluminum Hydroxide)

68 조현병으로 항정신병 약물 치료를 시작한 대상자가 목과 어깨 근육의 뻣뻣함, 턱 근육의 경직 증상이 나타나며 음식을 삼키기 어렵다고 호소하였다. 간호사의 반응으로 적절한 것은?

① 약물을 투약할 때 증상이 계속 지속되는 것을 설명한다.

② 불안감을 감소시키기 위해 조용하고 자극이 적은 환경을 제공한다.

③ 항콜린성 부작용이므로 즉각적으로 콜린성 약물을 투약한다.

④ 조현병 증상이 악화된 것이므로 약물 용량을 증량한다.

69 응급실에 내원한 환자 중에서 가장 우선적인 조치가 필요한 환자는?

① 심한 호흡부전
② 발목 폐쇄성 골절
③ 고열을 동반한 경련
④ 손가락 부분절단

70 파종성혈관내응고(DIC)의 병태생리에 대한 설명으로 옳지 않은 것은?

① 세동맥 혈관내피세포 손상으로 혈액응고 기능이 활성화되어 발생한다.
② 트롬빈은 피브리노겐을 피브린으로 전환시키고 소혈관에 섬유성 미세혈전이 형성된다.
③ 과다한 응고현상은 섬유소용해체계를 억제시켜 섬유소분해산물 생성이 감소한다.
④ 응고인자가 소모되면서 신장, 심장, 위를 포함한 장기의 혈관에 출혈이 광범위하게 발생한다.

71 불안정형 협심증 환자에게 나타나는 임상적인 특성은?

① CK − MB 상승
② 미오글로빈 상승
③ 따뜻하고 건조한 피부
④ NTG 투여 후 완화되지 않는 통증

Answer.	65.③ 66.② 67.② 68.② 69.① 70.③ 71.④

72 관절경검사 시행한 환자의 간호중재로 적절한 것은?

① 3일 이후에는 활동적인 운동이 가능하다.
② 검사 후에 가벼운 산책을 격려한다.
③ 온습포를 상처부위에 적용한다.
④ 24시간 동안 환부를 고정한다.

73 장기간 부동 상태의 환자에게 신체선열을 유지하기 위한 중재로 옳지 않은 것은?

① 환자에게 가장 편안한 자세를 유지하기 위해 가능한 체위변경은 하지 않는다.
② 근육의 불필요한 긴장을 예방하기 위해 관절은 약간 굴곡 된 상태를 유지한다.
③ 고관절의 외회전을 막기 위해 대전자에 두루마리를 말아서 대어준다.
④ 발 아래 발판을 대어주어 발끝이 아래로 처지는 것을 예방한다.

74 장 내의 가스를 배출시켜 가스로 인한 팽만을 완화하기 위해 시행하는 관장은?

① 청결관장
② 구풍관장
③ 정체관장
④ 역류관장

75 "어제 고등학교 친구와 싸웠어요. 하나 밖에 없는 유일한 친구인데, 그 친구가 저를 떠난다면 어떻게 해야 할지 모르겠어요."라고 말하는 대상자에게 간호사의 치료적 반응은?

① "친구끼리 싸울 수도 있는 거죠. 저도 가끔 친구와 싸워요."
② "친구와 관계가 걱정되시는군요. 어제 상황을 좀 더 말씀해 주실 수 있나요?"
③ "걱정하지 마세요. 모든 것이 잘 해결 될 거예요."
④ "친구가 당신을 화나게 만든 거 같군요. 그런 친구는 필요 없어요."

76 Endometriosis의 증상에 대한 설명으로 옳지 않은 것은?

① 월경기간 중에 월경통이 지속된다.
② 상당량의 자궁출혈이 나타난다.
③ 불임을 동반할 수 있다.
④ 성교통이 있다.

77 장폐색이 있는 환자에게 위장관을 삽입하는 이유는?

① 위관영양 공급
② 위장관의 감압
③ 위 세척
④ 감염 예방

Answer.	72.④ 73.① 74.② 75.② 76.② 77.②

78 위관영양을 위한 비위관의 위치 확인하는 방법 중 위치가 적절하지 않을 때 나타나는 것은?

① 튜브의 끝을 물이 담긴 용기에 넣었을 때 공기방울이 올라온다.

② 흡인한 위액을 pH 테스트 종이에 떨어뜨려 측정하였을 때 pH가 3이다.

③ 상복부에 청진기를 대고 위관에 공기 10 ~ 20cc 주입할 때 '획' 소리가 난다.

④ 흉부, 복부 X - ray 촬영으로 위치를 확인하였을 때 좌측상복부에 비위관 끝이 위치한다.

79 갑상샘기능항진증으로 프로필티오우라실(Propyl Thiouracil)을 투여할 때 교육할 내용으로 적절한 것은?

① "갑상샘호르몬을 평생 대체하기 위해서 꾸준히 복용해야 합니다."

② "치아에 착색되므로 빨대를 이용하여 투약해야 합니다."

③ "적은 용량으로 시작하여 서서히 용량을 증량해야 합니다."

④ "정기적으로 혈액검사를 시행하고 감염징후가 나타나면 즉시 알려야 합니다."

80 배설량을 측정할 때 배설량에 포함되지 않는 것은?

① 설사

② 상처배액

③ 복막주입액

④ 심한 발한

81 면역계에 대한 설명으로 옳지 않은 것은?

① 자기(self)와 비자기(non - self)를 식별하여 미생물 침입으로부터 보호한다.

② 자기(self)와 다른 바이러스세포, 종양세포, 다른 동종 세포에 대해 특이적 공격을 한다.

③ 같은 항원에 반복적으로 노출되면 그 항원에 대한 특이항체생산과정이 서서히 발생한다.

④ 대식세포, 시토킨(Cytokines), 자연살해세포와 같은 세포 작용을 통해 인체를 보호한다.

82 편측 난소절제술을 시행한 환자에 대한 설명으로 옳은 것은?

① 매달 월경이 있다.

② 임신이 불가능하다.

③ 난소호르몬이 분비되지 않는다.

④ 배란이 되지 않는다.

83 다음 〈보기〉에 있는 설명과 관련이 있는 비타민은?

보기

- 과량의 알코올 섭취 시 흡수율 저하로 운동실조, 인지기능 저하, 시력변화와 같은 베르니케 – 코르
  사코프 증후군이 발생한다.
- 충분히 섭취하지 못하면 신경병증, 호흡곤란, 기억력 감퇴, 근육통이 나타난다.

① 비타민 A

② 비타민 B1

③ 비타민 B2

④ 비타민 B12

84 갑상샘과 갑상샘 분비호르몬에 대한 설명으로 옳은 것은?

① 갑상샘은 요오드를 흡수하고 농축하여 갑상샘호르몬을 합성한다.

② 시상하부가 손상되면 갑상샘 자극호르몬 방출인자의 분비가 증가한다.

③ 칼시토닌은 갑상샘에서 방출되어 혈청칼슘 농도를 높이고 파골작용을 촉진한다.

④ 갑상샘호르몬 수치가 감소하면 뇌하수체에서 갑상샘 자극호르몬의 분비가 감소한다.

85 다음 〈보기〉는 황달, 피로감, 오심을 호소하는 환자의 혈청검사 소견이다. 이 환자의 간호중재로 적절한 것은?

보기

- HBsAg(+), HBeAg(+), Anti - HBc IgM(+)
- AST 325IU/L, ALT 348IU/L

① 고지방·고단백 식이를 제공한다.
② 신체활동 및 운동을 격려한다.
③ 출혈 증상과 징후를 관찰한다.
④ 가족과 함께 생활할 것을 격려한다.

86 호르몬에 대한 설명으로 적절하지 않은 것은?

① 가스트린과 세크레틴은 외분비호르몬으로 직접 위장관계에 분비된다.
② 월경주기를 조절하는 호르몬은 음성회한체계에 따라 조절된다.
③ 뇌하수체 후엽은 항이뇨호르몬을 분비하여 신장에서의 수분 재흡수를 조절한다.
④ 내분비샘에서 분비되는 호르몬은 혈류를 따라 이동하여 표적기관에 작용한다.

87 류마티스 관절염에 관한 내용으로 옳지 않은 것은?

① 연골의 퇴행으로 관절면의 뼈가 과잉 증식하여 관절강의 협착이 나타난다.
② 관절뿐만 아니라 폐, 혈관, 눈, 비장과 같은 다른 장기에도 영향을 미친다.
③ IgG 항체가 류마티스인자와 면역복합체를 형성하여 염증을 유발한다.
④ 활액낭과 결체조직에서 림프구, 대식세포, 중성구가 염증을 심화시킨다.

88 탈수된 영아에게 나타나는 증상으로 옳지 않은 것은?

① 혈압 저하
② 대천문 팽창
③ 피부탄력도 저하
④ 구강점막 건조

89 현재 임신 20주인 임산부가 산전관리를 위해 내원하였다. 유산경험이 1회 있고, 29주에 분만한 2세 딸이 1명 있을 때 4자리 숫자체계에 따른 임산부의 산과력으로 옳은 것은?

① 1 − 1 − 1 − 1
② 1 − 0 − 1 − 1
③ 0 − 0 − 1 − 0
④ 0 − 1 − 1 − 1

90 33세 여성이 길을 가다 갑자기 심장이 두근거리며 숨이 가빠지고 초조해하며 심한 불안감을 호소하였다. 이 여성에 대한 간호중재로 옳지 않은 것은?

① 대상자 스스로 불안을 느끼고 감정을 표현할 수 있도록 지지한다.
② 인지과정이 방해받을 수 있으므로 대상자 시야 중심에 간호사 자신을 둔다.
③ 불안호소 시 대상자 곁에 있어주며 대상자의 이야기를 경청한다.
④ 불안증상과 관련된 문제에 대해 객관적이고 권위적인 태도로 의사소통한다.

1 Acetphen premix inj은 50mL 용액에 0.5g의 Acetphen이 들어있다. 소아 환자에게 'Acetphen 140mg IV'가 처방 되었을 때 몇 mL를 준비해야 하는가?

① 10mL

② 14mL

③ 28mL

④ 40mL

2 정상 혈압보다 높게 측정되는 경우는?

① 커프를 감은 팔이 심장보다 낮을 때

② 팔의 크기에 비해 넓은 커프를 사용할 때

③ 커프에서 공기를 너무 빨리 뺄 때

④ 충분한 공기를 주입하지 않았을 때

3 유피낭종의 특징으로 적절한 것은?

① 상피성 난소종양에 해당한다.

② 점액성 낭선종이 변형되어 발병한다.

③ 외배엽 조직에서 유래하여 연골, 뼈 등이 포함될 수 있다.

④ 성호르몬 발생을 증가시킨다.

	맞춘 문항 수 : [/ 90]
제한시간 90분	총 소요 시간 : [분 초]

4 자궁적출술 수술 후 간호로 적절한 것은?

① 출혈 예방을 위해 침상안정을 유지하며 활동을 제한한다.

② 수술 상처 부위를 보호하기 위해 기침과 심호흡 운동을 피한다.

③ 하지 혈전증 예방을 위해 조기 보행을 격려하고 다리 운동을 시행한다.

④ 퇴원 후 가벼운 운동을 권장하며 출혈이 없을 경우 무거운 물건을 들어도 괜찮다고 교육한다.

5 인슐린을 주사할 때 주사부위의 위치를 돌아가며 바꾸어 투약하는 이유는?

① 지방조직의 위축 예방

② 주사부위 출혈 예방

③ 인슐린의 빠른 흡수

④ 피하조직의 괴사 예방

6 모유수유를 하는 산모에게 제공해야 할 유방 간호로 적절한 것은?

① 유두 통증이 있으면 수유를 중단하고 충분한 휴식을 취하도록 한다.

② 유방 울혈 예방을 위해 정기적으로 수유하거나 젖을 짜내도록 한다.

③ 수유 후 유두를 따뜻한 물로 닦아 촉촉하게 유지한다.

④ 유방이 아플 경우 차가운 팩으로 유두를 마사지하여 모유 분비를 줄인다.

Answer.	1.② 2.① 3.③ 4.③ 5.① 6.②

7 팔, 다리 등 길고 원통형인 부위에 적용하는 붕대법으로 붕대를 겹치지 않고 일정한 간격으로 감는 것은?

① 나선법
② 환행법
③ 8자붕대법
④ 회귀법

8 덕 윤리를 주장한 자는?

① 존 로크
② 토마스 홉스
③ 임마누엘 칸트
④ 아리스토텔레스

9 선호 공리주의에 해당하는 설명은?

① 특정 상황에서 최선의 결과를 가져오는 행위를 선택해야 한다고 주장한다.
② 장기적으로 최선의 결과를 가져오는 규칙을 따르는 것이 도덕적이라고 본다.
③ 보편적 도덕 원칙을 따르는 것이 항상 도덕적이라고 주장한다.
④ 행복의 총량이 아닌, 개인의 선호가 충족되는 정도를 최대화하는 것이 도덕적 기준이라고 본다.

10 다음 〈보기〉에서 간호사가 사용한 치료적 의사소통 기술로 옳은 것은?

─────────── 보기 ───────────

- 환　자 : "지난주 회사에서 실수를 했어요. 그 이후 잠을 잘 못자고 회사 가기 전 숨이 탁 막혀요. 제가 가장인데 잘리면 어떡하죠? 앞으로 어떻게 직장생활을 해야 할지 모르겠어요."
- 간호사 : "직장에서 일어난 일에 대해 죄책감을 느끼고 있군요. 그리고 계속 직장을 다닐 수 없게 될까봐 걱정이 되시는군요."

① 재진술
② 명료화
③ 반영
④ 요약

11 베체트 병의 증상으로 옳지 않은 것은?

① 외음부 궤양
② 호중구 감소
③ 포도막염
④ 재발성 구강 아프타성 궤양

12 간호실무영역에서 돕는 역할에 해당하는 간호역량은?

① 징후에 따라 질병의 악화를 예상
② 환자의 질병에 따른 결과를 삶의 양식에 통합되도록 도움
③ 편안함의 방법을 제공하며 고통에 따른 환자의 개성을 존중
④ 의사 지원 전까지 환자 위기상황을 파악하고 관리

13 다음 〈보기〉와 같은 동맥혈 가스분석 검사결과에 적절한 간호중재는?

보기

- pH : 7.28
- PO_2 : 90mmHg
- pCO_2 : 40mmHg
- HCO_3^- : 18mEq/L

① 수분과 염분 섭취를 제한한다.
② 산소를 공급한다.
③ 종이봉투를 사용하여 재호흡을 하게한다.
④ 중탄산나트륨을 투약한다.

14 저나트륨혈증의 유형으로 옳지 않은 것은?

① 저혈량성 저나트륨혈증은 수분 손실이 나트륨 손실보다 크다.
② 정상혈량성 저나트륨혈증은 총 체수분량이 중간 정도 증가하고 나트륨은 정상이다.
③ 고혈량성 저나트륨혈증은 체내 총 나트륨량의 증가보다 총 체수분량 증가가 더 크다.
④ 재분배성 저나트륨혈증은 부종성 장애, 간경화, 신증후군, 다갈증으로 발생할 수 있다.

15 뇌의 윌리스환에서 후방순환을 하는 혈관은?

① 내경동맥
② 척추동맥
③ 중간대뇌동맥
④ 전교통동맥

16 밀봉흉곽배액체계에 대한 설명으로 옳지 않은 것은?

① 흉강 내 공기와 액체를 제거하여 폐의 재팽창을 돕기 위해 삽입한다.

② 밀봉병 내 파동이 관찰되면 흉관 제거 후 흉부 X – ray를 촬영한다.

③ 액체가 폐로 역류할 수 있으므로 배액체계를 흉부 아래에 고정한다.

④ 흉관의 개방성 유지를 위해 배액관이 꼬이거나 눌리지 않도록 한다.

17 부동 환자에게 발 아래 발판이나 베개를 대어주는 이유는 무엇인가?

① 고관절의 외회전 예방

② 하지의 혈액순환 도움

③ 발의 족저굴곡 예방

④ 발꿈치 부위 욕창 예방

18 환자를 옮길 때 신체역학을 올바르게 적용한 것은?

① 환자를 들어 올릴 때 무릎을 곧게 펴고 허리를 구부린다.

② 환자를 밀거나 당기는 것보다 들어 올린다.

③ 환자를 들어 올릴 때 두 발을 넓게 벌려 무게중심을 낮춘다.

④ 환자를 옮길 때 복부근육을 이완시키고 팔의 근육만을 사용한다.

19 오른쪽 발목이 골절된 환자가 목발을 사용하여 보행하려고 할 경우 간호사가 이 환자에게 교육할 내용으로 옳지 않은 것은?

① 액와와 목발 패드 사이의 간격은 손가락 3 ~ 4개 정도 유지되도록 합니다.

② 목발을 사용하여 계단을 오를 때 왼쪽 다리를 위쪽 계단에 올리고 나서 목발과 오른쪽 다리를 올립니다.

③ 목발을 사용하여 계단을 내려올 때 목발과 왼쪽 다리를 먼저 아래쪽 계단에 내리고 오른쪽 다리를 목발 옆으로 내립니다.

④ 목발을 사용하여 의자에 앉을 때 목발을 한 손에 모아 쥐고 왼쪽 다리와 목발에 체중을 이동시킨다.

20 아토피 피부염이 있는 3세 아동이 가려움증으로 인해 얼굴을 긁는 것을 예방하기 위해 사용하는 신체보호대로 옳은 것은?

① 장갑 신체보호대

② 조끼 신체보호대

③ 전신 신체보호대

④ 사지 신체보호대

21 다음 중 비정상적인 소변의 특성에 대한 설명으로 옳지 않은 것은?

① 무뇨는 요로폐쇄나 신장 질환으로 하루 배뇨량이 100mL 이하인 것을 의미한다.

② 근육조직이 손상되면 소변을 통해 미오글로불린이 방출되면서 적갈색의 소변이 나타난다.

③ 배뇨곤란은 배뇨 시 통증, 작열감, 불편감이 있어 배뇨하기 어려운 상태이다.

④ 다뇨는 1일 배뇨횟수가 10회 이상이며 잦은 간격으로 배뇨하는 것이다.

22 대변을 보지 못하고 복부팽만이 있는 환자가 관장용액을 주입하는 동안 심한 복통을 호소할 경우 필요한 간호중재로 적절한 것은?

① 복부를 두드리거나 마사지를 시행한다.
② 관장용액의 주입을 즉시 중단하고 의사에게 보고한다.
③ 하복부와 항문에 힘을 주도록 하고 관장용액을 주입한다.
④ 관장 시 나타날 수 있는 정상반응이므로 남은 관장용액을 주입한다.

23 의료진이 특정 질환에 대해 다양한 치료 방법을 설명한 후 환자가 자신에게 적합하다고 생각하는 방법을 선택하도록 돕는 것은 어떤 윤리원칙에 해당하는가?

① 정의의 원칙
② 선행의 원칙
③ 악행금지의 원칙
④ 자율성 존중의 원칙

24 치료 식이에 대한 설명으로 옳지 않은 것은?

① 저칼륨 식이는 신장질환으로 인해 소변에서 칼륨배설이 감소된 대상자에게 제공할 수 있다.
② 연식은 수술 후 회복기 대상자에게 제공하는 식이로 소화가 잘되는 식이이다.
③ 저잔사 식이는 장내 내용물을 제거하기 위한 식이로 수술 후 환자에게 제공한다.
④ 고섬유질 식이는 대변의 부피를 감소시키기 때문에 설사가 심한 대상자에게 제공한다.

Answer. 19.③ 20.① 21.④ 22.② 23.④ 24.④

25 만성 C형 간염 환자의 간조직생검 결과 관찰할 수 있는 내용으로 옳지 않은 것은?

① 문맥 주변 괴사된 간세포

② 문맥 삼분지 섬유화

③ 화농성 염증

④ 간 실질 조직의 파괴

26 장기 이식 대기자를 결정할 때 환자의 사회적 지위, 경제적 상황이 아닌 의학적 필요성과 대기 시간을 기준으로 공정하게 분배하는 것은 어떤 윤리원칙에 해당하는가?

① 정의의 원칙

② 선행의 원칙

③ 악행금지의 원칙

④ 자율성 존중의 원칙

27 온요법을 올바르게 적용한 것은?

① 운동 후 근육통

② 발목 염좌

③ 급성 충수염

④ 개방성 창상

28 임신성 고혈압 임부에게 황산마그네슘을 투약하는 이유는 무엇인가?

① 태아 폐 성숙

② 자궁수축

③ 경련 예방

④ 통증 감소

29 손과 발이 차고 창백한 환자가 체온이 상승하고 오한, 떨림, 추위를 호소할 때 제공해야 하는 간호로 옳은 것은?

① 냉각 도모를 위해 창문을 열어 환기시킨다.
② 보온을 위해 여분의 담요나 이불을 덮어준다.
③ 체열 생산을 높이기 위해 활동량을 증가시킨다.
④ 조직의 대사가 증가하므로 수분 섭취를 제한한다.

30 지역사회 정신건강간호에서 1차 예방 수준에 해당하는 것은?

① 만성정신질환자를 대상으로 직업재활훈련을 실시한다.
② 지역사회 주민들을 대상으로 스트레스 관리하는 방법을 교육한다.
③ 노인들을 대상으로 우울장애 선별도구를 적용한다.
④ 입원치료 중인 정신질환자에게 치료적인 환경을 제공한다.

31 분만이나 비뇨생식기 검사와 수술할 때 주로 사용하는 체위는?

① 복위
② 쇄석위
③ 반좌위
④ 슬흉위

32 Warfarin 투약 시 교육해야 하는 내용으로 옳은 것은?

① "비타민 K를 처방 없이 섭취하지 마세요."
② "항생제와 함께 투약해도 괜찮습니다."
③ "상추, 시금치, 브로콜리를 많이 섭취해주세요.
④ "임신 시에도 함께 사용할 수 있는 약물입니다."

33 입원환자의 낙상을 예방하기 위한 간호중재로 옳은 것은?

① 환자가 자주 사용하는 물건은 가까이 둔다.
② 침대의 높이를 높이고 침상난간을 올려둔다.
③ 쉽게 신고 벗을 수 있는 신발을 제공한다.
④ 낙상 위험이 높은 환자는 이동을 제한한다.

34 임신 36주 3일된 산모의 태아심음 검사 결과 자궁수축 극점에서 태아심박동이 감소하기 시작하고 자궁수축이 끝난 후에도 태아심박동이 회복되지 않음을 확인하였다. 이때 산모에게 제공할 간호중재로 적절하지 않은 것은?

① 산소를 공급한다.
② 수액주입 속도를 낮춘다.
③ 산모의 체위를 좌측위로 변경한다.
④ 투여 중인 자궁수축제를 중단한다.

35 2주 전 인후염을 앓은 7세 여아가 혈뇨, 단백뇨, 부종, 고혈압으로 응급실에 내원하였다. 혈액검사 결과 ASO가 상승하였고 C3가 현저히 저하되어 있었다. 이 질환의 발생원인은?

① 신장의 집합관, 세뇨관 세포에 있는 단백질을 암호화하는 유전자의 이상
② 대장균이 요도를 통해 상행 감염
③ 연쇄상구균 감염 후 항원 – 항체 복합체가 사구체 기저막에 축적
④ 칼슘으로 인한 결석으로 소변에 침전되어 요로 폐쇄

36 세포에 대한 설명으로 옳은 것은?

① 림프구는 염증부위에 가장 빠르게 나타나는 백혈구이다.
② T – 림프구는 항원에 노출되었을 때 혈장세포와 기억세포로 분화된다.
③ 보조 T림프구의 세포막은 CD8+라는 단백질을 갖고 있어 CD8+T림프구라 한다.
④ 단핵식세포는 사이토카인(Cytokine)이라는 작은 단백질 활성물질을 분비한다.

37 편도선염으로 수술은 받은 아동에게 해야 하는 간호중재로 옳지 않은 것은?

① 구토를 한다면 구토물을 관찰한다.

② 목에 얼음주머니를 적용한다.

③ 엎드리게 하거나 옆으로 눕힌다.

④ 물은 빨대를 사용하여 마시게 한다.

38 빌리루빈 대사에 관한 설명으로 옳지 않은 것은?

① 비장에서 혈색소가 파괴되어 비결합 또는 간접 빌리루빈으로 분리된다.

② 간에서 글루쿠론산과 결합한 직접 또는 결합 빌리루빈은 담즙으로 분비된다.

③ 대장에서 산화하지 못한 우로빌리노겐으로 인해 대변색은 검정색을 띠게 된다.

④ 장으로 재흡수된 우로빌리노겐의 일부는 담즙으로 분비되고 일부는 신장으로 배설된다.

39 완경기 여성에게 나타나는 증상으로 옳지 않은 것은?

① 안면홍조

② 질 내 산도 증가

③ 교원질 증가

④ 야간발한

40 세포가 외부의 환경자극으로부터 일정한 상태를 유지하려는 성질을 의미하는 것은?

① 균형

② 동화작용

③ 이화작용

④ 항상성

41 정기적으로 예방접종을 받은 건강한 6개월 아동에게 시행할 예방접종으로 옳은 것은?

① BCG

② A형 간염

③ DTaP

④ 일본뇌염

42 당뇨병의 병태생리에 대한 내용으로 적절하지 않은 것은?

① 상대적·절대적 인슐린 부족하면 간에서 글리코겐이 포도당으로 분해된다.

② 인슐린이 부족하면 혈액 내 수소이온 농도가 감소하여 대사성 알칼리증이 발생한다.

③ 인슐린은 지방의 합성을 촉진하고 지방산의 분해를 막아 케톤체 형성을 억제한다.

④ 혈중 포도당 농도가 높으면 포도당이 소변으로 배설되어 삼투성 이뇨가 발생한다.

43 골다공증의 병태생리에 관한 설명으로 옳은 것은?

① 혈청 에스트로겐의 생산이 증가로 골밀도가 감소하면서 발병한다.

② 저체중의 여성보다 고체중의 여성에게 발생위험도가 높다.

③ 부갑상샘기능항진증으로 칼슘 흡수 능력이 떨어지면서 나타난다.

④ 장기적으로 Corticosteroid를 투약하면 증상이 완화된다.

44 Down Syndrome에 대한 설명으로 옳지 않은 것은?

① 나이가 많은 산부에게서 태어난 아이에게 발생빈도가 높다.

② 손바닥에는 단일 손금 모양이 존재한다.

③ 18번 염색체가 3개 존재하면서 나타나는 유전질환이다.

④ 두껍고 큰 혀와 낮은 코, 작은 머리 등 특징적인 얼굴 모양이 있다.

45 항정신병 약물에서 정형적 항정신병 약물이 아닌 것은?

① Chlorpromazine

② Risperidone

③ Fluphenazine

④ Haloperidol

46 35주 산모의 AFI가 32cm일 때 태아와 임부에게 발생할 수 있는 합병증으로 옳지 않은 것은?

① 태아 폐 형성부전

② 조기파수

③ 제대탈출

④ 태반조기박리

47 분만 후 2도 산도열상으로 회음 봉합한 산모에게 제공할 간호로 적절하지 않은 것은?

① 뜨거운 물로 좌욕을 하고 건열요법을 적용한다.

② 산모패드를 자주 교환하고 둔부를 건조하게 유지한다.

③ 봉합부위에 출혈과 감염징후를 정기적으로 사정한다.

④ 항생제 치료를 통해 감염을 예방한다.

48 마약에 대한 설명으로 옳지 않은 것은?

① 장기간 대마를 피운 경우 무동기증후군이 나타날 수 있다.

② 암페타민에 중독되면 극단적인 권태로움과 우울감이 동반된다.

③ 코카인은 비강흡입이나 정맥주사로 투여한다.

④ 아편은 중추신경 흥분제에 해당한다.

49 고빌리루빈혈증 환아의 치료를 위해 광선요법을 적용할 때 간호중재로 옳지 않은 것은?

① 안구손상을 예방하기 위해 수유 시에도 안대를 적용한다.

② 피부를 자극시킬 수 있으므로 윤활용 오일이나 로션은 금한다.

③ 신체노출을 극대화하기 위해 자주 체위를 변경한다.

④ 탈수 예방을 위해 수분을 충분히 공급한다.

50 가족을 무차별적으로 폭행을 하거나 잔혹하게 대하고, 모르는 사람에게도 피해를 주면서 법을 어기는 행위를 지속하는 청소년의 행동장애에 대한 설명으로 틀린 것은?

① 치료를 받지 않으면 반사회적 성격장애로 발전할 수 있다.

② 생물학적으로 세로토닌의 과다분비가 원인이 되기도 한다.

③ 규칙을 어기는 행동을 수용하면서 감정에 인정해준다.

④ Lithium이나 SSRI 등의 약물로 치료한다.

51 DSM - 5 공황장애의 증상으로 옳지 않은 것은?

① 강박

② 심계항진

③ 이인증

④ 몸 떨림

52 백내장에 대한 설명으로 옳은 것은?

① 노인에게 자주 나타나며 수정체가 혼탁해지는 것이다.

② 전방수가 폐쇄되어 안압이 증가하면서 시력감퇴가 발생한다.

③ 산소가 원활하게 전달되지 않아 망막신경이 손상된다.

④ 증상이 급속하게 나타나므로 발현 즉시 수술을 한다.

53 알코올 의존환자에 대한 간호중재로 적절하지 않은 것은?

① 경련이 발생한 경우 억제대로 환자를 억제하지 않는다.

② 환경을 조용하고 밝게 유지한다.

③ 결핍된 비타민 D를 공급하여 알코올 유도성 지속기억 장애를 완화한다.

④ 자조집단을 구성하여 서로의 중독 경험과 금단증상을 공유한다.

54 정상 성인 남성의 폐기능검사 수치 평균값에 대한 설명으로 옳은 것은?

① 안정 시 1회 호흡으로 들이마시거나 내쉬는 공기량은 100mL이다.

② 최대 호기 후 폐 안에 남은 공기량은 500mL이다.

③ 예비흡기량의 정상치는 1,500mL이다.

④ 정상 호기 후 최대로 들이마실 수 있는 공기량은 3,500L이다.

55 독성물질을 섭취하였을 때 간호중재로 적절하지 않은 것은?

① 의식을 확인하고 즉각적으로 기도유지 및 환기를 시킨다.

② 섭취한 독의 종류와 양, 증상, 섭취 후 경과시간을 확인한다.

③ 독물 제거 및 흡수감소를 위해 음독 2시간 내 위세척을 한다.

④ 강산이나 강알칼리 물질 섭취 시 구토를 유발한다.

56 항암화학요법에 관한 설명으로 옳지 않은 것은?

① 암세포의 DNA와 RNA 합성 및 복제기능을 방해한다.

② 골수기능 저하로 인한 감염예방을 위해 손 씻기와 무균술을 준수한다.

③ 부작용으로 나타나는 탈모는 영구적이므로 정서적 지지가 필요하다.

④ 장기간 투약을 위해 피하터널 카테터나 피하삽입장치를 사용한다.

57 A군 인격 장애로 옳은 것은?

① 대인관계에서 회피가 두드러진 행동 특징으로 나타난다.

② 타인이 자신에게 악의가 있을 것이라는 불신이 있다.

③ 사회적 규범을 따르지 않고 타인의 권리를 침해한다.

④ 정리정돈이나 순서에 지나칠 정도로 완벽주의를 추구한다.

58 망상과 환각이 있는 조현병 환자에게 클로자핀(Clozapine) 투약 시 혈액검사를 정기적으로 시행하는 이유는 어떤 부작용이 나타날 수 있기 때문인가?

① 추체외로계 증후군

② 무과립구증

③ 고혈압

④ 항콜린성 작용

59 당뇨병 환자가 평소대로 인슐린을 투약하고 식사를 하였다. 자기 전까지 정상혈당 범위를 유지하다가 새벽 3시 혈당이 200mg/dL, 아침 공복혈당이 250mg/dL일 때 적절한 간호중재는?

① 취침 전 탄수화물을 섭취한다.

② 기상 직후 운동을 하도록 격려한다.

③ 저녁 인슐린 투여시간을 앞당긴다.

④ 인슐린 투여 용량을 증량한다.

60 위 – 식도 역류질환 환자에게 교육할 내용으로 적절한 것은?

① "수면 시 침상머리를 편평하게 하세요."

② "식사 중에는 물을 먹지 않도록 하세요."

③ "꽉 끼는 옷의 착용은 피하도록 하세요."

④ "취침 전 따뜻한 우유나 크래커를 섭취하세요."

61 통풍 치료를 위해 투약하는 약물로 옳지 않은 것은?

① NASIDs

② Aspirin

③ Allopurinol

④ Probenecid

62 Metformin에 대한 설명으로 옳지 않은 것은?

① 경구 혈당강하제로 제2형 당뇨병 치료를 위해 사용한다.

② 조영제를 사용하는 방사선검사 전에는 아침 일찍 투여한다.

③ 간에서 당원분해를 억제하여 혈당의 생성을 감소시킨다.

④ 투약 전 저혈당의 증상과 징후에 대한 교육이 필요하다.

Answer. 55.④ 56.③ 57.② 58.② 59.④ 60.③ 61.② 62.②

63 뇌하수체 전엽의 종양으로 경접형동 뇌하수체절제술을 받은 환자에게 수술 후 교육할 내용으로 옳지 않은 것은?

① 동공반응, 지남력, 의식수준을 정기적으로 사정한다.

② 발열이나 목의 경직과 같은 뇌막염의 증상과 징후를 관찰한다.

③ 침상 머리를 30° 상승시키고 기침과 코풀기는 피하도록 한다.

④ 비강 분비물이 목 뒤로 넘어가는 느낌은 정상임을 알려준다.

64 다음 〈보기〉에서 설명한 여성 천골부위에 욕창이 발생한 원인으로 예상되는 것은?

──────── 보기 ────────

70세 대상자가 빙판길에서 넘어져 고관절 치환술을 받고 한 달째 입원치료 중이다. 간병인이 간병 중으로 하루 중 대부분을 간병인과 대화하며 지내고 있다. 밥은 매끼 2/3 이상 섭취하고 있으며 정상 변을 보고 변을 볼 때마다 간병인이 기저귀를 교환해주고 있다.

① 습한 피부   ② 부동
③ 영양 부족   ④ 인지 저하

65 양성 전립샘 비대증으로 경요도 전립샘절제술을 받은 환자에 대한 간호중재로 옳지 않은 것은?

① 방광의 경련과 출혈을 예방하기 위해 수술 후 7일 동안은 침상안정 한다.

② 매일 2 ~ 3L의 수분 섭취를 격려하고 섭취량과 배설량을 정확하게 측정한다.

③ 수술 중 다량의 출혈이 있으며 수술 후 2 ~ 3주간은 소변색이 검게 나오는 것을 교육한다.

④ 유치도뇨관의 풍선에 30 ~ 45mL의 증류수를 넣어 전립샘와의 출혈부위를 압박한다.

66 파킨슨병 환자의 운동과 기동력을 증진시키기 위한 간호중재로 옳은 것은?

① 수분과 섬유질 섭취를 제한한다.

② 보행훈련 시 발을 질질 끌며 걷도록 교육한다.

③ 가능한 일상생활을 독립적으로 수행하도록 격려한다.

④ 낙상예방을 위해 움직임을 제한하고 침상안정을 한다.

67 발목 골절로 석고붕대를 적용 중인 대상자에 대한 간호중재로 적절하지 않은 것은?

① 석고붕대 적용부위 아래에 베개를 대어주어 하지를 상승시킨다.

② 석고붕대 증후군이 나타나면 석고붕대 제거를 하고 손상부위를 상승시킨다.

③ 석고붕대 가장자리 피부는 깨끗하고 건조한 상태로 유지한다.

④ 부종을 막기 위해 석고붕대를 적용한 부위에 얼음주머니를 적용한다.

68 25세 여성이 얼굴에 나비모양 발진이 나타나고, 관절통, 발열, 피로감, 식욕부진, 체중 감소를 호소한다. 이 여성에 대한 간호중재로 적절한 것은?

① 피부를 햇빛에 자주 노출시킨다.

② 사람이 많이 모이는 곳은 피하도록 한다.

③ 손과 발을 추운 곳에 노출시킨다.

④ 증상 호전 시 스테로이드를 바로 중단한다.

69 혈액투석을 받고 있는 대상자에게 제공할 간호중재로 옳지 않은 것은?

① 침습적 시술 및 수술은 투석 직후에 시행한다.

② 투석 전과 후에 활력징후와 체중을 측정하여 비교한다.

③ 저혈압이 발생한 경우 생리식염수를 정맥으로 주입한다.

④ 뇌부종을 예방하기 위해 혈류속도를 늦춘다.

Answer. 63.④ 64.② 65.① 66.③ 67.② 68.② 69.①

70 소뇌의 기능을 평가하기 위해 대상자가 눈을 뜬 상태에서 두 발을 모으고 똑바로 서있을 수 있는지 확인한 후 눈을 감은 상태에서 똑바로 서있게 해보는 검사로 몸의 균형을 잃고 흔들리면 양성으로 판정한다. 이 검사는 무엇인가?

① 웨버 테스트(Weber Test)

② 알렌 테스트(Allen's Test)

③ 롬버그 테스트(Romberg' Test)

④ 쉴링 테스트(Schilling Test)

71 신증후군으로 진단 받은 아동의 부모에게 간호사가 교육할 내용으로 적절한 것은?

① "스테로이드 치료로 부종이 늘어날 수 있으니 면밀히 관찰해주세요."

② "약물치료를 하면 체중이 감소하므로 고단백질 식단을 제공해주세요."

③ "Prednisone을 투약으로 감염저항력이 저하되니 사람 많은 곳에 방문하지 마세요."

④ "치료하고 나면 재발은 없는 편이니 걱정하지 않으셔도 됩니다."

72 Erikson의 심리사회적 이론에 따른 학령기 아동의 발달 특성에 대한 내용으로 적절한 것은?

① 어머니와의 애착관계를 통해 신뢰감을 형성한다.

② 부모로부터 독립하려 하고 정체성을 확립하고자 한다.

③ 옳고 그름을 학습하여 양심이 발달한다.

④ 성취욕망이 강하며 과업에서 인정받기를 원한다.

73 급성 신부전으로 혈액투석 중인 환자의 혈액검사 결과가 〈보기〉와 같을 때 간호중재로 옳지 않은 것은?

보기

- 혈청 Na^+ : 138mEq/L
- 혈청 K^+ : 6.0mEq/L
- HCO_3^- : 22mEq/L
- 혈청 크레아티닌 : 2mg/dL
- BUN : 20mg/dL

① 오렌지 주스, 토마토 주스를 섭취하도록 한다.
② 산증을 교정하기 위해 중탄산나트륨을 투여한다.
③ 속효성 인슐린을 포도당과 함께 정맥으로 투여한다.
④ 케이엑살레이트를 구강이나 정체관장으로 투여한다.

74 외상성 지주막하출혈 환자의 두개내압 상승 예방을 위한 간호중재로 옳은 것은?

① 흡인을 자주 시행한다.
② 수분 섭취를 격려한다.
③ 침상머리를 30°상승시킨다.
④ 기침과 심호흡을 격려한다.

75 추락사고로 척수 T1~6 부분의 신경손상을 받은 경우 환자에게 나타날 수 있는 증상은?

① 사지마비
② 방광기능장애
③ 기도유지불능
④ 팔의 감각상실

76 자궁 퇴축이 잘 되는 경우에 해당하는 것은?

① 분만 후 잔여 태반 조직이 남아 있는 경우

② 분만 후 모유수유를 활발히 하는 경우

③ 과다출혈로 자궁근이 이완된 경우

④ 다태아 임신으로 자궁이 과도하게 팽창된 경우

77 토론을 할 때 전혀 상관이 없는 상황을 이야기 하고 관련이 없는 관념을 상호 연결하는 사고과정 장애의 양상은?

① 사고지연

② 사고비약

③ 연상이완

④ 보속증

78 28세 대상자는 회사 직장동료를 잘 믿지 못하고 동료가 자신을 부당하게 이용하고 속일 것이라 생각하며 동료들과 대화 할 때 감정 표현을 잘 하지 않는다. 또한 친구에게도 터놓고 얘기하기를 꺼려하며 화를 잘 내고 유머감각이 없다. 이 대상자에게 해당되는 성격장애 유형은?

① 편집성 성격장애

② 경계성 성격장애

③ 조현성 성격장애

④ 강박성 성격장애

79 만성폐쇄성폐질환 환자의 폐기능 검사 소견으로 옳은 것은?

① 폐용적 정상

② 전폐용적 감소

③ 잔기량 감소

④ FEV1 감소

80 응급실에 내원한 환자를 사정한 결과가 〈보기〉와 같을 때 간호중재로 적절한 것은?

─────────── 보기 ───────────

- 근경련, 강직(Tetany), 손가락의 얼얼한 느낌 호소
- 심부건 반사 항진, 트루소 징후(+), 크보스텍 징후(+)
- 심전도 : ST분절 상승, QT간격의 연장
- 혈청 칼슘수치 : 4mg/dL

① 생리식염수와 이뇨제를 투약한다.
② 산성 과일주스 또는 자두주스를 제공한다.
③ RI를 10% 포도당에 섞어 정맥으로 주입한다.
④ 10% 글루콘산칼슘을 천천히 정맥으로 주입한다.

81 3세 남아에게서 초저녁에 갑자기 컹컹거리는 소리와 쇳소리가 나는 기침이 나오고 목소리가 쉬어서 내원했다. 호흡곤란, 흉부 견축, 빈호흡 증상의 환아에게 제공할 간호중재로 적절하지 않은 것은?

① 아이가 울지 않도록 안아주면서 휴식을 취하게 한다.
② 후두개 부종감소를 위해 스테로이드를 투약한다.
③ 크룹텐트 안에서 뜨거운 습기를 제공하고 들이마시게 한다.
④ 기도 부종을 낮추기 위해서 에피네프린 분무기를 이용한다.

82 요추간판 수술 후 퇴원하는 대상자에게 교육할 내용으로 적절한 것은?

① 의자에 앉을 때는 낮은 의자에 비스듬히 앉는다.
② 수면 시 푹신하고 부드러운 침요를 사용한다.
③ 장시간 서 있을 경우 양쪽 무릎을 편 상태로 유지한다.
④ 허리의 근육을 강화시키기 위해 걷기나 수영을 한다.

83 6세 아동의 놀이에 대한 설명으로 옳은 것은?

① 자신의 신체부위와 손에 닿는 것을 가지고 탐색한다.

② 다른 아동이 노는 것을 지켜보나 그 놀이에 참여하지는 않는다.

③ 동일한 놀이에 같이 참여하나 놀이의 목표나 역할이 없다.

④ 다른 아동들 사이에서 같은 장난감을 갖고 놀지만 함께 놀지 않는다.

84 고관절 수술 후 장기간 침상안정 중인 환자가 갑자기 오른쪽 다리의 통증과 열감을 호소하여 사정한 결과 오른쪽 다리가 왼쪽 다리에 비해 부어있고 호만스 징후가 양성이다. 이 환자에게 제공할 간호중재로 적절하지 않은 것은?

① 5 ~ 7일간 침상안정을 유지한다.

② 통증 경감을 위해 마사지를 한다.

③ 불편한 느낌을 완화하기 위해 온찜질을 적용한다.

④ 처방에 따라 항응고제를 투여한다.

85 승모판막폐쇄부전증 환자에게 나타나는 특징으로 옳지 않은 것은?

① 심박출량 증가

② 폐고혈압

③ 폐정맥 울혈

④ 좌심방 압력 증가

86 급성 호흡곤란증후군(ARDS) 환자에게서 나타나는 증상으로 옳지 않은 것은?

① 수포음

② 폐포 허탈

③ 호흡수 감소

④ 저산소혈증

87 전체 위 절제술을 받은 환자가 어지러움, 심계항진, 손 떨림, 발한, 오심을 호소한다. 이를 예방하기 위한 간호중재로 옳은 것은?

① 식사 중에 수분 섭취를 권장한다.

② 처방에 따라 콜린성 약물을 투여한다.

③ 식사 후 똑바로 앉는 자세를 취해준다.

④ 소량씩 자주 식사하도록 교육한다.

88 천식을 앓고 있는 15세 여학생이 호흡 시 쌕쌕거림과 호흡곤란을 호소하며 응급실에 내원하였다. 가장 먼저 투약해야 하는 약물은?

① 스테로이드

② 항히스타민제

③ 속효성 β_2 - agonist

④ 비만세포 안정제

89 조현병 환자가 "문 열어주세요. 아빠가 절 부르는 소리가 들려요." 라고 말할 때 간호사의 반응으로 적절한 것은?

① 자해 위험성이 있으므로 즉각적으로 신체 억제대를 적용한다.

② 환자가 자극받지 않도록 조용하고 어두운 환경에 혼자 둔다.

③ 환청의 내용이 사실이 아님을 논리적으로 증명한다.

④ 간호사에게 들리지 않음을 이야기하여 현실감을 제공한다.

90 심부전 환자가 안절부절 못하며 호흡곤란, 분홍색의 거품 섞인 객담을 보일 때 간호중재로 옳지 않은 것은?

① 정맥으로 수액을 공급하고 수분 섭취를 권장한다.

② 비강캐뉼라를 통해 분당 2 ~ 6L의 산소를 공급한다.

③ 폐울혈을 감소시키기 위해 좌위나 반좌위를 취해준다.

④ 심근수축력 강화를 위해 Digitalis와 같은 강심제를 투여한다.

제 03 회 | 기출유형 모의고사

1 신약개발을 위해 고혈압 당뇨병 환자를 대상으로 임상실험을 진행할 때 만족되어야 할 전제조건과 거리가 먼 것은?

① 임상실험에는 높은 수준의 전문 지식을 갖춘 전문가가 진행한다.

② 환자는 사전에 설명을 완전히 이해한 후 자발적 동의로 참여한다.

③ 윤리적으로 시행하며 확실한 유용성을 획득할 수 있어야 한다.

④ 부작용이 발생할 가능성이 있다면 환자의 동의를 위해 비용을 전달한다.

2 면역글로불린(Ig) 중 과민 반응을 유도하며 비만세포와 결합하는 것은?

① Ig G

② Ig A

③ Ig M

④ Ig E

3 죽상경화증 위험요인으로 적절하지 않은 것은?

① 저혈압

② 고지혈증

③ 가족력

④ 성별

	맞춘 문항 수 : [/ 90]
제한시간 90분	총 소요 시간 : [분 초]

4 70세 남성의 ABGA 결과가 다음 〈보기〉와 같을 때 간호중재로 옳지 않은 것은?

───────────── 보기 ─────────────

- pH : 7.25
- PO$_2$: 80mmg
- PCO$_2$: 70mmHg
- HCO$_3^-$: 23mEq/L

① 산소화를 돕기 위해 침상머리를 낮춘다.

② 기도 내 분비물 제거를 위해 흡인을 시행한다.

③ 분비물을 묽게 하기 위해 수분을 공급한다.

④ 응급상황에 대비하여 침상 옆에 기관 삽관을 준비한다.

5 결핵균에 의해서 발생하며 결핵 감염 병소에서 주로 나타나고 황백색 치즈모양의 덩어리를 생성하는 특징이 있는 괴사는?

① 액화괴사   ② 효소성 지방괴사

③ 건락괴사   ④ 괴저괴사

6 저마그네슘혈증 환자에게 실시해야 하는 치료 및 간호로 옳지 않은 것은?

① 마그네슘이 포함된 구강용 제산제 또는 비경구 황산마그네슘 투여로 치료한다.

② 정맥으로 마그네슘을 투여하는 경우 작은 기도의 경련을 감소시키는 경향이 있다.

③ 알부테롤을 사용하여 마그네슘 수치를 높여준다.

④ 심부건 반사를 통해 마그네슘의 세포수준을 초기에 민감하게 반영한다.

Answer.	1.④ 2.④ 3.① 4.① 5.③ 6.③

7 다음 〈보기〉에 따라 정신건강간호의 개념적 모형에 따른 간호사의 역할로 적절한 것은?

보기

- 사회와 환경요인이 스트레스와 불안의 발생원인이다.
- 가난, 가정불화, 교육기회 부족 등과 같은 사회적 상황이 정신질환을 일으킨다.

---

① 질병의 진행과정 중 나타나는 증상을 처방에 따라 치료한다.
② 지역사회 내 가능한 사회자원과 체계를 이용하여 문제를 함께 해결한다.
③ 행동의 목표를 설정하고 교사의 역할로 인지행동치료를 한다.
④ 효과적인 의사소통원리를 교육하고 의사소통과정을 중재한다.

8 다음 중 질병 예방에 대한 설명으로 옳지 않은 것은?

① 1차 예방 : 사무직 근로자에게 근골격계 장해 예방을 위해 실시하는 건강증진 프로그램이다.
② 2차 예방 : 기저질환이 있고 합병증의 발생 위험이 있는 대상자에게 실시된다.
③ 2차 예방 : 중증질환으로 진행을 예방하는 조기검진이 해당된다.
④ 3차 예방 : 독감이나 코로나 등 감염병 예방을 위한 백신 접종이 해당된다.

9 정상임신일 경우에 수정란의 착상부위로 가장 적절한 것은?

① 난관팽대부
② 복강
③ 자궁내막
④ 자궁경부

10 뇌하수체저하증으로 나타날 수 있는 질환은?

 ① 쿠싱증후군
 ② 고프로락틴혈증
 ③ 거인증
 ④ 난쟁이증

11 한국간호사 윤리강령에 해당하지 않는 것은?

 ① 생명과학기술 활용
 ② 건강 및 품위 유지
 ③ 간호표준 준수
 ④ 평등한 간호 제공

12 4세 아동의 발달 특성에 대한 설명으로 옳지 않은 것은?

 ① 타인을 기쁘게 하는 행동을 착한 것으로 본다.
 ② 한발로 균형을 잡고 껑충 뛸 수 있다.
 ③ 사각형을 그릴 수 있고 사람을 세부분으로 그린다.
 ④ 남자 아동에게 오이디푸스 콤플렉스가 나타난다.

Answer. 7.② 8.④ 9.③ 10.④ 11.① 12.①

13 양성 신생물과 악성 신생물을 비교한 내용으로 옳은 것은?

① 악성 신생물은 양성 신생물보다 세포비정형성이 작다.

② 악성 신생물은 주변조직과의 경계가 뚜렷하나 양성 신생물은 경계가 불분명하다.

③ 악성 신생물은 침윤의 흔적이 없으나 양성 신생물은 침윤의 흔적이 있다.

④ 악성 신생물은 혈류나 림프의 흐름을 따라 전이가 일어나지만 양성 신생물은 전이가 없다.

14 다음 〈보기〉와 같이 염색체가 관찰되었을 때에 대한 설명으로 틀린 것은?

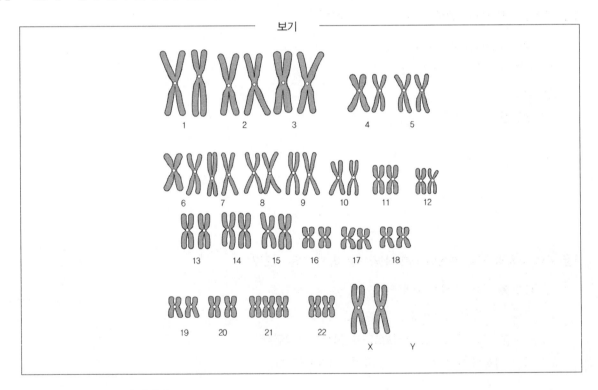

보기

① 47, XY+21로 남성이다.

② 감수분열동안 염색체가 비분리되어 발생한다.

③ 상염색체 삼염색체성으로 상염색체 질환 중 가장 흔하다.

④ 전위형이고 부모 중 전위보인자가 있는 경우 같은 질환을 가진 동생이 태어날 확률이 높다.

15 다음 〈보기〉에 해당하는 윤리적 상황으로 옳은 것은?

보기

심장결손으로 생존 가능성이 희박하여 생존기간 2주를 선고를 받은 신생아가 폐렴에 걸렸지만 의사는 고통스러운 삶을 연장시키지 않기 위해서 항생제를 사용하지 않기로 결정했다.

① 규칙 공리주의
② 행위 공리주의
③ 선호 공리주의
④ 윤리 공리주의

16 다음 〈보기〉와 같은 행동을 보이는 환자는 뇌의 어느 부위가 손상되었다고 예상할 수 있는가?

보기

- 운동장애가 있다.
- 매사에 관심이 없다.
- 타인의 말을 이해하지만 언어표현을 하지 못한다.
- 감정이 조절되지 않고 충동적이다.

① 전두엽
② 측두엽
③ 후두엽
④ 두정엽

17 당뇨병으로 AKA(Above Knee Amputation) 수술을 한 환자에게 매슬로우의 인간요구 단계에 근거하여 수행할 순서로 옳은 것은?

───────── 보기 ─────────

ㄱ 당뇨병 식이를 확인하고 수술부위를 관찰
ㄴ 환자에게 존댓말 사용하고 친절한 태도 유지
ㄷ 침상난간 올려두고 낙상방지 표지판 부착
ㄹ 당뇨병 환자들 간 정보공유를 위한 환우회 안내
ㅁ 정서적 회복과 안정을 위한 음악 또는 미술 치유 프로그램 참여

① ㄱ → ㄴ → ㄹ → ㄷ → ㅁ
② ㄱ → ㄷ → ㄹ → ㅁ → ㄴ
③ ㄱ → ㄷ → ㅁ → ㄹ → ㄴ
④ ㄱ → ㄷ → ㄹ → ㄴ → ㅁ

18 자궁외임신이 자주 호발하는 착상부위는?

① 자궁경부
② 복강
③ 난관 팽대부
④ 난소

19 다음 〈보기〉의 ㉠에 들어갈 내용으로 옳은 것은?

───────── 보기 ─────────

나치의 대학살 당시 있었던 비윤리적인 인체실험이 밝혀지자 1947년 인간실험에 대한 (㉠) 이 발표 되었다. 주요 내용은 법적 개념인 대상자의 자발적인 동의가 없으면 어떠한 실험도 할 수 없다는 것이다. 다음은 채택된 (㉠)의 일부 내용이다.
1. 인체 실험에 있어 실험 대상자의 자발적인 동의가 절대적으로 필요함
2. 사회를 위한 유효 성과가 해당 실험 외에 다른 방법으로 성과를 낼 수 없을 때 실시함
3. 육체적 · 정신적 고통과 손상을 피할 수 있도록 수행되어야 함

① 뉴렌베르그 강령
② 헬싱키 선언
③ 리스본 선언
④ 오타와 헌장

20 본태성 고혈압 환자에게 혈압강하제로 이뇨제를 투여하는 이유는?

① 부종 예방

② 혈관 이완

③ 신부전 예방

④ 나트륨과 수분 배출

21 학교에서 선생님께 꾸지람을 듣고 화가 난 학생이 집에 와서 어린 동생에게 화풀이를 하고 있을 때, 이 학생이 사용한 방어기전으로 옳은 것은?

① 부정

② 투사

③ 퇴행

④ 전치

22 욕창이 발생하는 내부요인은?

① 압력

② 응전력

③ 마찰

④ 부동

23 환자에게 간호중재를 선택할 때 유의할 사항으로 옳지 않은 것은?

① 기대결과를 구체화하여 기대결과가 합당한지 확인한다.

② 연구결과를 활용하여 근거를 마련한다.

③ 비용에 상관없이 임상효과를 우선으로 중재를 선택한다.

④ 대상자의 문화적 특성을 고려하여 선택한다.

Answer.   17.④   18.③   19.①   20.④   21.④   22.④   23.③

24 말초혈액 도말 표본검사(Pheripheral Blood Spear)에서 그림과 같이 반달모양의 끝이 날카로운 적혈구가 발견되는 이 질환에 대한 설명으로 옳은 것은?

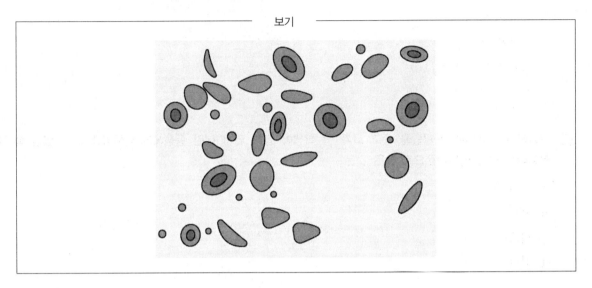

보기

① 헤모글로빈 분자 내 지방산의 서열이 바뀌어 발생한다.

② 헤모글로빈S에 대한 상염색체 열성유전질환이다.

③ 반달모양 적혈구의 생존률이 높아서 발생한다.

④ 적혈구 생산이 증가하면서 비장과 뼈에 통증이 나타난다.

25 목발보행에서 3점 보행의 특징으로 옳은 것은?

① 양쪽 발에 체중부하가 가능한 경우에 시행한다.

② 한쪽 다리에 전체 체중의 체중부하가 가능한 경우에 시행한다.

③ 다리 마비 대상자가 시행한다.

④ 지지점이 3곳이기 때문에 안전하다.

26 체중이 50kg인 천식환자에게 Aminophyllin을 IV로 0.5mg/kg/hr의 속도로 주입하라는 처방이 있다. 5% D/W 500mL 용액에 Aminophyllin 250mg을 혼합했을 때, 1시간당 적정 주입속도와 분당 적정 주입속도는?(drip factor는 20gtt/mL이다.)

① 20mL/hr, 7gtt/min
② 30mL/hr, 10gtt/min
③ 40mL/hr, 13gtt/min
④ 50mL/hr, 17gtt/min

27 태아의 피부에 솜털이 온몸을 덮는 개월수는?

① 임신 5개월
② 임신 7개월
③ 임신 8개월
④ 임신 10개월

28 결핵의 병리적 기전에 관한 설명으로 옳지 않은 것은?

① 결핵은 Mycobacterium Tuberculosis에 의해 발생하고 비말에 의해 공기 중으로 전파된다.
② 결핵균의 1차 감염 시 폐의 말단, 폐문 림프절에서 대식세포의 괴사로 육아종을 형성한다.
③ 결핵균에 대한 염증반응으로 액화괴사가 일어나고 호중구에 의해 화농성 삼출물을 만든다.
④ 2차 감염은 산소분압이 높은 폐 첨부에서 발생되어 폐조직과 기관지벽을 파괴한다.

29 40세 남성 환자의 간염에 대한 진단적 혈액검사 결과 HBs Ag(−), Anti−HBs Ag(−) 소견을 보일 때, 이 환자에 대한 설명으로 옳은 것은?

① 활동성 B형 간염이다.

② HBV 백신 예방접종이 필요하다.

③ 간염의 발생 위험이 없는 건강한 상태이다.

④ B형 간염 보균자로 전염력은 없다.

30 응고기능선별검사에 대한 설명으로 옳지 않은 것은?

① PT는 INR로 전환하여 표준화한다.

② PTT는 헤파린 치료를 감시하기 위해 실시된다.

③ D − Dimer는 DIC 확진을 위해 실시된다.

④ 피브리노겐은 DIC에서 높게 나타난다.

31 구조조정으로 회사에서 부당해고를 당한 40세 남성의 위기중재 방법으로 옳은 것은?

① 적응적 대처기전을 활용할 수 있도록 격려하고 지원한다.

② 개인의 적응수준을 낮추어 위기 이전의 상태로 돌아가도록 한다.

③ 추후에 발생 가능한 문제에 초점을 맞추어 중재한다.

④ 장기적인 관점에서 중재를 내리기 전에 간호목표를 정하기 위한 여러 번의 회의를 한다.

32 두정위 분만으로 출생한 신생아의 두피에 경계가 불분명하며, 시상봉합 경계를 넘어 확장되어 있는 부종이 관찰되었다. 부모가 아이의 상태에 대해 걱정할 때 간호사가 해줄 수 있는 말로 옳은 것은?

① "수혈과 혈액응고인자를 보충해야 합니다."
② "자연소실 되므로 특별한 치료가 필요하지 않습니다."
③ "감염을 예방하기 위해 멸균드레싱을 해야 합니다."
④ "부종 부위의 압력을 피하기 위해 아이를 안아주면 안 됩니다."

33 속발성 무월경의 원인으로 적절한 것은?

① 처녀막 폐쇄
② 터너증후군
③ 외상에 의한 자궁경부협착
④ 출산 후 모유수유

34 골다공증의 주된 원인으로 적절하지 않은 것은?

① 노화
② 조기 완경
③ 고지혈증
④ 운동 부족

Answer. | 29.② 30.④ 31.① 32.② 33.③ 34.③

35 다음 림프종에 대한 설명으로 옳은 것은?

① 호지킨병에는 Reed-sternberg cell이 없다.

② 비호지킨병은 국소적이고 치료 예후가 좋다.

③ B증상으로 체중의 감소, 발열, 야간 발한이 있다.

④ 원인세포로 가장 많이 나타나는 것은 T림프구이다.

36 다음 〈보기〉의 증상이 나타나는 신경계의 만성 퇴행성 질환의 원인은?

보기

- 표정 없는 얼굴
- 운동장애
- 소서증
- 떨림
- 짧은 보폭의 종종걸음
- 단조로운 목소리

---

① 뇌혈관의 혈전

② 뇌동맥류 파열

③ 두개내압 상승

④ 도파민 분비 감소

37 길을 지나던 30세 남성이 낯선 두 사람이 대화하며 웃는 모습을 보고 "지금 저를 보고 비웃었죠? 왜 제 험담을 하는 거예요?"라며 화를 냈다. 이 대상자에게 나타나는 증상은 무엇인가?

① 과대망상   ② 부정망상

③ 피해망상   ④ 관계망상

38 수혈 간호에 대한 설명으로 옳지 않은 것은?

① 이상반응이 나타나는 즉시 수혈을 중단한다.

② 알레르기가 있는 경우 수혈 전 항히스타민제를 투여한다.

③ 혈액은행에서 분출 후 30분 이내에 수혈한다.

④ 주사바늘 게이지는 15G 이하를 선택하여 사용한다.

39 갱년기 여성의 신체변화에 대한 설명으로 옳지 않은 것은?

① 자율신경계 실조로 열감, 야간발한, 심계항진이 나타난다.

② 관상동맥질환이나 동맥경화증의 발생위험이 높아진다.

③ 골밀도 저하로 골다공증 발생위험이 증가한다.

④ 질상피가 두꺼워지고 질의 윤활성이 증가한다.

40 심방중격결손(ASD)으로 입원한 환아의 심도자술 후 간호중재로 적절하지 않은 것은?

① 합병증 예방을 위해 시술 직후 조기이상을 격려한다.

② 심도자술 부위 아래 맥박의 동일성과 대칭성을 확인한다.

③ 시술한 사지의 온도와 피부색을 사정한다.

④ 드레싱 상태를 확인하여 출혈이나 혈종 유무를 관찰한다.

41 다음 심장 주기에 대한 설명으로 옳지 않은 것은?

① 심방 수축기에는 심방세포의 탈분극(P파)을 통해 칼슘이 유입되며 수축이 발생한다.
② 심실 수축기에는 방실결절이 흥분해서 탈분극이 심실로 전달되며 푸르킨예섬유를 통해 퍼져간다.
③ 심실 이완기 초기에는 대동맥과 폐동맥의 압력이 심실의 압력보다 낮아지며 반월판막이 닫힌다.
④ 심실 수축기에는 방실판막이 닫히며 제1심음이 들린다.

42 심장장애를 진단하는 검사명과 의미의 연결이 바르지 않은 것은?

① CK – MB : 심근세포에만 존재하며 급성 심근경색 발생 후 4 ~ 6시간 이내 증가한다.
② 트로포닌 I : 심근경색증을 확인하기 위한 결정적인 검사로 이완기에 작용한다.
③ 미오글로빈 : 경색이 시작된 후 1 ~ 2시간 내의 빠른 시간에 혈액으로 방출된다.
④ C반응성 단백질 : 동맥벽 안의 염증 정도를 측정하는 급성기 단백질이다.

43 면역반응에 대한 설명으로 옳지 않은 것은?

① 제1형 과민반응은 항원에 비만세포와 호염구에 부착된 항체가 반응하여 발생한다.
② 제2형 과민반응은 세포표면항원에 대해 보체결합 또는 세포독성작용으로 세포가 파괴된다.
③ 제3형 과민반응은 보체 매개로 항원 – 항체 반응이 일어나고 중성구에 의한 염증반응이 나타난다.
④ 제4형 과민반응은 활성화된 B세포가 사이토카인을 분비하여 세포가 손상된다.

44 네겔법칙(Negele's Rule)에 따라 마지막 월경일이 2023년 09월 10일인 여성의 분만예정일(EDC)은?

① 2024년 08월 01일

② 2024년 08월 17일

③ 2024년 06월 10일

④ 2024년 06월 17일

45 위-식도 역류질환에 대한 설명으로 옳지 않은 것은?

① 하부식도괄약근의 기능부전이나 식도열공탈장으로 위의 내용물이 역류한다.

② 산성의 위 내용물은 하부식도의 점막과 점막하층을 손상시킨다.

③ 역류로 인한 염증은 궤양과 반흔을 형성하고 식도를 확장시킨다.

④ 심한 역류로 식도점막의 중층편평상피세포가 원주상피세포로 대체되는 바레트식도가 나타날 수 있다.

46 다음 〈보기〉에 있는 심전도 리듬에서 70세 환자에게서 규칙적이나 톱니모양의 빠른 심방파형의 EKG 리듬이 나타났을 때 예상되는 부정맥으로 옳은 것은?

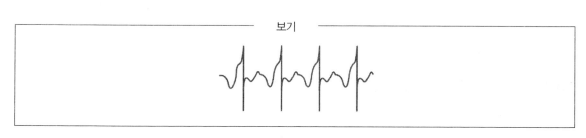

보기

① 동성서맥   ② 동성빈맥

③ 심방세동   ④ 심방조동

47 선천성 거대결장 환아에게 나타나는 특징적인 대변양상은?

① 혈액과 점액이 섞인 변

② 리본모양의 악취 나는 변

③ 소시지 모양의 검은 변

④ 끈끈하고 짙은 암녹색 변

48 신증후군(Nephrotic Syndrome)의 특징으로 옳은 것은?

① 사구체 모세혈관 투과성이 감소하여 고알부민혈증이 나타난다.

② 심한 단백뇨로 소변이 뿌옇고 거품이 많다.

③ 혈장 교질 삼투압이 낮아져 체액이 간질조직에서 혈관 내로 이동하여 혈량이 증가한다.

④ 나트륨과 수분의 재흡수가 감소한다.

49 건강한 4개월 영아가 접종해야 하는 예방접종은?

① BCG

② B형 간염 2차

③ 수두

④ DTP 2차

50 암 환자에게 방사선 요법 후 시행할 피부간호로 옳지 않은 것은?

① 제모가 필요한 부위를 면도한다.

② 치료할 때 피부에 그려진 잉크 선을 지우지 않는다.

③ 치료부위의 보습을 위해 로션을 사용한다.

④ 사우나의 뜨거운 온도에 피부가 노출되지 않도록 한다.

51 propranolol을 복용하는 대상자에게 해야 하는 교육으로 적절한 것은?

① "반드시 신경안정제와 함께 섭취하셔야 합니다."
② "호흡곤란, 어지럼증은 약을 먹으면 나타나는 자연스러운 현상입니다."
③ "증상이 호전된 이후에는 약을 중단하세요."
④ "누워 있다가 일어날 때에는 천천히 일어나세요."

52 항암제를 투여하는 환자에게 해야 하는 교육으로 적절하지 않은 것은?

① "항암제가 들어있는 수액이 피부에 닿지 않게 해주세요."
② "걷기가 어렵거나 현기증, 시력저하 등 증상이 있다면 알려주세요."
③ "대변이나 소변에 출혈이 있지 않은지 확인하고 알려주세요."
④ "구강점막에 상처가 나지 않도록 구강위생은 최소한으로 해주세요."

53 비타민의 기능에 대한 설명으로 옳은 것은?

① 비타민 B는 간에 주로 저장되며 눈의 세포분화 역할을 하여 야간에 사물을 볼 수 있게 한다.
② 비타민 K는 혈액응고인자 합성에 도움을 주며 결핍 시 지혈이 잘 안 되고 출혈이 발생한다.
③ 비타민 A는 칼슘과 인의 혈청수준을 유지하고 뼈 무기화 작용에 도움을 준다.
④ 비타민 C는 Niacin이라고도 하며 ATP를 생산하는데 조효소로 작용한다.

54 일차성 다혈구혈증 환자에게 해야 하는 간호교육으로 적절한 것은?

① "출혈예방을 위해서 치실은 사용하지 마세요."

② "Erythropoietin이 증가할 수 있으니 주의하세요."

③ "수분은 최대한 섭취하지 않도록 하세요."

④ "혈전증 예방을 위한 관리가 필요합니다."

55 신생아의 호흡 · 순환기계에 대한 설명으로 옳지 않은 것은?

① 따뜻한 자궁의 환경에서 출생하면서 외부의 서늘한 온도가 신생아의 호흡중추를 자극한다.

② 분만 시 낮은 산소분압은 연수의 호흡중추를 자극하여 신생아의 첫 호흡을 돕는다.

③ 폐혈관 수축과 폐 혈관저항 증가로 폐혈류가 감소하여 출생 시 난원공이 폐쇄된다.

④ 제대결찰로 제대정맥으로의 혈액공급이 중단되어 정맥관이 폐쇄된다.

56 소화성 궤양의 원인으로 옳지 않은 것은?

① H.Pylori균 감염

② 정서적 스트레스

③ 졸링거 – 엘리슨 증후군

④ 미주신경 자극 감소

57 통풍(Gout)에 대한 설명으로 옳지 않은 것은?

① Allopirinol은 요산의 축적시키므로 금기이다.

② 무증상 고요산혈증이 지속되다가 갑자기 급성 통풍이 발병한다.

③ colchicine은 급성 발작에 통풍을 완화하는 작용을 한다.

④ 곡류, 과일, 야채류 식단을 위주로 섭취한다.

58 당뇨병이 있는 임부에게서 태어난 신생아에게 나타날 수 있는 증상은?

① 저빌리루빈혈증

② 저인슐린혈증

③ 거구증 신생아

④ 고혈당증

59 불면장애가 있는 환자에게 해야 하는 수면위생 교육으로 적절하지 않은 것은?

① "기상시간은 평일과 주말 관계없이 규칙적으로 기상해주세요."

② "잠을 잘 때에만 침대에 눕고 그 외에 시간에는 침대에 누워있지 마세요."

③ "수면시간에 시계를 계속 확인하게 되는 경우에는 시계를 숨겨두세요."

④ "잠을 자기 전에 물을 많이 마시고 탄수화물을 포만감 느끼도록 섭취하세요."

60 양수에 대한 설명으로 옳지 않은 것은?

① 임신 말기 양수의 양은 약 700 ~ 1,000mL 정도이다.

② 양수는 중성이거나 약알칼리성이고 투명하고 노르스름한 색의 액체이다.

③ 양수는 외부충격으로부터 태아를 보호하고 태아의 성장과 발달을 돕는다.

④ 양수과소증은 양수의 양이 500mL 이하로 태아의 위장계 이상을 의심할 수 있다.

61 방광질누공으로 복원수술을 받은 여성의 수술 후 간호중재로 옳지 않은 것은?

① 자주 다리를 움직이도록 한다.

② 질에서 소변이 나오는지 관찰하고 따뜻한 물로 외음부를 부드럽게 닦아준다.

③ 지체 없이 유치도뇨관을 제거한다.

④ 충분한 수분 섭취와 균형 잡힌 영양섭취를 하도록 격려한다.

62 8개월 영아의 성장발달 특성으로 옳은 것은?

① 이불 속에 숨겨둔 인형을 적극적으로 찾아낸다.

② 소리를 흉내 내고 자음소리 "ㄷ, ㅌ, ㅎ"를 낸다.

③ 가구를 잡고 일어섰다가 넘어지듯이 앉는다.

④ 장난감을 엄지와 검지로 정교하게 잡아 건네준다.

63 부갑상샘기능항진증에 대한 설명으로 옳지 않은 것은?

① 혈중칼슘농도의 저하로 경련이 발생한다.

② 뼈가 파괴되고 신장과 위장에서 칼슘 흡수가 증가하면서 혈청 인산이 감소한다.

③ 원발성 부갑상샘기능항진증은 부갑상샘호르몬(PTH)이 과다 생성될 때 발생한다.

④ 이차성 부갑상샘기능항진증은 비타민 D 결핍 또는 만성 신부전에 인해서 발생한다.

64 임신 10주 여성이 얼굴, 몸통, 사지에 적갈색의 피부 발진, 농포가 있고, 식욕부진, 피로감을 호소하며 고열이 있다. 신체검진 시 외음부 및 회음부에 편평콘딜로마가 관찰되었다. 혈청검사인 RPR(Syphilis Reagin)이 양성일 때 간호사가 설명할 내용으로 적절하지 않은 것은?

① "치료받지 않으면 신생아에게 간질환, 난청, 빈혈, 피부질환을 초래할 수 있습니다."

② "임신 5개월 이후부터의 태아는 태반을 통한 감염위험이 낮다."

③ "피부반응검사 후에 페니실린으로 치료합니다."

④ "완치가 될 때까지는 성교를 금하고 부부가 함께 치료해야 합니다."

65 알레르기성 비염으로 항히스타민제 투여 시 나타날 수 있는 부작용으로 옳지 않은 것은?

① 변비

② 시야장애

③ 구강건조

④ 과잉흥분

66 산모의 태아심박동 검사결과 다음 〈보기〉와 같은 그래프일 때 산모에게 해줄 간호중재로 옳지 않은 것은?

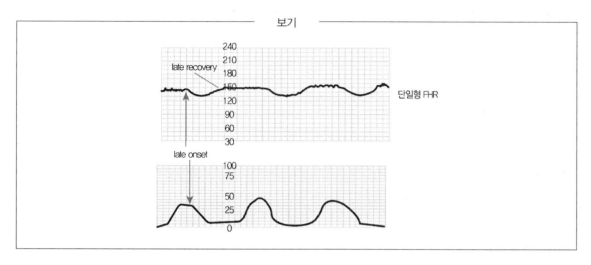

① 제대압박 감소를 위해 산모에게 좌측위를 취해준다.

② 정맥주입의 속도를 증가시킨다.

③ 태아저산소증이므로 산소를 공급한다.

④ 옥시토신을 투여하여 자궁수축을 촉진한다.

67 Fallot 4징후가 아닌 것은?

① 폐동맥 협착

② 좌심실 비대

③ 심실중격결손

④ 대동맥 기승

68 임신 8주 여성이 산전관리를 위해 내원하였다. 이 여성은 오심과 구토가 심해 밥을 잘 못 먹어서 임신 전보다 3kg 체중이 감소하였다고 한다. 간호사가 임부에게 교육할 내용으로 적절한 것은?

① "공복상태를 유지하세요."
② "소량씩 자주 섭취하세요."
③ "증상이 없을 때 최대한 단백질을 많이 섭취하세요."
④ "식사 직후에 똑바로 누우세요."

69 신생아의 반사 사정 결과 '비정상' 반응은?

① 오른쪽 뺨을 두드리거나 만지면 오른쪽으로 고개를 돌린다.
② 손바닥에 검사자의 손가락을 올리면 손가락을 오므린다.
③ 발바닥의 외측을 뒤꿈치에서 발가락 쪽으로 긁으면 발가락은 쫙 펴고 엄지발가락은 배굴된다.
④ 머리를 왼쪽으로 돌리면 왼쪽의 팔·다리는 굴곡되고 오른쪽의 팔·다리는 펴진다.

70 임신 27주 임부가 무통성의 선홍색 질 출혈로 내원하였다. 초음파검사로 태반의 위치를 확인하였을 때 태반이 자궁 하부에 부착되어 경관을 덮고 있었다. 여성의 활력징후는 안정적이고 태아전자감시 결과 태아심음은 정상일 때 시행해야 할 간호중재는?

① 옥시토신을 투여한다.
② 자궁경부 개대 확인을 위해 내진을 한다.
③ 자궁저부 마사지를 한다.
④ 침상안정을 시키고 출혈량을 관찰하며 임신을 유지한다.

71 아토피성 피부염이 있는 10개월 영아의 부모에게 간호사가 교육할 내용은?

① "손과 발톱을 짧게 자르고 면양말이나 장갑을 착용시킵니다."
② "놀이를 위해 털이 있는 장난감이나 풍선을 제공합니다."
③ "의복·침구 세탁 시 세제와 섬유유연제를 사용합니다."
④ "차가운 물로 비누와 거품목욕 후 파우더를 적용합니다."

72 조현병을 진단 받은 대상자가 "지금 저보고 죽으라는 소리 선생님도 들으셨죠?"라고 말할 때 간호사의 반응으로 적절한 것은?

① "환자분, 저는 아무 소리도 들리지 않아요."

② "네, 정말 그런 소리가 들리는 거 같네요."

③ "죽으라는 소리가 들린다는 것을 증명해 보세요."

④ "어디서 소리가 들리는지 함께 찾아볼까요?"

73 분만생리에 대한 설명으로 옳지 않은 것은?

① 자궁경부의 완전개대와 소실 후 배림과 발로가 보이며 태아의 만출이 일어난다.

② 분만 시 자궁경부는 늘어나고 얇아지며 자궁저부는 짧고 두꺼워진다.

③ 자궁경관의 외구는 미산부와 경산부는 동일하다.

④ 분만은 아두의 대횡경선이 골반 입구를 통과하며 시작한다.

74 하부식도괄약근 긴장도를 증가시키는 요인은?

① 흡연

② 카페인 섭취

③ 세크레틴 분비

④ 단백질 섭취

75 산욕기 여성의 생리적 변화에 대한 설명으로 옳지 않은 것은?

① 자궁저부는 분만 직후 제와부 아래 2cm, 분만 12시간 후 제와부에 위치한다.

② 오로의 색은 밝은 적색에서 분홍색 또는 갈색이었다가 이후 백색으로 변한다.

③ 태반락토젠과 융모성선자극호르몬의 혈청농도가 상승한다.

④ 임신 시 축적된 수분 배출을 위해 배뇨가 증가하고 야간 발한이 있다.

76 청소년기의 발달특성이 아닌 것은?

① 또래와 같은 옷을 사고 유행을 따르고자 한다.

② 생각과 실제를 혼동하여 위험을 감수하는 행동을 한다.

③ 추상적인 사고와 가설적 추론을 할 수 있다.

④ 위험을 회피하며 부모에게 의존적이다.

77 임신 37주 양수과다증 산모가 제대탈출이 의심될 때 해야 할 간호중재로 옳지 않은 것은?

① 제대압박 감소를 위해 산모에게 슬흉위를 취해준다.

② 산모에게 산소마스크로 산소를 공급한다.

③ 탈출한 제대는 다시 삽입하거나 마른거즈로 덮어둔다.

④ 자궁근 활동 감소를 위해 자궁수축 억제제를 투여한다.

78 출생 시 1분 Apgar 점수가 7점인 신생아가 코와 입에 많은 분비물로 청색증이 점점 심해질 때 가장 먼저 해야 할 간호중재는?

① 신생아의 신분 확인을 위해 손목과 발목에 2개의 신분 표지띠를 착용시킨다.

② 신생아 안염을 방지하기 위해 테트라사이클린 안연고를 적용한다.

③ 체열보존을 위해 따뜻한 수건으로 건조시키고 인큐베이터로 이동한다.

④ 둥근 고무 재질 흡인기로 코와 입의 분비물을 흡인한다.

79 3세 아동이 위험한 물건을 가지고 놀고 있어 부모가 물건을 빼앗자 때 발로 문을 차며 크게 소리를 지르고 바닥에 드러누워서 울고 있다. 이 때 부모가 취해야 할 태도로 적절한 것은?

① 진정시키기 위해 물건을 다시 준다.

② 진정될 때까지 자리에서 무관심하게 지켜본다.

③ 부모가 아이의 손과 발을 붙잡고 강제로 행동을 제어한다.

④ 가지고 놀았던 물건의 위험성을 논리적으로 설명한다.

80 임신성 고혈압의 증상이 아닌 것은?

① 희미한 태아심음

② 145/95mmHg 이상의 혈압

③ 단백뇨

④ 지속적인 두통

81 다음 〈보기〉와 같은 증상을 5세 아동이 보일 때 의심되는 질환은?

보기

• 발열, 구토, 목의 강직, 불안
• 30초 동안 강직 – 간대성 발작
• 앙와위에서 한쪽 다리를 90°로 올리고 무릎을 신장시킬 때 저항감과 통증 호소
• 머리를 앞으로 굴곡시킬 때 양 다리를 펴지 못하고 굴곡 됨

---

① 뇌성마비

② 근이영양증

③ 수막염

④ 길렝 – 바레증후군

82 양극성장애로 리튬(Lithium)을 복용하는 환자에게 나타나는 부작용에 따른 간호교육으로 적절하지 않은 것은?

① "갈증이 날 때에는 물을 많이 마셔주세요."

② "체중감소가 나타나는 경우 식사량을 늘리면서 약을 계속 복용하세요."

③ "오심이나 설사가 나타나면 식사할 때 약을 함께 복용하세요."

④ "다뇨가 나타난다면 약을 감량해야하니 반드시 알려주세요."

83 정신과 병동에 입원한 대상자가 반복적으로 손을 씻는 행동을 보일 때 간호중재는?

① 적당한 시간 동안은 허용하며 수용적 태도를 보인다.

② 강박행동이 나타날 때마다 불합리한 행동임을 논리적으로 알려준다.

③ 강박행동을 할 때마다 주의를 주고 참아낼 수 있도록 억제를 격려한다.

④ 강박행동이 건강을 해칠 때에도 제한하지 않고 최대한 자율성을 준다.

84 직장에서 업무 스트레스를 받던 30세 여성이 출근 직전 갑자기 왼쪽 팔이 마비되어 움직일 수 없어 입원하였다. 검사결과 기질적 문제가 없을 때 이 여성에 대한 간호중재는?

① 본질적인 두려움과 불안에 대해 언어로 표현하도록 격려한다.

② 대상자가 호소하는 신체증상에 몰두할 수 있도록 돕는다.

③ 신체에 나타나는 증상에 대해 자주 관심을 갖고 자세하게 물어본다.

④ 대상자의 신체 고통에 깊이 공감하고 감정적으로 위로를 한다.

85 반사회적 인격장애에 대한 설명으로 옳지 않은 것은?

① 부모의 비일관적인 양육태도가 원인이 된다.

② 초자아가 이드의 충동을 조절하지 못한 경우 나타난다.

③ 충동적 행동 후 자신의 행동에 잘못했다는 죄책감을 가진다.

④ 사회적 규범을 무시하고 반사회적 행위를 지속적으로 행한다.

86 68세 남성 대상자는 알코올 중독으로 입원치료 중이다. 입원 2일째 안절부절 못하며 손 떨림이 있고 팔에 거미가 기어 다닌다며 잠을 이루지 못하는 이 남성에 대한 간호중재로 적절하지 않은 것은?

① 정맥주사로 수분과 전해질을 공급한다.

② 고열량, 비타민 B1, 비타민 C가 풍부한 식이를 제공한다.

③ 소량의 알코올을 제공한다.

④ 자극이 적은 조용한 환경을 제공한다.

87 임종 환자의 일반적인 특성으로 옳지 않은 것은?

① 서맥

② 빈호흡

③ 소변량 감소

④ 요실금

88 노인성 정신장애 환자를 대상으로 한 간호중재로 옳지 않은 것은?

① 일몰 증후군을 예방하기 위해 오후에는 휴식을 격려한다.

② 새로운 지식을 습득할 수 있는 다양한 자극을 제공한다.

③ 낙상 같은 안전사고가 발생하지 않도록 환경을 조성한다.

④ 개인위생과 일상생활 능력을 유지할 수 있도록 돕는다.

89 80세 노인 환자의 구강 내 백색의 표재성 균집락이 나타나며 '굳어진 우유'라고도 부르는 것은?

① 궤양성 치은염

② 칸디다증

③ 아프타성 구내염

④ 단순포진

90 주의력 결핍과 과다행동 장애 아동에 대한 간호중재로 옳지 않은 것은?

① 넘치는 에너지를 해소할 수 있도록 운동을 제공한다.

② 과다행동으로 신체 손상위험성이 있으므로 안전한 환경을 조성한다.

③ 실현이 가능한 현실적 목표를 설정하여 성취감을 느끼게 한다.

④ 낯설고 사람이 많은 곳에 자주 노출시킨다.

Answer. 83.① 84.① 85.③ 86.③ 87.① 88.② 89.② 90.④

제 04 회 | 기출유형 모의고사

1 질병의 발생원인 중 외인성 원인에 의한 질병으로 옳은 것은?

① 심근허혈로 인한 심근경색
② 당뇨로 발생한 미세망막병증
③ 전신홍반성낭창
④ Boca 바이러스에 의한 폐렴

2 면역계에서 아니필락시스가 발생하면 IgE와 결합하여 히스타민을 방출하는 백혈구에 해당하는 것은?

① 자연살해세포
② 중성구
③ B세포
④ 호염구

3 다음 〈보기〉에서 설명하는 증상에 해당하는 면역결핍증으로 옳은 것은?

보기

식세포의 이물질 탐식과 연관되는 효소대사의 이상으로 세포 내 살균과정에 문제가 발생하게 된다.

① 중증 복합면역결핍증
② 위스코드 알드리치 증후군
③ 만성육아종병
④ 무감마글로불린혈증

제한시간 90분

맞춘 문항 수 : [/ 90]
총 소요 시간 : [분   초]

4 급성 염증반응에 대한 설명으로 옳지 않은 것은?

① 대식세포는 이동속도가 빨라 염증부위에 가장 먼저 작용한다.
② 손상 부위에서 히스타민 분비로 혈관을 확장시키고 혈관 삼투성을 증가시킨다.
③ 키닌은 브라디키닌으로 활성화되어 혈관투과성을 증가시킨다.
④ 피브리노겐의 피브린으로의 섬유소 중합은 손상이 확산되는 것을 막는다.

5 신경성 식욕부진에 대한 설명으로 옳은 것은?

① 체중증가를 피하기 위해서 부적절한 보상행위로 제거행동을 하며 스스로 구토를 유발한다.
② 체중이 과체중 범위에 해당한다.
③ 체중감소를 위해서 무리한 방법을 사용하거나 신체상 장애가 나타나지는 않는다.
④ 완벽주의와 강박적인 행동적인 특성이 있다.

6 다음 분만 과정별 특징으로 옳은 것은?

① ROM이 나타나면 태반이 박리된다.
② 초산부에게서 경부소실과 개대가 동시에 발생한다.
③ 가진통에서 이슬이 보이지 않는다.
④ 선진부가 만출되면 산모에게 힘을 주도록 지도한다.

Answer.   1.④ 2.④ 3.③ 4.① 5.④ 6.③

7 15세 환자는 두통, 호흡곤란, 알레르기, 월경불순 등의 신체증상을 호소하지만 신체검사에서는 별다른 문제가 보이지 않는다. 환자는 자신의 증상에 대해 과장되게 표현하고 있으며 우울증도 동반되어 나타나고 있다. 처음 내원한 이 환자의 간호중재로 적절한 것은?

① 신체증상 완화를 목적으로 신체증상에 따른 약물을 사용한다.
② 환자의 증상이 실제임을 수용해준다.
③ 신체증상이 환자의 행동과 일치하지 않음을 지적한다.
④ 격리병동에서 자신의 증상에 몰두할 수 있도록 한다.

8 결장암을 진단 받은 환자는 종양이 장의 근육층까지 침범하였고 1개의 국소 림프절 전이가 있으며 원격 장기 전이는 없는 상태이다. 이 남성의 TNM분류에 따른 병기는?

① T1N0M0
② T2N1M0
③ T2N1M1
④ T3N0M1

9 불면장애 환자에게 하는 간호중재로 적절한 것은?

① Methylphenidate 약물요법을 시행한다.
② 수면다원검사로 불면의 원인을 파악하여 제거한다.
③ 부족한 수면은 낮잠을 통해서 보충한다.
④ Chloral hydrate는 내성이 있으므로 금기이다.

10 적혈구에 대한 설명으로 옳지 않은 것은?

① 주요 역할은 산소운반이며 성숙한 적혈구의 수명은 120일 정도이다.

② 비장과 간에 있는 단핵구 식세포에 의해 파괴되며 파괴 시 빌리루빈을 생성한다.

③ 핵이 없고 오목한 원반모양이며 세포질에는 헤모글로빈이 들어있다.

④ 적혈구 조혈인자는 간에서 분비되므로 간에서 적혈구 조혈을 촉진한다.

11 다음은 크론병과 궤양성 대장염의 특성을 비교한 내용 중 옳지 않은 것은?

특성	크론병	궤양성 대장염
호발연령	① 젊은 층	젊은 층 ~ 중년
호발 부위	회장말단부위	② 직장~결장
통증 부위	③ RLQ	LLG
특징	④ 급성으로 발병	주기적인 회복과 악화

12 급성 사구체신염의 증상으로 옳은 것은?

① 저혈압이 나타나면서 기립성 저혈압이 흔한 증상이다.

② 하루에 2000ml 이상의 소변량이 보여진다.

③ 안와 주변에 부종이 두드러지게 나타난다.

④ 대사성 산증이 발생한다.

Answer.	7.② 8.② 9.② 10.④ 11.④ 12.③

13 지혈과 응고에 대한 설명으로 옳지 않은 것은?

① 혈액응고 과정에서 골수에서 생성된 피브리노겐은 피브린으로 중합된다.

② 혈관내피세포가 손상되면 혈관의 경련성 수축으로 손상된 혈관의 혈류가 감소한다.

③ 혈소판은 손상된 내피세포의 표면에 유착해서 혈소판 응괴를 형성한다.

④ 혈액응고인자는 혈장 내 있으며 외인성·내인성 경로로 활성화되어 응고에 관여한다.

14 대상자의 눈을 감기고 솜과 안전핀, 더운물, 찬물을 이용하여 좌우대칭의 감각을 사정하고 면봉으로 각막의 모서리 부분을 접촉 시 눈이 깜빡이는지 확인하는 것은 어떤 뇌신경의 기능을 확인하기 위한 것인가?

① 미주신경

② 설인신경

③ 안면신경

④ 삼차신경

15 우각블럭(Right Bundle Branch Block, RBBB)에서 나타나는 심전도의 특징은?

① QRS 군이 좁고 정상 범위로 나타난다.

② V1에서 rSR' 패턴이 나타난다.

③ T파와 ST 분절은 정상적으로 유지된다.

④ P파의 폭이 넓어지고 이중 첨 형태로 나타난다.

16 자살 계획이 있는 대상자에게 해야 하는 적절한 간호중재는?

① 생각을 정리하도록 혼자만의 시간을 제공한다.

② 주 1회 정해진 시간에 규칙적으로 병실을 순회하면서 관찰한다.

③ 구체적 자살계획에 대해 묻지 않는다.

④ 주변 환경에서 위험한 물건을 제거한다.

17 동맥혈 가스분석 검사를 시행한 결과가 다음 〈보기〉와 같을 때 보상기전은?

보기

- pH : 7.53
- PO_2 : 90mmHg,
- pCO_2 : 40mmHg
- HCO_3^- : 30mEq/L

① 폐에서 이산화탄소 배출 증가

② 신장에서 중탄산염 보유

③ 이산화탄소 분압 감소

④ 호흡수와 깊이 감소

18 대상포진에 대한 설명으로 옳지 않은 것은?

① Varicella-Zoster Virus가 원인균에 해당한다.

② 수두에 감염된 후 척수 뒤쪽 신경절 또는 뇌신경절에 잠복 상태로 존재한다.

③ 물집이 치유가 되면 통증이 나타나지 않는다.

④ 피부절에 따라 국소화된 발진과 물집이 나타나고 물집은 딱지로 변하면서 2~4주 내에 치유된다.

Answer. 13.① 14.④ 15.② 16.④ 17.④ 18.③

19 성폭력 피해로 응급실에 내원한 여성에게 시행해야 할 간호중재로 옳은 것은?

① 동의가 없어도 피의자의 체액이 묻은 피해자의 옷은 보관해야 한다.

② 비밀보장을 위해 조용한 장소에서 질문하고 검진한다.

③ 성병예방을 위해 내원 즉시 소변을 보고 질세척을 한다.

④ 겁에 질린 피해자에게 혼자서 진정할 수 있는 시간을 제공한다.

20 석고붕대를 적용한 환자의 간호중재로 적절한 것은?

① 석고붕대를 건조시킬 때 드라이기를 사용하지 않는다.

② 석고붕대를 적용할 때 꽉 조이게 한다.

③ 석고붕대 말단 사지에 통증이나 감각이상은 정상적인 반응이라고 설명한다.

④ 가려움증이 있다면 석고붕대 내부에 파우더를 뿌려준다.

21 다음 〈보기〉에서 설명하고 있는 분만기전 단계는?

보기

대횡경선이 골반입구를 통과하는 시기에 해당한다.

---

① 진입

② 하강

③ 내회전

④ 신전

22 조기심실수축의 심전도 그래프 특징은?

① QRS 모양이 정상적이다.

② P파가 보이지 않는다.

③ 2개의 PVC가 연속하여 나타난다.

④ PR간격이 0.12~0.2초 범위에 있다.

23 조현병의 음성증상은?

① 와해된 언어

② 사고장애

③ 무쾌감증

④ 망상

24 심방조동의 심실박동을 낮추기 위해서 투약하는 약물이 아닌 것은?

① atropine

② diltiazem

③ digoxin

④ β-blocker

Answer.	19.② 20.① 21.① 22.③ 23.③ 24.①

25 우심도자술의 삽입 부위는?

① 대퇴정맥

② 대동맥

③ 대퇴동맥

④ 요골동맥

26 인체의 방어기전 중 특이적 방어기전에 해당하는 것은?

① 항원 – 항체반응

② 염증반응

③ NK Cell의 세포파괴

④ 백혈구의 포식작용

27 혈액요소에 대한 설명으로 옳은 것은?

① 백혈구는 골수에서 생성되며 망상적혈구 형태로 정맥을 통해 혈류에 유입된다.

② 적혈구는 과립의 존재 유무에 따라 과립구와 무과립구로 나뉜다.

③ 혈장은 4개의 폴리펩티드의 사슬이 모여 있는 단백질로 헴기를 갖는다.

④ 혈소판은 다핵세포의 분화과정을 통해 생성되며 간의 혈소판자극인자에 의해 조절된다.

28 경제적 사정으로 환자를 퇴원시키고자 하는 보호자에게 간호사가 '저희는 환자의 안위를 위해 최선을 다하겠습니다. 충분히 시간을 가진 후 결정하세요.'라고 말했다. 간호사의 입장에서 이러한 행위는 가장 적절한 윤리적 이론은?

① 성실의 규칙
② 공리주의
③ 유용성의 원칙
④ 정의의 원칙

29 양극성 장애환자와 의사소통 시 간호사의 태도로 적절하지 않은 것은?

① 환자의 질문에 대해 간결하고 진실한 대답을 한다.
② 환자를 엄격하고 일관성 있는 태도로 대한다.
③ 과다한 행동에 대해 무관심으로 대응한다.
④ 한 번에 한 가지 주제에 초점을 맞춰 대화한다.

30 출생을 하고 2주가 지난 신생아에게서 선천성 유문 협착이 나타났다. 증상으로 적절하지 않은 것은?

① 탈수
② 체중 감소
③ 대사성 알칼리증
④ 좌측 상복부에서 덩어리가 촉진

Answer.	25.① 26.① 27.④ 28.① 29.③ 30.④

31 뇌하수체 전엽에서 분비하는 호르몬이 아닌 것은?

① 갑상샘자극호르몬

② 성선자극호르몬

③ 항이뇨호르몬

④ 성장호르몬

32 췌장암으로 췌장의 일부를 제거한 환자에게 나타날 수 있는 증상으로 옳지 않은 것은?

① 고혈당

② 비타민 결핍

③ 복부팽만

④ 체중 증가

33 4세 아동이 5일 이상의 고열, 양측 결막의 충혈, 양 손바닥 부종, 입술이 갈라지고 딸기 모양의 혀, 팔·다리·몸통의 발진으로 응급실에 내원하였다. 신체사정 결과 좌측 경부 림프절이 비대했고 혈액검사 결과 WBC, ESR, CRP가 상승하였다. 이 아동의 보호자에게 교육할 내용으로 적절하지 않은 것은?

① "이 질환의 가장 심한 합병증은 신장질환입니다."

② "고용량의 면역글로불린을 투약하여 치료합니다."

③ "열과 염증을 완화하고 혈소판 응집을 막기 위해 아스피린을 투약해야 합니다."

④ "발열 증상이 나타나면 미온수 마사지를 하고 수분 섭취를 권장합니다."

34 난관의 통기성 여부를 확인하기 위한 루빈검사(Rubin Test)에서 정상을 의미하는 소견으로 적절한 것은?

① 일시적으로 견갑통을 호소하였다.

② 맑고 미끈거리며 달걀흰자와 같은 분비물이 나왔다.

③ 세포가 요오드 용액에서 짙은 갈색으로 염색되었다.

④ 채취한 표본에서 이형증이 발견되지 않았다.

35 다음 〈보기〉에 있는 골절의 치유과정을 순서대로 나열한 것으로 옳은 것은?

> ──────── 보기 ────────
>
> ㉠ 혈종 내에 혈액이 엉겨 붙어 섬유소 그물망을 형성한다.
> ㉡ 혈종이 육아조직으로 대치되어 연조직 가골을 형성한다.
> ㉢ 조골세포, 파골세포 작용으로 골 재형성이 일어난다.
> ㉣ 가골이 뼈로 변화되는 골화가 일어난다.
> ㉤ 육아조직이 변화되어 가골을 형성한다.

① ㉢ - ㉠ - ㉡ - ㉤ - ㉣

② ㉢ - ㉠ - ㉤ - ㉡ - ㉣

③ ㉠ - ㉤ - ㉡ - ㉣ - ㉢

④ ㉠ - ㉡ - ㉤ - ㉣ - ㉢

36 탈장에 대한 설명으로 옳지 않은 것은?

① COPD 환자의 경우 만성적으로 복부 내압을 높아서 탈장이 자주 발생할 수 있다.

② 탈장으로 돌출된 부위가 눕거나 밀었을 때 정상위치로 돌아가는 것은 환원성 탈장이다.

③ 수술 이후에 고등도 근력운동으로 근육 강화운동을 교육한다.

④ 다산을 한 여성에게서 제대탈장이 발생률이 높다.

37 게실염으로 입원한 80세 환자에게 통증관리를 위해 수행할 간호로 옳지 않은 것은?

① 고섬유식이
② 배변완화제
③ 모르핀 황산염 투여
④ 비위관 삽입

38 갈락토스혈증을 진단 받은 신생아의 부모에게 교육할 내용으로 옳은 것은?

① "단백질 대사장애로 발생하는 질환으로 단백질 섭취가 제한되어야 합니다."
② "선천적으로 발생된 것으로 합병증은 극히 드뭅니다."
③ "약을 살 때 반드시 약사에게 갈락토스 성분 포함여부를 문의해야 합니다."
④ "조제유나 두유는 금하고 모유를 섭취합니다."

39 초등학교에 입학한 8세 아동이 등교시간이 되면 복통, 구토를 하며 등교를 거부한다. 병원에 내원하여 시행한 검사는 모두 정상이었고 학교에 가지 않고 부모와 함께 있을 때는 증상이 사라졌다. 부모의 대응으로 적절한 것은?

① 꾀병이므로 아이를 단호하게 훈육한다.
② 아이에게 놀이공원에 간다 말하고 학교에 데려다준다.
③ 부모가 학교에 가서 아동과 함께 학교생활을 한다.
④ 담당교사에게 상황에 대해 알리고 의논한다.

40 호흡기계에 대한 설명으로 옳지 않은 것은?

① 폐포의 Type 1세포는 계면활성제를 생산, Type 2세포는 가스교환에 관여한다.
② 횡격막이 수축하면서 흉곽 공간이 넓어지며 폐가 팽창한다.
③ 우폐는 세 개의 엽, 좌폐는 두개의 엽을 가지고 있다.
④ 후두는 상부와 하부의 기도를 연결한다.

41 항암화학요법을 받고 있는 백혈병 아동의 감염 예방을 위한 간호중재로 옳지 않은 것은?

① 생리식염수 또는 니스타틴 용액으로 입 안을 헹구도록 한다.

② 신선한 생과일과 조리하지 않은 유기농 생채소를 제공한다.

③ 폐포자충폐렴을 예방하기 위해 일주일에 3일간 예방적 항생제를 투약한다.

④ 방문객의 출입을 제한하고 사람이 많이 모이는 장소는 피하도록 교육한다.

42 다음은 맥박에 영향을 미치는 요인과 맥박 증감을 연결한 것으로 옳지 않은 것은?

① 100m 달리기 직후 맥박이 증가한다.

② 에피네프린 투여 후 맥박이 증가한다.

③ 칼슘차단제 투여 후 맥박이 감소한다.

④ 출혈 환자의 맥박이 감소한다.

43 다음 〈보기〉의 빈칸을 올바르게 넣은 것은?

─── 보기 ───

시상하부는 생식샘자극호르몬분비호르몬(GnRH)을 분비하여 뇌하수체 전엽에서 난포자극호르몬(FSH)을 분비한다. 이로 인해 난소의 난포를 자극하고 성장시켜 (㉠)을 분비한다. 또한 뇌하수체 전엽에서 (㉡)이 분비되면서 난포를 황체로 변화시켜 황체에서 (㉢)이 분비된다.

	㉠	㉡	㉢
①	에스트로겐	프로락틴	프로게스테론
②	에스트로겐	황체형성호르몬	프로게스테론
③	프로락틴	융모성선자극호르몬	에스트로겐
④	프로게스테론	황체형성호르몬	에스트로겐

44 전립선 상피세포에서 생성되면서 고연령 남성의 전립선이 증대되는 전립선 비대증과 전립선암의 선별검사를 위해 사용되는 암표지자는?

① CEA
② AFP
③ PSA
④ CA − 125

45 소아 심폐소생술에 대한 설명으로 옳은 것은?

① 의료인이 2인 구조자일 경우 가슴압박과 인공호흡을 15 : 2로 시행한다.
② 1세 미만 영아의 맥박 확인 시 10초 이내로 경동맥을 확인한다.
③ 제세동 시 첫 번째 에너지 용량은 10J/kg이 권장된다.
④ 1세 미만의 영아 가슴압박 시 한 손의 손바닥으로 흉골 아래를 압박한다.

46 아동의 배변훈련에 관한 설명으로 옳지 않은 것은?

① 적당한 시기가 정해진 것은 아니나 일반적으로 18 ~ 24개월 성취된다.
② 급하게 밀어 붙이거나 강압적이면 퇴행이 발생할 수 있다.
③ 아동의 신체적 · 정신적 준비가 되었을 경우 시작한다.
④ 소변훈련은 예측이 가능하며 규칙적이므로 대변훈련보다 먼저 완성된다.

47 등 마사지가 금기인 환자는?

① 영양부족 대상자
② 당뇨병 환자
③ 노인
④ 혈전성 정맥염이 있는 환자

48 2시간 전 자연 분만한 산모의 자궁저부를 촉진한 결과 제와부 수준에서 부드럽고 말랑말랑하게 촉진되었을 때 적절한 간호중재는?

① 모유수유는 금기이다.

② 자궁저부가 단단해질 때까지 자궁저부 마사지를 한다.

③ 응급상황이므로 즉시 응급수술을 준비한다.

④ 자궁수축 억제제를 투여한다.

49 투약 전 사정이 필요한 약물과 항목이 옳지 않은 것은?

① 디곡신 투여 전 맥박을 측정한다.

② 모르핀 투여 전 호흡 수를 측정한다.

③ 프로프라놀롤 투여 전 PT 결과를 확인한다.

④ 헤파린 투여 전 PTT 결과를 확인한다.

50 장기이식 코디네이터로 근무하는 간호사가 장기이식에 대해 가장 우선하여 고려할 것은?

① 절박성

② 장기기능 회복의 정도

③ 삶의 질 개선 정도

④ 장기요청 선착 순위

51 20대 여성은 월경 1 ~ 2주전 유방 팽만감, 골반통, 두통, 심계항진이 나타나고 일에 집중할 수 없고 피로감을 느낀다고 호소한다. 이 대상자에 대한 간호중재로 옳지 않은 것은?

① 스트레스 해소를 위해 초콜릿을 많이 섭취하도록 한다.

② 흥분과 우울을 감소시키기 위해 비타민 B6가 풍부한 음식을 섭취하도록 한다.

③ 월경 1 ~ 2주전부터 저염 · 고단백 식이를 하도록 한다.

④ 개별적인 접근을 위해 월경일지를 작성하고 관리하도록 교육한다.

Answer. 44.③ 45.① 46.④ 47.④ 48.② 49.③ 50.① 51.①

52 다음 〈보기〉에서 경변증의 합병증을 모두 고른 것은?

보기

ⓐ 문맥성 고혈압
ⓑ 간성뇌증
ⓒ 자연발생적 세균성 복막염
ⓓ 거미혈관종
ⓔ 출혈성 정맥류

① ㄱㄴㄷ   ② ㄱㄴㄷㅁ
③ ㄴㄷㄹㅁ   ④ ㄱㄴㄷㄹㅁ

53 5% D/S 1,000mL에 Na 40mEq를 혼합하여 12시간 동안 정맥 투여 시 주입속도로 알맞은 것은? (소수점 둘째자리에서 반올림)

① 27.8 gtt/min
② 27.7 gtt/min
③ 26.8 gtt/min
④ 26.7 gtt/min

54 10세 아동이 학교에서 또래 친구들에게 폭력을 가하고 친구의 물건을 훔치며 길에 있는 자동차의 창문을 깨는 행동을 하여 정신과 병동에 입원하였다. 간호중재로 적절하지 않은 것은?

① 새로운 적응적 대처기술을 습득할 수 있도록 돕는다.
② 생각과 감정을 언어적으로 표현할 수 있도록 격려한다.
③ 공격적인 행동을 보일 때 신체활동과 외부활동을 제한하고 격리한다.
④ 허용 가능한 행동에 대해 알려주고 허용할 수 없는 행동은 제한한다.

55 60세 남성 대상자는 공사장에서 일하다 붕괴된 건물에 깔려 일주일 뒤 구조되었다. 이 사고 이후 건물 안으로 들어가지 못하고 자주 건물이 무너지는 꿈을 꾸며 불면증, 피로, 근육통을 호소하고 있다. 이 남성에 대한 간호중재로 옳지 않은 것은?

① 감정을 표출할 수 있도록 격려한다.
② 안정을 위해 1차 선택약물인 SSRIs를 투여한다.
③ 적극적으로 경청하며 신뢰관계를 형성한다.
④ 플래시백이 나타날 때 현실이 아니라고 판단해준다.

56 헬리코박터균 위염에 관한 내용으로 옳지 않은 것은?

① 위 전정부에서 염증을 일으키는 세균인 헬리코박터균은 위 점막층 표면에 상주한다.
② 만성 위염은 대부분 헬리코박터균에 의해 발생하며 상복부 통증, 오심, 구토, 식욕저하를 초래한다.
③ 항생제와 양성자펌프억제제로 치료하며 내성을 막기 위해 약물순응도가 중요하다.
④ 위 말트림프종의 발달을 자극하기 때문에 헬리코박터균이 제거되어도 치료되지 않는다.

57 아동기의 성장발달에 관한 설명으로 옳은 것은?

① 두미법칙에 따라 머리에서 발 방향의 순서로 성장과 발달을 한다.
② 원근법칙에 따라 말초신경계가 발달되고 중추신경계가 발달한다.
③ 성장발달과정의 순서는 개인차로 인해서 예측이 불가능하다.
④ 복잡한 동작이 먼저 발달되고 나면 자연스럽게 단순한 동작을 한다.

Answer.   52.④   53.①   54.③   55.④   56.④   57.①

58 임신 36주인 40세 산모는 얼굴과 손이 붓고, 지속적이며 심한 두통, 흐릿한 시야, 상복부 통증으로 응급실에 내원하였다. 혈압 170/100mmHg, 맥박 96회/분, 호흡 19회/분, 체온 36.8℃이고 소변검사에서 단백뇨 3+였다. 이 여성에게 적절한 간호중재는?

① 심박수를 높이는 운동을 격려한다.

② 조명이 밝은 환경을 제공한다.

③ 경련에 대비하여 산소를 준비한다.

④ 저단백 식이를 제공한다.

59 노인간호에 대한 설명으로 옳지 않은 것은?

① 물건을 옮길 때 하지근육을 활용하도록 교육

② 굽이 낮은 미끄럼 방지 신발 착용

③ 억제대를 사용하여 움직임을 최소화

④ 걷기나 수영을 통한 추간판 탈수 방지

60 넓고 개방된 공간에 혼자 있을 때 현저한 공포를 느끼는 것은?

① 범불안장애

② 사회불안장애

③ 광장공포증

④ 분리불안장애

61 면역글로불린에 대한 설명으로 옳은 것은?

① IgM은 위장관 점막 표면에서 보호 작용을 한다.

② IgE는 태반으로 전달되어 생후 6개월 동안의 면역력을 제공한다.

③ IgD는 면역글로불린 중에서 우리 몸에서 제일 높은 비율로 존재한다.

④ IgA는 눈물이나 타액과 같은 체액에서 분비된다.

62 당뇨병 환자에게 수행할 발 간호 교육으로 옳은 것은?

① 다리 꼬고 앉는 자세는 피할 것

② 딱딱한 신발 깔창을 사용할 것

③ 발톱은 목욕한 후에 둥글게 자르기

④ 티눈이 생기면 소독된 바늘로 직접 제거할 것

63 50세 여성 대상자는 최근 4개월 간 잠들기 어렵고 수면 중 자주 깨 자고 일어나도 지속적으로 피곤함을 느꼈다. 낮에도 지속적으로 졸음을 호소하여 일상생활에 지장이 있어 수면클리닉을 방문한 대상자에게 교육할 내용으로 적절하지 않은 것은?

① "매일 규칙적인 시간에 일어나세요."

② "수면하는 공간에 시계가 보이지 않게 하세요."

③ "잠들기 30분 전에 심박수를 높이는 운동을 하세요."

④ "낮에 산책을 하면서 햇빛을 쬐세요."

64 60대 여성 대상자가 피가 섞인 질 분비물, 성교 시 출혈 및 통증, 소양감, 질궤양 및 착색으로 내원하였다. 검진을 할 때에는 질점막이 위축이 되었지만 다른 검사소견은 정상이었다. 이 대상자에게 교육할 내용으로 옳은 것은?

　　① "에스트로겐 질 크림을 일주일에 2 ~ 3회 투여하세요."
　　② "바지를 딱 맞게 입으세요."
　　③ "약물투여로 부종이 나타날 수 있습니다."
　　④ "항생제 치료를 해야 합니다."

65 80세 만성폐쇄성폐질환 환자에게 수행할 간호로 옳지 않은 것은?

　　① 폐 청진을 규칙적으로 사정한다.
　　② 실내 습도를 낮춰 건조하게 유지한다.
　　③ 입술 오므리기 호흡을 하도록 한다.
　　④ 고단백 음식을 조금씩 나누어 섭취한다.

66 구순구개열이 있는 아동의 수유에 대한 설명으로 적절하지 않은 것은?

　　① 감염 가능성이 있으므로 모유수유는 금기이다.
　　② 구멍이 크고 부드러우며 긴 젖꼭지를 사용하여 수유한다.
　　③ 상체를 세우고 오른쪽으로 눕히거나 앉혀서 수유한다.
　　④ 공기를 과도하게 마실 수 있으므로 자주 트림시켜 준다.

67 다음 〈보기〉와 같은 심전도 양상이 나타나는 환자의 특징은?

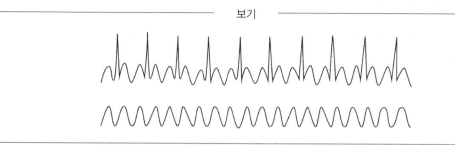

보기

① 운동선수에게서 나타나는 심전도 양상에 해당한다.

② 심박수가 60bpm 이하이다.

③ 암페타민을 사용하면 흔하게 나타난다.

④ 심부전, 폐색전, 하부심 벽의 MI 등이 원인이다.

68 방어기전에 대한 설명으로 옳지 않은 것은?

① 승화 : 공격적 충동을 가진 아이가 권투선수가 된다.

② 억압 : 어린 시절 성폭행을 당한 사실을 기억하지 못한다.

③ 취소 : 남편이 외도 후에 아내에게 꽃을 사다주는 것이다.

④ 반동형성 : 6개월을 살 수 있는 암 환자가 5년 후 미래 계획하는 것이다.

69 60세 남성이 심근경색으로 응급실에 내원하였다. 혈압 86/52mmHg, 맥박 120회/분, 호흡 27회/분, 체온 37.1℃이고 호흡음 청진 시 수포음이 청진되었다. 쇼크 상태로 중환자실에 입실하여 모니터한 중심정맥압 (CVP)이 15mmHg, 폐모세혈관쐐기압(PCWP)이 25mmHg일 때 이 환자의 쇼크의 원인은 무엇인가?

① 심인성 쇼크

② 저혈량성 쇼크

③ 패혈성 쇼크

④ 아나필락시스 쇼크

70 빌리루빈과 담즙에 대한 설명으로 적절한 것은?

① 담즙은 단백질을 용해하고 유화시켜 소화를 돕는다.

② 췌장에서 적혈구가 분해되어 생성된 글로빈이 대사되면 간접빌리루빈이 된다.

③ 빌리루빈이 상승하고 간이나 담도 이상 시 피부와 눈에 황달이 나타난다.

④ 십이지장에서 간접빌리루빈은 글루쿠론산과 결합하여 결합빌리루빈을 형성한다.

71 심박동을 '조절하는' 약물로 심근의 수축력 증가, 심박동수 감소, 심박출량 증가와 이뇨작용을 촉진하는 심부전 치료 약물은?

① 알도스테론 길항제(Aldosterone Antagonist)

② 혈관확장제(Vasohypotonic)

③ 베타차단제(Beta Blocker)

④ 디기탈리스제제(Digitalis)

72 태아의 발달에 관한 설명으로 옳지 않은 것은?

① IgA는 태반을 통과하는 유일한 면역글로불린으로 임신 1기말에 태아가 스스로 생산한다.

② 심장은 임신 4 ~ 5주경 4개의 방으로 발달하고 배아기 말에 완벽하게 발달한다.

③ 임신 4주경 난황낭에서 조혈작용이 이루어진다.

④ 외생식기는 임신 12주경 완전히 구분된다.

73 1972년 제정된 '한국 간호사 윤리강령' 중 전문가로서의 간호사 의무가 아닌 것은?

① 간호 표준 준수

② 교육과 연구

③ 전문적 활동

④ 법적 자기 보호

74 결핍되면 혀의 통증과 지루성 피부염, 감각이상 등을 초래하는 비타민으로 옳은 것은?

① 비타민 E

② 비타민 B6

③ 비타민 A

④ 비타민 D

75 와파린과 헤파린을 비교한 내용으로 옳은 것은?

① 와파린은 간에서 응고인자 생성에 필요한 비타민 A를 활성화한다.

② 헤파린은 트롬빈을 활성화시켜 응고기전을 촉진한다.

③ 와파린은 정맥 또는 피하주사로 투여하고 헤파린은 경구로 복용한다.

④ 와파린과 헤파린 모두 항응고 효과가 있으며 혈전형성을 예방한다.

76 만성 위염으로 치료 중인 63세 남성 대상자는 어지러움, 두통, 체중 감소와 함께 신경학적 이상증상이 나타났다. 혈액검사 결과 헤모글로빈과 혈청 비타민 B12 수치가 낮았고, 평균적혈구용적(MCV)이 높았다. 어떤 종류의 빈혈일 가능성이 높은가?

① 지중해성빈혈

② 악성빈혈

③ 겸상적혈구빈혈

④ 철분결핍성빈혈

77 결핵에 대한 설명으로 틀린 것은?

① Mycobacterium tuberculosis이 원인균에 해당한다.

② 육아종이 형성되어 발생하는 잠복결핵은 전염성이 없다.

③ 육아종의 중심부에서 괴사가 진행되면서 치즈 같은 물질이 형성되는 섬유화가 발생한다.

④ 림프절, 신장, 뇌 등으로 균이 퍼지면 속립성 결핵이 발생한다.

78 자궁내막증과 자궁선근증을 비교한 것으로 옳지 않은 것은?

	자궁내막증	자궁선근증
① 연령	25 ~ 45세	40세 이상
② 성교곤란증	아주 심함	없음
③ 산과력	초산부	다산부
④ 자궁크기	비대	정상 크기

79 쥐어짜는 것 같은 가슴 통증과 좌측 어깨 통증을 호소하며 니트로글리세린(NTG)를 투여했으나 완화되지 않으며 통증이 15분 이상 지속되는 80세 환자의 질환으로 옳은 것은?

① 협심증
② 심근경색증
③ 심낭염
④ 자연기흉

80 다음 〈보기〉의 내용에서 윤리적 문제를 해결하는 과정을 순서대로 나열한 것은?

보기

ⓐ 문제를 진술하고 관련된 원칙을 찾아 문제의 특성을 규명한다.
ⓑ 해당 사례의 사실과 견해를 구분하고 관련 사례가 있는지 확인한다.
ⓒ 실질적인 대안이 어떤 원칙이 선호되었는지, 모든 상황을 고려했는지 등을 평가한다.
ⓓ 결과를 사정하고 평가한다.
ⓔ 자신의 견해와 신뢰할 수 있는 견해를 함께 평가한다.
ⓕ 계획된 과정에 따라 의사결정을 하고 수행한다.

① ㉠→㉡→㉢→㉱→㉲→㉣
② ㉠→㉢→㉡→㉱→㉲→㉣
③ ㉠→㉡→㉢→㉱→㉣→㉲
④ ㉠→㉡→㉱→㉢→㉲→㉣

81 총담관 조루술 환자에게 수행할 간호로 옳지 않은 것은?

① T - 튜브가 꼬이거나 막히지 않도록 관리한다.

② 수술 이후에는 대변의 색을 관찰한다.

③ 수술 직후에 담즙주머니는 침상 아래에 위치해둔다.

④ 구강 식사를 시작하면 식사를 할 때에는 T - 튜브를 잠가 둔다.

82 다음 〈보기〉에서 설명하고 있는 유산의 종류는?

───────────── 보기 ─────────────

• 출혈량이 많고 자궁의 경련이 심하다.
• 임신 태반의 일부가 배출되고 일부는 자궁 내에 남아 있다.
• 자궁경관이 개대된다.

① 절박유산

② 불완전유산

③ 습관성유산

④ 계류유산

83 완경기 여성의 골다공증과 관련된 설명으로 옳지 않은 것은?

① 빨리 걷기, 조깅, 줄넘기 같은 체중부하 유산소 운동은 피한다.

② 에스트로겐 분비가 저하되면서 골형성이 감소해서 발생한다.

③ 통통한 체격의 여성보다 마른 체격의 여성이 골다공증 발생위험이 높다.

④ 콩이나 두부와 같은 식물성 에스트로겐이 많이 함유된 음식의 섭취를 권장한다.

84 10개월 아동의 낙상예방을 위한 방법으로 적절하지 않은 것은?

① 침상난간을 항상 올려 둔다.
② 아동을 혼자 두지 않는다.
③ 바닥보다는 의자에 앉힌다.
④ 안전한 신발과 옷을 입힌다.

85 7세 아동이 수두에 걸려 얼굴과 몸통, 사지에 구진과 수포가 있다. 유치원 등원이 가능한 시기를 묻는 보호자의 질문에 간호사의 적절한 대답은?

① "구진과 수포가 형성되면 전염력이 없으므로 유치원 등원이 가능합니다."
② "발진 1일 전에서 첫 수포 발생 6일 후 가피가 형성될 때까지 격리해야 합니다."
③ "비말로만 전파되므로 마스크 착용 후 등원이 가능합니다."
④ "발진이 사라지더라도 한 달 가량은 전염력이 있습니다."

86 편도선 절제술을 받은 8세 아동에게 제공할 간호로 옳은 것은?

① 폐 합병증 예방을 위해 기침이나 코 풀기를 격려한다.
② 인후통 완화를 위해 따뜻한 찜질을 제공한다.
③ 수분 섭취를 위해 포도주스와 따뜻한 물을 제공한다.
④ 배액을 촉진시키기 위해 복위나 측위를 취해준다.

87 22세 여성 대상자는 경계성 인격장애 환자로 자해행동을 반복하여 입원하였다. 입원하고 첫날에 다른 환자에게 충동적인 행동을 하며 간호사에게 자신의 요구를 들어주지 않을 경우 자살하겠다고 위협하였을 때 간호사의 반응으로 적절하지 않은 것은?

① 자해행동과 자살 협박에 지속적으로 반응하여 관심을 준다.
② 허용되는 행동에 일관성이 있고 확고하게 제한을 설정한다.
③ 분노나 긴장감을 표출할 수 있는 신체활동을 격려한다.
④ 문제행동에 대해서 사무적이고 단호한 태도로 대한다.

88 GERD를 가지고 있는 환자에게 간호사가 교육할 내용으로 옳지 않은 것은?

① "기름진 음식, 초콜릿 등의 섭취를 자제하세요."

② "너무 조이거나 딱 맞는 옷은 착용하지 마세요."

③ "침상머리를 10~15cm 가량 높여주세요."

④ "식사 전후에는 앙와위를 취해주세요."

89 나이팅게일 선서문 중 '간호하면서 알게 된 개인이나 가족의 사정은 비밀로 한다.'와 가장 가까운 윤리이론은?

① 정직의 규칙

② 신의의 원칙

③ 성실의 규칙

④ 정의의 원칙

90 Dementia에 대한 설명으로 옳은 것은?

① 단기간에 갑자기 증상이 발현된 이후에 완화된다.

② 약물이 해독되는 기간에 발생한다.

③ 나이가 어릴수록 발병위험이 높다.

④ 뇌기능이 손상되어 인지기능이 악화되는 것이다.

Answer.   84.③ 85.② 86.④ 87.① 88.④ 89.② 90.④

제 05 회 | 기출유형 모의고사

1 다음은 한국간호사 윤리강령의 서문의 일부이다. ⊙과 ⓒ에 들어가는 것은?

보기

간호의 근본이념은 인간 생명의 (⊙)과(와) (ⓒ)을(를) 존중하고 옹호하는 것이다.

	⊙	ⓒ
①	자기결정권	간호대상자
②	보존	지식과 정보
③	존엄성	기본권
④	권리	의무

2 혈구의 성분의 기능을 바르게 연결한 것은?

① 림프구 : 박테리아를 포식한다.

② 호염기구 : 혈액응고에 작용한다.

③ 호산구 : 기생충을 공격한다.

④ 단핵구 : 히스타민을 방출한다.

3 흉곽 타진음의 위치와 특징 연결이 옳지 않은 것은?

① 극상돌기 : 공명음

② 견갑골 : 편평음

③ 대근육 : 둔탁음

④ 폐조직 : 공명음

	맞춘 문항 수 : [　　　 / 90]
제한시간 90분	총 소요 시간 : [　분　　초]

4 aortic stenosis에 대한 설명으로 틀린 것은?

① 중등도 이하라면 무증상인 경우가 많다.

② 가슴통증, 실신, 호흡곤란이 주요한 증상이다.

③ 판막입구의 면적이 $0.5cm^2$ 이하가 되면 증상이 나타난다.

④ 우심실벽의 근육이 두꺼워진다.

5 재생과 섬유결합 조직재생에 대한 설명으로 옳지 않은 것은?

① 손상된 세포는 재생이나 반흔 또는 섬유증으로 치유된다.

② 손상되더라도 신경세포는 세포분열을 하므로 재생이 가능하다.

③ 골절은 손상 후 뼈세포가 지속적으로 교체되어 회복이 가능하다.

④ 섬유성 조직으로 대체되면 손상 이전의 기능으로 돌아갈 수 없다.

6 폐 질환의 병태생리로 옳지 않은 것은?

① shunt 울혈로 혈류량 증가하면 허파 바닥 중심으로 폐울혈이 발생한다.

② 혈관저항이 상승하여 울혈이 발생하면 허파 전체에 울혈이 발생한다.

③ 폐울혈 증상이 심해지면 사이질부종이 발생한다.

④ 허파꽈리내압이 혈관내압보다 상승하면서 폐부종이 발생한다.

Answer.	1.③　2.③　3.①　4.④　5.②　6.④

7 HIV(Human Immunodeficiency Virus) 치료제가 아닌 것은?

① H2 수용체 차단제

② 뉴클레오사이드 역전사효소 억제제

③ 비뉴클레오사이드 역전사효소 억제제

④ 단백분해효소 억제제

8 산소와 이산화탄소가 교환되는 영역에 해당하는 기관은?

① 인두

② 폐포

③ 후두

④ 기관지

9 간염에 대한 설명으로 옳은 것은?

① A형 바이러스는 혈액을 매개로 하는 감염이다.

② B형 간염만이 RNA 바이러스이고 A형, C형, D형은 DNA 바이러스이다.

③ 급성 간염 발병하는 경우 트랜스아미나제가 급격하게 상승한다.

④ HBs Ag가 양성이면 B형 간염에 감염되지 않는다.

10 완전비경구영양(TPN)에 대한 설명으로 옳은 것은?

① 주입속도를 빠르게 한다.

② 체중은 한 달에 한번 측정한다.

③ 저장액이므로 48시간 마다 수액세트를 교체한다.

④ 삽입부위에서 염증소견이 있고 열감을 호소하는 경우에는 카테터를 제거한다.

11 간호윤리강령이 필요한 궁극적인 이유로 옳은 것은?

① 간호사에게 명확한 정답 제시
② 간호사의 명확한 법적인 책임 소재 부여
③ 간호 업무수행을 위한 최소한의 윤리적 지침 제공
④ 환자의 존엄성 증진

12 크론병의 합병증으로 적절하지 않은 것은?

① 영양실조
② 빈혈
③ 췌장염
④ 장폐쇄

13 신생아실 간호사가 출생 후 24시간 된 신생아의 기저귀 교환 시 끈끈하고 짙은 녹갈색의 대변을 확인하였을 때 간호사의 반응으로 적절한 것은?

① 항문 폐색이 의심되므로 즉시 의사에게 알리고 수술준비를 한다.
② 감염의 징후이므로 균배양 검사 후 항생제를 투약한다.
③ 장 중첩증 유무를 확인하기 위해 즉시 초음파 검사실로 이동한다.
④ 신생아의 첫 대변인 태변이 정상 배출되었음을 의사에게 알린다.

14 자궁경부세포진검사를 위해 대상자에게 사전 안내해야 할 사항은?

① "검사 전날 9시 이후부터 금식하시고 오세요."
② "월경기간 중 내원하세요."
③ "검사 전에 질 세척을 하고 오세요."
④ "검사 전에 방광을 비워야 하므로 소변을 보고 오세요."

Answer.   7.① 8.② 9.④ 10.④ 11.③ 12.③ 13.④ 14.④

15 60세 만성폐쇄성폐질환 환자에게 가장 적합한 산소투여방법은?

① 벤츄리 마스크

② 단순 마스크

③ 부분 재호흡 마스크

④ 산소 저장 캐뉼러

16 심박출량에 대한 설명으로 옳지 않은 것은?

① 확장기말 용량(EDV)이 증가하면 심박출량이 증가한다.

② 부교감신경이 자극되면 심근수축력이 증가하면서 일회 심박출량이 증가한다.

③ 순환혈액량이 늘어나면 확장기말 용적도 증가한다.

④ 동맥압이 상승하면 심박출량이 감소한다.

17 다음의 〈보기〉에 해당되는 임상실험 윤리원칙으로 옳은 것은?

───────── 보기 ─────────

연구간호사는 연구 대상자 신청을 한 A씨에게 실험 과정을 충분히 설명하고 자발적 동의 능력이 있음을 확인하여 동의서에 서명을 요청했다.

① 자율성 존중의 원칙　　　　　② 선행의 원칙

③ 정의의 원칙　　　　　　　　④ 악행금지의 원칙

18 만성 신부전으로 혈액투석을 하는 환자에게 제공할 식이로 가장 적절한 것은?

① 저칼륨 식이

② 저칼로리 식이

③ 고단백 식이

④ 고인산 식이

19 **흉통으로 내원한 58세 남성에게 시행한 심혈관조영술에서 관상동맥 죽상경화증이 관찰되었다. 고혈압과 고지혈증의 과거력이 있는 남성에게 관상동맥 죽상경화증의 원인은?**

① 심장세포의 효소분비

② 혈관내피세포의 손상

③ 심장으로의 혈류 증가

④ 세동맥 내막과 중막의 증식

20 **관상동맥 질환에 사용되는 약물과 그 기능으로 옳지 않은 것은?**

① 항혈전제 : 비타민 D 활성 방해

② 안지오텐신II 수용체 차단제 : 알데스테론 분비 억제

③ 안지오텐신전환효소억제제 : 안지오텐신I이 안지오텐신II로 전환되는 것을 차단

④ 칼슘통로 차단제 : 관상동맥과 말초동맥 이완

21 **흡인 · 생검의 종류와 설명으로 옳지 않은 것은?**

① 요추천자 : 지주막하 공간에 바늘을 삽입하여 뇌척수액을 추출할 수 있다.

② 복부천자 : 복강에서 체액을 뽑아내며, 1회 배액량은 1,500mL를 넘지 않게 한다.

③ 골수생검 : 골수의 조혈작용을 평가하는 것으로 골수 표본을 채취해서 검사한다.

④ 간생검 : 생검 후 생검 부위 압력을 완화하기 위해 검사부위가 위로 향하게 눕는다.

Answer.	15.① 16.② 17.① 18.① 19.② 20.① 21.④

22 이유식을 시작하는 6개월 영아의 부모에게 교육할 내용으로 적절하지 않은 것은?

① "끼니마다 다양한 음식을 제공하세요."

② "알레르기 유발 가능성이 적고 철분 함량이 높은 쌀로 시작하세요."

③ "야채, 과일, 고기 순서로 이유식에 첨가해서 제공하세요."

④ "꿀, 견과류, 밀가루, 생선, 옥수수는 피하세요."

23 상행 대동맥이 파열된 대동맥 박리 환자에 대한 간호중재로 옳지 않은 것은?

① 모르핀을 투여한다.

② 심장압전 합병증을 확인한다.

③ 대동맥 파열 위험도가 높으므로 응급상황이다.

④ 신속하게 이뇨제를 투여해야 한다.

24 임신을 준비하는 여성이 자궁경관점액검사를 하는 목적은?

① 배란기 확인

② 난관폐쇄 확인

③ 자궁내막 발달 확인

④ 내분비 검사

25 유방염 증상으로 적절한 것은?

① 염증부위에 체온이 상승한다.

② 분만 직후에 증상이 발생한다.

③ 강한 흉통을 느낀다.

④ 산후에 39℃ 이상으로 체온이 상승한다.

26 비타민 K의 기능은?

① 뼈의 성장
② 혈액응고 속도 증가
③ 적혈구 형성
④ 괴혈병 예방

27 유치도뇨관 삽입 중인 환자에 대한 간호중재로 옳은 것은?

① 소변주머니를 방광 위에 위치하게 한다.
② 소변검사 검체 수집을 위해 배액관을 분리한 후 도뇨관의 소변을 검사용기에 담는다.
③ 소변을 알칼리화 시키는 식이를 제공한다.
④ 배뇨관 위에 눕거나 배액관이 꼬이지 않도록 교육하고 적절하게 고정한다.

28 다음은 배뇨양상에 관한 설명으로 옳지 않은 것은?

① 무뇨 : 24시간 배뇨량이 100ml 이하로 방광에 소변이 고이지 않으면서 나타난다.
② 요감소 : 하루 소변량이 100~400ml로 신부전 가능성이 있다.
③ 다뇨 : 하루 배뇨량이 1,000ml 이상을 배뇨하는 것이다.
④ 빈뇨 : 수면 중에 1회 이상 배뇨를 하는 것이다.

29 신장의 구조와 기능에 대한 설명으로 적절하지 않은 것은?

① 노폐물 배설, 혈압조절, 산 - 염기균형의 역할을 한다.
② 삼투작용에 의해 세뇨관에서 모세혈관으로의 재흡수, 모세혈관에서 세뇨관으로의 분비가 일어난다.
③ 뇌하수체 후엽에서 분비되는 항이뇨효르몬은 집합관에서 소변의 재흡수를 감소시킨다.
④ 혈류량 감소 시 신장세포는 레닌을 분비하여 세뇨관에서 수분과 나트륨의 재흡수를 증가시킨다.

30 백혈병 환자의 간호에 대한 설명으로 옳지 않은 것은?

① 환자와 접촉하는 사람은 표준주의 지침을 준수한다.

② 절대호중구수 $500/mm^3$ 이하인 경우 역격리가 필요하다.

③ 열, 오한, 두통, 배뇨 시 작열감, 항문 부위 가려움과 같은 감염증상을 관찰한다.

④ 정확한 체온 측정을 위해 직장체온으로 자주 측정한다.

31 윤리강령의 기능과 한계로 옳지 않은 것은?

① 윤리강령은 절대적이지 않으며 시대에 따라 변할 수 있다.

② 개인에게 강조된 규율이며, 간호 양심의 개인적 표현이다.

③ 간호행위의 방향성을 제시하며 일반적인 원칙을 제공한다.

④ 윤리적 의사결정을 위한 기본 방향을 제공한다.

32 이식편대 숙주질환(GVHD)에 대한 설명으로 옳지 않은 것은?

① 공여를 받은 장기를 이물질로 인식하여 수여자의 면역체계에서 항체와 세포독성 T세포를 형성하면서 발생한다.

② 항원제시세포(APCs)가 활성화되면서 염증성 사이토카인이 분비되면서 작동세포가 타겟 세포를 파괴하면서 발병한다.

③ 글루코코르티코이드를 정맥주사하여 T세포 매개 면역 반응을 억제시킬 수 있다.

④ 급성의 경우는 간, 피부 등에 특징적으로 손상이 나타난다.

33 소아 환자에게 Tabaxin 1,100mg을 5% D/W 20mL에 mix하여 8시간 간격으로 TID Ⅳ 투여하라는 처방이 있다. Tabaxin 2.25g에 멸균증류수 8.7mL를 mix하여 1바이알에 총 10mL를 만들었다. 간호사가 1회 주사에 Tabaxin 몇 mL를 준비해야 하는가?

① 2mL
② 3.7mL
③ 4.9mL
④ 6.3mL

34 악성종양에 대한 설명으로 옳지 않은 것은?

① 항상 숙주에게 유해하며, 수술 또는 화학요법 등으로 치료해야 한다.
② 세포가 생리학적 기능을 수행하기에 비정상적인 호르몬을 분비하기도 한다.
③ 세포가 정상세포와 닮고 전이 양상이 없다면 치료 예후가 좋을 수 있다.
④ 수술 후 악액질의 발생가능성이 낮다.

35 파종성혈관내응고 환자의 검사 결과로 옳지 않은 것은?

① PT 지연
② D – Dimer 감소
③ aPTT 지연
④ FDP 상승

36 간호사가 조현병 대상자에게 "오늘 기분이 어때요?"라고 묻자 대상자가 "바나나는 맛있어. 비행기 타고 싶다. 비가 오네. 우리 백화점에 가요."라고 대답하였다. 이 대상자의 증상은?

① 우회증
② 사고의 지연
③ 지리멸렬
④ 사고의 비약

37 혈액응고인자 결핍환자의 치료를 위한 혈액제제로 PT, aPTT가 정상의 1.5배 이상인 환자 또는 유전성 응고 억제제 결핍증 환자에게 쓰이는 것은?

① 선혈
② 적혈구농축액
③ 혈소판 농축액
④ 신선동결혈장

38 골반감염이 발생한 환자에게 해야 하는 간호로 적절한 것은?

① 앙와위를 취하게 한다.
② 수분 섭취를 제한한다.
③ 광범위한 항생제를 투여한다.
④ 수영이나 걷기 운동을 격려한다.

39 6개월 영아가 하루 동안 4 ~ 5회 설사를 해서 응급실에 내원하였다. 신체사정 결과 피부의 탄력은 저하되어 있고 입술 점막이 건조하였다. 활력징후는 혈압 108/62mmHg, 맥박 160회/분, 호흡 52회/분일 때 우선적으로 해야 하는 간호중재는?

① 지사제를 투여한다.

② ORS 용액을 사용한다.

③ 기도를 확보한다.

④ 혈액검사 후 알칼리증을 교정한다.

40 담석증 발생의 위험요인으로 옳지 않은 것은?

① 여성보다 남성이 두 배 높게 나타난다.

② 비만 또는 장기간 금식 시 담석 발생 위험도를 증가시킨다.

③ 40세 이후 발생확률이 급격히 증가한다.

④ 경구피임약은 콜레스테롤 수치를 증가시켜 위험률이 증가시킨다.

41 다음의 〈보기〉에서 설명하는 윤리이론에 해당하는 것은?

보기

지역구 의원이 입원한 병동에 행려환자가 입원했다. 간호사는 지역구 의원과 행려환자에게 동등한 간호를 제공하여 두 명의 환자 모두를 최상의 건강상태로 퇴원할 수 있도록 했다.

① 덕 윤리

② 정의 윤리

③ 통치 윤리

④ 권리 윤리

42 70세 남성 환자가 흉부수술 후 NRS 7점의 통증을 호소하여 모르핀(Morphine)을 투약한 이후에 주의 깊게 관찰해야 할 것은?

① 호흡
② 맥박
③ 혈압
④ 의식상태

43 스트레스와 긴장을 완화시키기 위한 간호중재로 옳지 않은 것은?

① 충분한 휴식과 가벼운 신체활동, 운동이 조화를 이룰 수 있도록 격려한다.
② 비합리적 사고가 떠오를 때 사고중지 기법을 사용하도록 지지한다.
③ 스트레스 관리를 위해 시간, 종류, 형태별 스트레스 인식일지를 작성하도록 돕는다.
④ 의식적으로 스트레스 상황을 떠올려 반복적 자극을 주도록 교육한다.

44 70세 간부전 환자의 진단검사 결과로 옳지 않은 것은?

① 콜레스테롤 감소
② 알부민 증가
③ AST 증가
④ 혈중 암모니아 증가

45 궤양성 대장염에 대한 설명으로 옳은 것은?

① 설사, 복통 증상이 나타나며 방사선검사, 대장내시경검사, 조직검사로 진단한다.
② 구강, 식도, 위, 회장, 결장 등 소화관의 어느 부위에서나 발생할 수 있다.
③ 염증 또는 궤양이 장벽의 모든 층을 침범하며 염증이 심하면 이환되지 않은 점막과 분리된다.
④ 염증의 분포양상이 비연속적이며 세로모양의 선상 열상과 궤양이 나타난다.

46 평소 건강하던 9개월 영아가 갑자기 심하게 울며 달래어지지 않고 혈액이 섞인 대변과 구토가 있어 응급실에 내원하였다. 영아의 복부를 촉진한 결과 우측 상복부에서 소시지 모양의 덩어리가 촉진되었을 때 간호중재로 옳지 않은 것은?

① 감압을 위해 금식시킨다.

② 정맥주사로 수액을 공급한다.

③ 관장 후에도 정복이 안 되는 경우 수술을 준비한다.

④ 복강 내 천공이 있을 경우에는 지체 없이 바륨관장을 한다.

47 저산소증 증상이 아닌 것은?

① 청색증

② 혼란

③ 서맥

④ 호흡곤란

48 27세 여성 대상자는 난소종양으로 편측(왼쪽) 난소절제술을 받았다. 이 여성에 대한 설명으로 옳은 것은?

① 조기완경 증상이 나타난다.

② 월경을 하지 않는다.

③ 난소호르몬이 분비되지 않아 평생 호르몬 대체요법을 해야 한다.

④ 배란이 되므로 임신이 가능하다.

49 수술을 위해 유치도뇨관을 삽입한 여성 환자가 유치도뇨관 제거 후 5시간 동안 소변을 보지 못하고 있다. 이 환자의 배뇨반사를 자극하기 위한 간호중재로 옳지 않은 것은?

① 대퇴피부를 가볍게 문지르고 손으로 하복부를 가볍게 눌러준다.

② 몸을 앞으로 기울이고 앉는 자세를 취해주어 복부근육과 방광수축을 돕는다.

③ 물 흐르는 소리를 들려주거나 따뜻한 물에 손을 담그도록 한다.

④ 회음부 근육의 수축을 위해 변기를 차갑게 하여 제공한다.

50 생후 3주된 신생아가 BCG 예방접종 후 생기는 면역과 관련된 것은?

① 자연 능동면역

② 자연 수동면역

③ 인공 능동면역

④ 인공 수동면역

51 의식과 성격의 구조에 대한 설명으로 옳지 않은 것은?

① 무의식에는 이드, 자아, 초자아로 구성되며 가장 많은 부분을 저장한다.

② 전의식은 잠재의식이지만 정신을 집중하면 의식화가 가능하다.

③ 초자아는 3 ~ 6세에 기준이 잡히고 방어기전을 통해 불안에 대처한다.

④ 자아는 이차적 사고 과정으로 현실원리에 따라 원칙을 수행한다.

52 응급실에 들어온 50세 남성 환자에게 머피징후가 나타나고 있다. 며칠 동안 머피징후와 오심과 구토 증상이 있다고 한다. 혈액검사에서 알칼리인산분해효소, 혈청 아밀라아제, 혈청 결합빌리루빈이 상승하였을 때 가장 의심되는 질환은?

① 급성 담낭염
② 심부전
③ 만성폐쇄성폐질환
④ 바이러스성 간염

53 산후 5일째 되는 여성이 사소한 일에도 울음을 참지 못하고 잦은 눈물을 보인다. 피로, 식욕부진, 수면장애를 호소하고 있을 때 간호중재로 옳은 것은?

① 산후에 나타나는 정상적인 반응이라고 말하며 감정표현을 격려한다.
② 산모가 스스로를 통제할 수 없는 상태이므로 감정조절을 위해 가족과 격리한다.
③ 산모의 부담감을 줄이기 위해 남편에게 산모를 냉소적으로 대할 것을 교육한다.
④ 정신과 전문의 진료가 필요한 심각한 상태이므로 약물 처방이 필요하다고 설명한다.

54 맥박 산소포화도 측정 시 간호중재로 옳지 않은 것은?

① 손가락이나 발가락에 매니큐어나 인조손톱이 있으면 제거한다.
② 알람을 설정하고 알람이 울릴 경우 즉시 의료진에게 알리도록 교육한다.
③ 비협조적이거나 진전이 있는 경우 귓불에서 측정한다.
④ 장치가 부착된 부위에 외부 불빛이 비춰서 측정한다.

55 임신 시 신체변화에 대한 설명으로 옳지 않은 것은?

① 임신 12주에 자궁저부 높이는 치골결합 위로 올라간다.

② 자궁경관은 초산부의 경우 Pin – Point, 경산부위 경우 Transverse – Slit 모양이다.

③ 임신 초기 혈장의 증가보다 혈구 증가량이 많아 빈혈이 발생하지 않는다.

④ 임신초기 hCG의 영향으로 오심과 구토가 발생한다.

56 다음 대화에서 간호사가 사용한 치료적 의사소통 기법은?

———————————————— 보기 ————————————————

대상자 : "이제 곧 편안해 질 거예요."

간호사 : "편안해진다는 것이 무엇을 의미하는지 잘 모르겠습니다. 무슨 의미인지 자세히 설명해 주시
겠습니까?"

① 반영

② 초점 맞추기

③ 직면

④ 명료화

57 제1형 당뇨와 제2형 당뇨를 비교한 내용으로 옳은 것은?

① 연령별 발생률은 제1형 당뇨병은 고령이 높고 제2형 당뇨병은 소아기에 주로 발생한다.

② 제1형 당뇨병은 무증상이지만 제2형 당뇨병은 갑작스럽게 고혈당이 발생한다.

③ 경구 혈당강하제로 제1형 당뇨병은 치료가 되지만 제2형 당뇨병에는 효과가 없다.

④ 케톤산증은 제1형 당뇨병에서 두드러지고 제2형 당뇨병은 감염이나 스트레스 상황에서 발생한다.

58 위 절제술을 받고나서 나타난 덤핑증후군(Dumping Syndrome)에 대해 설명한 내용으로 옳은 것은?

① 식후 1시간 이후에 발생하는 조기 덤핑증후군이 흔하며 주된 증상은 손 떨림이다.

② 식사는 반좌위로 섭취하고 식후에는 누워서 휴식을 취하며 수분 섭취를 자제한다.

③ 오심, 현훈, 설사 증상과 저혈당이 나타나는 즉시 비경구영양을 실시한다.

④ 음식 섭취량을 늘리되 저단백·저지방 식이를 한다.

59 좌심부전에 대한 설명으로 옳지 않은 것은?

① 요흔성 부종이 나타난다.

② 앙와위를 취하면 기좌호흡이 발생한다.

③ 거품이 많고 피가 섞인 객담을 뱉기도 한다.

④ 양쪽 폐에서 수포음을 청진할 수 있다.

60 관상동맥우회술을 시술한 급성 심근경색 환자에게 적용할 간호중재로 옳지 않은 것은?

① 증상이 없어도 매일 약물 복용을 해야함을 교육한다.

② 금연하도록 교육한다.

③ 과체중인 대상자는 체중 감소를 조언한다.

④ 고칼로리 식이를 권장한다.

Answer. 55.③ 56.④ 57.④ 58.② 59.① 60.④

61 아동의 철분결핍성 빈혈에 대한 설명으로 옳은 것은?

① 태아기 모체로부터 받은 철분은 만삭아의 경우 한달동안 유지된다.

② 혈액의 산소운반능력이 증가한다.

③ 감귤류 과일이나 주스와 함께 철분제 섭취 시 흡수가 방해된다.

④ 철분제 복용 시 대변의 색이 검은색으로 변할 수 있다.

62 다음 〈보기〉에서 나타나는 대상자의 증상에 대한 설명으로 알맞은 것은?

보기

아무도 없는 방에서 누군가 자신에게 자꾸 뛰어내리라는 소리가 들려 수차례 옥상에 갔지만 막상 뛰어내릴 생각을 하니 무서워서 돌아왔다.

① 외부 현실은 관심이 없고 자신만의 세계를 구축한다.

② 외부의 자극이 없는데도 실제처럼 자각한다.

③ 비합리적이라는 사실을 알면서도 특정 생각이 계속 떠오른다.

④ 화제를 바꾸려는 노력에도 불구하고 떠올랐던 생각이 계속 떠오른다.

63 다음 〈보기〉에서 ㉠과 ㉡에 들어가는 것으로 적절한 것은?

보기

• (㉠) : 결핍 시 구루병, 성장 저해, 골연화증이 나타나며 햇빛에 노출되면 합성이 증가하고 물고기, 대구간유에 풍부하게 들어있다.

• (㉡) : 결핍 시 괴혈병 발생 위험이 높고, 상처지유가 지연된다. 녹색채소나 감귤류에 많이 들어있고 철분흡수에 도움을 준다.

	㉠	㉡
①	비타민 D	비타민 C
②	비타민 B	비타민 K
③	비타민 D	비타민 A
④	비타민 C	비타민 A

64 Haloperidol을 복용 중인 환자가 투약 후 목과 어깨가 뒤틀리며, 얼굴, 턱 근육이 뻣뻣함을 호소하였다. 이 때 투약할 약물은?

① Benztropine

② TCA

③ 리튬

④ SSRIs

65 유산에 대한 설명으로 옳지 않은 것은?

① 계류유산 : 심한 출혈이 나타나면서 조직이 배출되며 통증이 나타난다.

② 불가피유산 : 출혈과 통증이 심하며 자궁경부가 열려서 임신을 지속할 수 없다.

③ 습관성유산 : 3회 이상 자연유산이 연속되는 것으로 염색체나 면역학적 이상으로 발생한다.

④ 절박유산 : 적절한 치료와 안정을 취하면서 임신을 지속할 수 있다.

66 "누군가 저를 감시하기 위해서 제 방에 도청장치를 설치했어요."라고 말하며 불안해 하는 대상자에 대한 간호중재로 적절한 것은?

① 도청장치를 함께 찾으며 망상이 틀렸음을 증명한다.

② 망상에 대한 이야기를 무시하며 화제를 전환한다.

③ 불안의 감정을 언어로 표현하도록 격려한다.

④ 망상 자체에 초점을 두어 질문하여 망상을 사정한다.

Answer.	61.④ 62.② 63.① 64.① 65.① 66.③

67 뇌척수액(CSF, Cerebrospinal Fluid)에 관한 설명으로 옳지 않은 것은?

① 외부충격으로부터 뇌와 척수를 보호하고 영양분이나 노폐물을 운반하는 역할을 한다.

② 뇌와 척수 주변에 존재하는 뇌척수액의 총량은 성인 150mL, 소아 100mL, 신생아 50mL이다.

③ 맥락총 혈관에서 생성되어 뇌실간공, 제3뇌실, Sylvius수도, 제4뇌실을 거쳐 대뇌 정맥동으로 순환한다.

④ 제4뇌실 출구 이후에 지주막하 공간에서의 폐색이 있는 경우 척수염이 발생한다.

68 과거 아버지로부터 가정폭력을 경험한 간호사가 아버지와 비슷한 나이의 남성 대상자에게 특별한 이유 없이 강한 적대감과 혐오감을 보일 경우 해결방법으로 적절한 것은?

① 최대한 간호사의 입장에서 대상자의 감정을 이해하고 느낀다.

② 사사로운 감정은 무시하고 대상자의 행동에 대해 탐구하고 분석하여 이해한다.

③ 역전이 발생에 대해 스스로 인식하고 정직한 자기평가 기준을 적용한다.

④ 자신의 과거 경험을 대상자에게 솔직하게 이야기하고 관계를 종결한다.

69 간경화 환자에게서 복수가 생기는 직접적인 원인으로 가장 적절한 것은?

① 알부민 합성 증가

② 문맥성 고혈압

③ 알도스테론 분비량 감소

④ 백혈구 감소증

70 다음 〈보기〉의 ㉠, ㉡, ㉢에 들어갈 말로 적절한 것은?

보기

골반 입구의 주요 경선 중 (㉠)은 내진에 의해 직접 측정이 가능한 중요한 경선으로 치골겹합 하연에서 천골갑까지의 거리이고 12.5 ~ 13cm이다. (㉡)은 골반 입구의 가장 짧은 경선으로 선진부의 골반 내 진입 여부를 결정하는 중요한 경선이다. 치골결합 상연내면 최돌출부에서 천골갑까지의 가장 짧은 거리 (㉢)이다.

	㉠	㉡	㉢
①	대각결합선	진결합선	11cm
②	대각결합선	산과적 진결합선	10.5cm
③	진결합선	좌골극간 거리	9cm
④	진결합선	대각결합선	11.5cm

71 키 158cm, 몸무게 35kg인 17세 여학생이 체중 증가에 대한 극도의 두려움을 느끼며, 음식 섭취를 거부하여 정신과 병동에 입원하였다. 간호중재로 적절하지 않은 것은?

① 식사를 할 때에는 혼자 있는 시간을 제공한다.
② 일관성 있는 태도를 취하고 음식섭취를 강요하거나 설득하지 않는다.
③ 음식을 자율적으로 선택하여 스스로 섭취할 수 있도록 돕는다.
④ 입맛과 식욕 증진을 위해 식사 전 구강간호를 시행한다.

72 소아당뇨를 진단 받은 아동의 부모에게 제공할 교육 내용으로 옳지 않은 것은?

① "매일 동일한 칼로리 섭취를 하도록 합니다."
② "저혈당 증상에 대비해서 사탕을 챙기고 다니는 것이 좋습니다."
③ "합병증 예방을 위해 정기적으로 망막, 신경, 소변 검사가 필요합니다."
④ "인슐린 주사는 하루에 1회 저녁에 투여하고 주사부위는 복부 주위에만 합니다."

Answer. 67.④ 68.③ 69.② 70.② 71.① 72.④

73 자폐스펙트럼 장애가 있는 아동의 특성으로 옳은 것은?

① 또래와 어울리며 함께 논다.

② 부모와만 친밀한 애착관계를 형성한다.

③ 말이 지나치게 많다.

④ 반복적이고 상동적인 행동을 한다.

74 구내염에 대한 설명으로 옳지 않은 것은?

① 헤르페스 구내염은 단순헤르페스바이러스Ⅱ에 의해 발생한다.

② 영양결핍, 잇몸의 외상 등에 의해 아프타성 구내염이 발생한다.

③ 입술, 잇몸, 경구개 주변에 통증이 있는 궤양을 형성한다.

④ 특별한 치료 없이 자연 치유되며 충분한 휴식이 필요하다.

75 29세 여성이 취업에 계속 실패하며 6개월 동안 집 안에서만 지내왔다. 2달 전부터 피로와 식욕부진을 호소하며 잠을 잘 못자고 모든 일이 재미가 없으며 왜 사는지 모르겠다고 말하였다. 이 여성에 대한 간호중재로 적절하지 않은 것은?

① 대상자가 말을 하지 않더라도 옆에 함께 있어준다.

② 개방형 질문을 통해 자기표현을 할 수 있도록 돕는다.

③ 왜곡된 사고를 현실적인 사고로 바꾸도록 격려한다.

④ 대상자가 원하지 않아도 단체 활동에 적극적으로 참여시킨다.

76 만성폐쇄성폐질환(COPD) 환자에게 저농도의 산소를 공급하는 이유는 무엇인가?

① 고농도의 산소는 흡수성 무기폐 발생을 증가시키기 때문이다.

② 고농도의 산소는 망막혈관의 증식과 망막부종을 초래하기 때문이다.

③ 높은 이산화탄소 농도가 호흡중추를 자극하여 호흡을 조절하기 때문이다.

④ 낮은 혈중 산소농도에 의해 호흡중추가 자극되기 때문이다.

77 산모의 왼쪽 골반 앞에서 태아의 후두가 만져질 때 태아의 태향은?

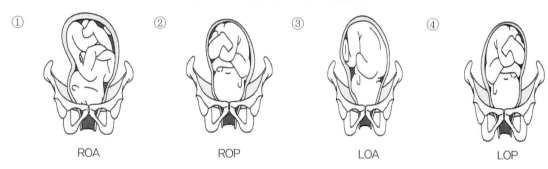

① ROA   ② ROP   ③ LOA   ④ LOP

78 5세 아동이 혀가 부어 흰 딸기 모양이고 얼굴을 제외한 전신에 바늘만한 크기의 닭살 모양 발진이 있다. 발진은 관절이 접히는 부위에 심하며 인후통, 고열, 구토, 권태감을 호소하고 있다. 이 아동에 대한 간호중재로 적절하지 않은 것은?

① 페니실린이나 아목사실린을 투약한다.

② 치료를 시작하고 나서 하루 동안은 격리한다.

③ 증상이 완화되면 항생제 투약을 중단한다.

④ 인후통 완화를 위해 따뜻한 생리식염수 함수를 격려한다.

79 30세 대상자는 일상생활의 모든 일에 지나친 불안, 걱정이 통제가 되지 않고 6개월 이상 지속되어 대인관계와 사회활동에 어려움을 겪고 두통, 불면증, 근육통 등의 신체증상이 있다. 이와 관련된 불안장애 유형은?

① 공황장애
② 광장공포증
③ 사회불안장애
④ 범불안장애

80 39주 초산부가 규칙적인 자궁수축이 4 ~ 5분마다 나타나서 내원하였다. 자궁수축의 강도는 보통이고 지속기간은 40 ~ 70초이다. 이슬은 분홍빛으로 양은 거의 없다. 피로감을 호소하며 분만에 대한 걱정을 표현하였다. 내진 결과 자궁경부개대는 6cm이고 선진부 하강 정도는 +1인 이 산부의 분만 단계는?

① 분만 1기 잠재기
② 분만 1기 활동기
③ 분만 1기 이행기
④ 분만 2기

81 아동의 신체적 성장발달에 대한 설명으로 옳지 않은 것은?

① 체중은 1세가 되면 출생 때보다 3배가 증가하며 신체발달의 지표이다.
② 4개월이 되면 머리를 가누고 몸을 돌릴 수 있다.
③ 12개월이 지나면 두위가 흉위보다 커지면서 뇌가 성장한다.
④ 10개월이 되면 손가락을 사용하여 물건을 잡을 수 있다.

82 옥시토신으로 유도분만 진행 중인 산모에게 자궁수축이 1분 간격으로 90초 이상 있고 자궁 수축압력이 수축기 90mmHg, 이완기 20mmHg 이상일 때 간호중재로 적절하지 않은 것은?

① 산모를 앙와위로 눕게 한다.
② 옥시토신 주입을 즉시 중단한다.
③ 수액의 정맥주입 속도를 증가시킨다.
④ 산소마스크로 산소를 공급한다.

83 강박장애를 가진 환자가 배우자를 폭행한 후에 죄책감을 씻어내기 위해서 배우자에게 꽃을 사다주는 행동을 하였다. 이처럼 특정행동을 의식적으로 함으로써 불안감을 감소시키는 것과 관련된 방어기전은?

① 퇴행

② 취소

③ 억압

④ 전환

84 입원 중인 22개월 아동의 놀이에 대한 설명으로 옳은 것은?

① 침상에서 자신의 손가락, 발가락을 가지고 탐색하며 혼자 놀이한다.

② 같은 병실에서 또래 아이와 같은 종류의 블록을 가지고 따로 논다.

③ 또래 아이와 일정한 규칙이 있는 게임 놀이를 한다.

④ 같은 병실에서 또래 아이의 노는 모습을 관찰하나 놀이에 참여하지는 않는다.

85 6개월 전 초경을 시작한 중학교 2학년 여학생이 심한 월경 통증을 호소한다. 검진 결과 병리적 소견이 없는 경우 통증의 원인을 묻는 학생에게 간호사의 대답으로 적절한 것은?

① "자궁 내 염증반응에 의해 통증이 발생합니다."

② "옥시토신이 과도하게 분비되어 자궁근 수축이 촉진되어 그렇습니다."

③ "자궁내막의 프로스타글란딘의 과도한 합성으로 자궁근 수축이 촉진되어 그렇습니다."

④ "프로게스테론에 의해 자궁이 이완되어 발생할 수 있습니다."

86 3세 아동이 "싫어!", "아니야", "안 해!"라며 거부반응을 보인다고 걱정하는 어머니에게 간호사가 해줄 수 있는 말로 적절한 것은?

① "단호하고 엄격한 태도로 반복하여 명령합니다."

② "감정을 추스를 수 있도록 혼자만의 시간을 제공합니다."

③ "자연스런 자율성 성취 과정이므로 아동이 스스로 선택할 수 있는 질문을 하는 것이 좋습니다."

④ "지속적으로 거부반응을 보일 시 아동의 말을 무시합니다."

87 성적으로 음란행위를 한 환자가 경찰에 적발되어 입원하였다. 이 환자와 면담 시 간호사가 취해야 할 태도로 적절한 것은?

① 대상자의 이야기에 최대한 공감하며 친절하게 반응을 한다.

② 간호사는 면담 전 자신의 성에 대한 가치관을 인식하고 이해한다.

③ 대상자의 잘못된 성적 행동에 대해 비판적인 태도를 유지한다.

④ 대상자의 성적 행동에 대한 언급을 다수의 사람들 앞에서 한다.

88 폐렴으로 입원 중인 20개월 아동이 30초 동안 팔과 다리에 강직이 있으며 의식이 없고 눈이 왼쪽 위로 올라가있다. 체온 측정 시 38.7℃이고 침을 흘리며 입술에 청색증이 있을 때 우선적인 간호중재는?

① 뇌파검사와 뇌 단층 촬영 검사를 시행한다.

② 흔들어 깨운 후에 따뜻한 물을 먹인다.

③ 손상 예방을 위해 신체보호대를 적용한다.

④ 흡인을 시행하고 산소를 투여한다.

89 퇴행성 질환과 특징이 옳지 않은 것은?

① 알츠하이머는 가까운 기억부터 손실된다.

② 다발성경화증은 중추신경계의 만성 퇴행성 질환이다.

③ 중증 치매는 지남력장애를 동반하며 배회나 야간착란이 나타난다.

④ 파킨슨병은 도파민 분비 증가로 인한 떨림이 특징이다.

90 20세 남성이 안절부절 못함, 불안, 초조, 손 떨림, 각성상태로 응급실에 내원하였다. 신체 사정 시 동공이 확대 되어있었고 비중격에 궤양이 관찰되었다. 남용이 의심되는 약물은?

① 아편

② 코카인

③ 바비튜레이트

④ 헤로인

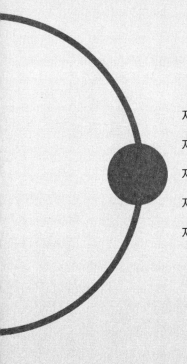

정답 및 해설

제 01 회 | 정답 및 해설

1

과목	기본간호학	난이도	●○○	정답	③

$(1{,}000\text{mL} \times 20\text{gtt}) \div (5\text{hr} \times 60\text{min}) = 66.666\cdots$이므로, 약 66.7gtt이다.

2

과목	간호윤리전반	난이도	●○○	정답	③

③ 선의의 간섭행위는 간호사가 환자의 최선의 이익을 위해 환자의 자율성을 일시적으로 제한하거나 간섭하는 행동이다. 환자의 안전이나 건강 증진을 목적으로 이루어지는 행위로 치료를 거부하는 환자에게 치료를 받도록 간섭하는 행위가 선의의 간섭행위이다.

3

과목	아동간호학	난이도	●●○	정답	④

① 흉부 퇴축 및 함몰 증상이 있는 경우, 먼저 기도 유지와 산소 공급을 통해 생리적 안전을 확보가 우선이다.
② 흉부 퇴축과 함몰은 보통 저산소증이나 호흡곤란의 징후에 해당한다.
③ 흉부 퇴축 및 함몰 상태는 즉각적인 기도 관리와 산소 공급이 우선되어야 하는 응급 상황으로 안정이 우선적으로 시행되어야 하는 간호가 아니다.

4

과목	아동간호학	난이도	●●●	정답	①

① 신생아의 적혈구 수명은 성인보다 짧아(약 70~90일), 적혈구가 더 빨리 파괴된다.
② 생리적 황달은 소화기능 저하보다는 간의 미성숙으로 인해 발생한다. 장 내 미생물이 부족하여 빌리루빈 배설이 지연될 수는 있지만 소화기능 저하가 주된 원인은 아니다.
③ 모유 수유나 분유를 늘려서 배변과 장운동을 촉진하여 빌리루빈을 배설을 촉진한다.
④ 만삭아에서 생리적 황달은 보통 빌리루빈 수치가 최고 12mg/dL 이하일 때 발생한다.

5

과목	간호윤리전반	난이도	●●○	정답	①

② Hinshaw의 모델 : 간호 전문직의 사회화를 강조하며, 전문성 발달 과정을 단계별로 설명한다.
③ Benner의 모델 : 간호사의 경험 수준에 따라 '초보자 → 신입 → 능숙자 → 숙련자 → 전문가' 5단계로 설명한다.
④ Cohen의 모델 : 간호학생의 전문직 사회화 과정을 설명하며, 의존적 단계에서 독립적 단계로의 이행을 강조한다.

6

과목	간호윤리전반	난이도	●●○	정답	③

Benner와 Wrubel은 간호 실천에서 돌봄은 간호행위의 본질적이고 중심적인 개념으로 강조하였다. 돌봄을 단순히 기술적 간호나 정서적 지지로 한정하지 않고, 인간 존재와 삶의 의미를 이해하는 데 근거를 둔 존재론적 관점으로 접근하였다.

7

과목	기본간호학	난이도	●○○	정답	①

① 장기간 약물을 복용한 경우에 약물에 대한 대사 작용이 저하되면서 내성이 발생한다. 내성으로 약물의 효과가 저하되면 약의 용량을 늘려야 한다.

8

과목	간호윤리전반	난이도	●●○	정답	④

④ 로크는 인간이 가진 권리를 보장하기 위해 사회적 계약과 법률을 통해 도덕적 의무를 수행해야 한다고 하였다. 칸트는 도덕적 의무를 강조하며 이를 실천하는 근거로 정언명령을 제시하였다.

① 도덕적 행위의 결과나 의무보다 개인의 품성과 덕성을 함양하는 것을 강조하는 것으로, 아리스토텔레스의 윤리관에 해당한다.

② 사회적 공정성과 권리를 중시하며 존 롤스가 대표적이다.

③ 통치자나 정부가 사회적 질서를 유지하고 정의를 실현하기 위해 윤리적 원칙을 적용하는 관점이다.

9

과목	기본간호학	난이도	●○○	정답	①

① 산화에틸렌 가스 멸균법(EO Gas 멸균법)은 세포의 대사과정을 변화시켜 세균성 아포를 포함한 모든 미생물을 사멸시키는 방법이다. 독성이 있어 멸균 후 상온에서 적절한 환기가 필요하다. 습도 40 ~ 60%, 50 ~ 60℃ 온도에서 멸균하며 고무, 종이, 플라스틱 제품, 내시경, 각종 카테터, 세밀한 수술기구, 열과 습기에 약한 기구에 적용한다.

②③ 고압증기 멸균법은 린넨, 비경구적 용액, 수술용 기구, 스테인리스 기구에 적용한다.

④ 건열 멸균법은 분말, 유리기구, 금속제품에 적용한다.

10

과목	기본간호학	난이도	●○○	정답	③

저산소증은 혈중 산소 포화도가 감소하여 호흡곤란, 빈호흡, 청색증, 혼란 등의 증상을 유발한다. 발열, 근육이완은 직접적인 징후에 해당하지 않는다.

11	과목	모성간호학	난이도	●●○	정답	①

① 원발성 월경곤란증은 골반의 기질적 병변이 없음에도 불구하고 월경통을 호소하며 오심, 구토, 설사를 동반하고 초경 시작 1년 이내에 발생한다. 원인은 프로스타글란딘의 과도한 합성으로 자궁수축 촉진, 자궁협부 긴장도 증가, 자궁내막 동맥 경련이다.

③ 자궁협부 긴장도가 증가하여 월경 혈의 유출이 원활하지 않아 월경통이 발생한다.

12	과목	기본간호학	난이도	●○○	정답	④

욕창의 내부요인은 영양상태, 빈혈, 나이, 요실금 · 변실금, 감각부재, 부동, 혈압, 발열 등이 있다. 외부요인으로는 압력, 응전력 · 전단력, 마찰 등이 있다.

13	과목	기본간호학	난이도	●●○	정답	②

$1 : 80\text{unit} = x : 20\text{unit}$ 이므로, $x = 0.25\text{mL}$이다.

14	과목	기본간호학	난이도	●○○	정답	③

등척성 운동은 저항하는 힘에 대항하여 수행하는 정적인 운동으로 근육의 이완과 수축이 일어나지만 근육의 길이 변화나 부하는 없다. 등척성 운동은 근력과 근긴장도를 증가시키고 근육의 양을 증가시켜 근위축을 예방하므로 석고붕대를 적용한 부동 대상자에게 적절하다.

15	과목	기본간호학	난이도	●●○	정답	②

② 체위 변경 시 끌거나 잡아당기지 않고 들어 올림으로써 전단력으로 인한 손상을 예방할 수 있다. 전단력은 마찰과 중력의 상호작용으로 발생하며 욕창발생의 중요한 요소다.

① 습한 피부는 탄력이 떨어지면서 손상을 쉽게 받으므로 건조하게 유지한다.

③ 영양부족으로 세포손상 위험이 높아지고 치유가 늦어질 수 있으므로 영양을 관리한다.

④ 부동 상태는 위험요인이므로 일정 시간마다 체위를 변경한다.

16	과목	기본간호학	난이도	●●○	정답	③

③ 관절이나 근육 구축예방을 위해 가능한 움직임을 최대한 허용하고 신체선열을 유지한다.

① 신체보호대는 손상의 위험이 있는 대상자에게 움직임을 제한하기 위해 적용하는 최후의 수단이다. 적용 전 의사의 처방이 필요하며 대상자와 가족의 동의가 있어야 한다.

② 뼈 돌출부위에 패드를 대어주어 피부손상을 방지하고 신체보호대와 피부 사이 적어도 손가락 2개가 들어가도록 하여 순환장애를 예방한다.

④ 2시간마다 피부통합성과 혈액순환을 확인하고 적어도 10분간 풀어준다. 이후 재적용 시 관절범위운동을 시행한 후 적용한다.

17

과목	아동간호학	난이도	●●○	정답	②

② 청동색 아기증후군은 빌리루빈 대사 이상으로 피부가 청동색을 띠는 증상으로, 광선요법이 중단되면 피부색이 정상으로 돌아온다.

① 광선요법의 효과를 극대화하려면 신생아의 온몸이 광선에 고르게 노출되도록 자세를 주기적으로 변경한다.

③ 체온 조절이 미숙한 신생아에게 매우 중요하다.

④ 광선요법 중 강한 빛이 신생아의 눈에 손상을 줄 수 있으므로 불투명한 안대를 적용하여 눈을 보호한다.

18

과목	모성간호학	난이도	●●○	정답	④

④ 분만 중 모체의 산도를 통해 태아에게 결막염을 초래할 수 있으므로 태아의 결막염 예방이 필요하다.

① 에스트로겐 감소로 인해 발생하는 노인성 질염에 해당하는 경우에 필요하다. 임질은 임균에 의해 발생하는 것으로 에스트로겐 질정으로 치료효과가 크지 않다.

② 임부의 경우 항생제 tetracycline는 태아 기형을 발생시킬 수 있다.

③ 임신 중 임균이 태반을 통과하지 않아 임신유지가 가능하다.

19

과목	기본간호학	난이도	●●○	정답	④

③④ 잠금장치가 있어 과다한 용량이 투여되는 것을 예방할 수 있고, 혈청 마약 수준을 일정하게 유지하여 지속적인 진통효과가 있다.

① 통증 호소 시 대상자가 직접 버튼을 누르면 한 단위의 용량이 주입된다. 따라서 대상자가 간호사 없이도 스스로 약물을 투여함으로써 통증을 조절할 수 있다. 수술 후 통증, 급성 통증에 사용하며 의식이 없는 대상자에게 사용하는 것은 적절하지 않다.

② 마약성 진통제의 부작용으로 호흡억제가 발생할 수 있다. 구토, 변비, 오심, 요정체가 발생할 수 있어 부작용 및 주의사항에 대한 대상자 교육이 필요하다.

PLUS TIP 자가조절진통장치(PCA)

펌프를 이용하여 정맥에 마약성 진통제를 주입할 수 있는 장치이다. 대상자가 필요할 때 스스로 버튼을 눌러 약물을 투여할 수 있으며 과다한 용량 투여를 막기 위해 일정 횟수 이상 투여되지 않도록 잠금장치가 되어있다.

20

| 과목 | 모성간호학 | 난이도 | ●●○ | 정답 | ③ |

① **조직생검** : 자궁경부암의 확진을 위해 시행하는 최종 검사로 자궁경부 조직의 일부를 떼어내어 검사한다.

② **경관점액검사** : 배란기에 시행하며 정자의 이동과 저장에 적합한 경관점액 여부를 파악하기 위해 시행한다. 정상 점액은 투명하고 묽으며 견사성이 8 ~ 10cm이고 현미경에서 양치엽상이 나타난다.

④ **원추절제술** : 진단과 치료를 위한 목적으로 시행하며 이산화탄소 레이저와 냉 나이프를 이용하여 생검을 실시한다.

21

| 과목 | 간호윤리전반 | 난이도 | ●○○ | 정답 | ② |

② 〈보기〉의 상황은 연명의료를 중단, 지속, 윤리위원회 의뢰 등 가능한 선택지를 나열하면서 각각의 장단점과 윤리적, 법적, 실질적 영향을 검토하는 단계인 '대안 고려'에 해당한다.

22

| 과목 | 기본간호학 | 난이도 | ●○○ | 정답 | ① |

기관절개관 삽입부위 소독은 1회/1일 이상 또는 필요시(거즈가 젖거나 오염된 경우) 시행한다. 0.5% 클로르헥시딘 또는 멸균생리식염수를 적신 소독솜을 이용하여 절개부위 안쪽에서 바깥쪽으로 소독하고 소독솜은 한 번 사용 후 버린다. 이후 새로운 2 × 2Y − 거즈를 끼워준다.

23

| 과목 | 기본간호학 | 난이도 | ●○○ | 정답 | ③ |

③ 수분 섭취가 부족한 탈수 상태일 때 분변매복이 발생할 수 있다.

PLUS TIP 분변매복

분변매복은 단단하게 굳은 대변이 S결장이나 직장 내에 쌓여 정체된 상태를 의미한다. 변의는 있으나 자발적으로 변을 배출시킬 수 없다. 식욕부진, 오심, 구토, 복부팽만, 복통을 동반한다. 탈수와 영양결핍, 바륨관장, 철분제와 같은 약물 복용, 장기간 부동으로 근력이 약화되었을 때 발생한다. 분변매복이 의심된다면 손가락에 윤활제를 묻혀 직장 내로 삽입하여 직장검진을 시행한다. 분변매복을 제거하기 위해서 관장이나 완화제를 복용하고 필요시 손가락으로 제거한다.

24

| 과목 | 간호윤리전반 | 난이도 | ●○○ | 정답 | ② |

①④ 전문직으로서의 윤리

③ 협력자에 대한 윤리

25

과목	모성간호학	난이도	●●○	정답	④

④ 기태 제거 후 융모상피암으로 이행될 위험이 있어 β – hCG를 감시하며 융모상피암은 폐로 가장 잘 전이되기 때문에 흉부 X – ray 검사를 실시한다.

① 암에 의한 β – hCG 상승과 임신에 의한 β – hCG 상승을 구별하기 어렵기 때문에 β – hCG 음성 후 1년간 피임이 필요하다.

② 포상기태의 증상 및 징후는 자궁의 크기가 과도하게 크고 태아의 심음이 감지되지 않으며 태아 촉지가 불가능하다. 또한 임신 4주 이후 암적색의 질출혈이 지속되고 자궁팽만으로 복부경련, 복부 불편감이 있으며 임신 9 ~ 12주에 자간전증의 증상이 나타난다. hCG가 증가하여 임신 1기 이후에도 오심과 구토가 지속된다.

③ 자궁크기가 12주 이하일 경우 우선적으로 자궁흡입소파술을 시행하고, 자궁파열이 있거나 차후 임신을 원하지 않는 경우 자궁절제술을 시행한다.

26

과목	기본간호학	난이도	●●○	정답	④

④ 비렘수면(NREM) 단계 중 4단계에서 나타나는 특징으로 깨어나기 매우 어려운 깊은 상태의 수면이다. 성장호르몬 분비, 조직재생, 단백질 합성 등이 일어나고 몽유병, 잠꼬대, 야뇨증이 나타난다.

PLUS TIP 렘(REM)수면

㉠ 전체수면의 20 ~ 25%를 차지하며 안구운동이 빠르게 일어나고 뇌파활동이 활발한 수면상태이다.

㉡ 렘(REM)수면 기간에는 자율신경계 활동의 항진으로 호흡, 맥박, 혈압이 증가하고 근육이 이완된다.

㉢ 대부분 생생한 꿈을 꾸며 깨고 나서 꿈을 기억한다.

27

과목	성인간호학	난이도	●●○	정답	③

③ 검사 종료 후에는 6 ~ 12시간 동안 베개를 베지 않고 앙와위로 누워있도록 한다. 이는 뇌척수액 유출을 방지하여 두통의 발생을 예방하기 위함이다.

④ 뇌척수액의 재생을 촉진하기 위해 검사 후 수분 섭취를 격려한다.

PLUS TIP 요추천자

요추 3 ~ 4번과 요추 4 ~ 5번 사이 척수의 지주막 하강에 바늘을 삽입하여 뇌척수액을 채취하는 검사이다. 검사 시에는 옆으로 누워 무릎을 굽히고 턱이 가슴에 닿도록 고개를 앞으로 숙여 바늘이 쉽게 들어가도록 한다.

28

과목	기본간호학	난이도	●○○	정답	②

② 냉요법은 모세혈관을 수축시켜 통증, 부종, 염증반응을 감소시킨다.

① 온요법은 모세혈관을 확장시켜 혈액순환을 촉진시킨다.

③ 온요법은 근육을 이완시켜 근육통을 완화시킨다.

④ 냉요법은 근육을 수축시키고 조직의 대사를 감소시킨다.

29

과목	병태생리학	난이도	●●○	정답	③

③ 결핵 진단방법에 해당한다.

30

과목	아동간호학	난이도	●●○	정답	④

④ 위장관 공간이 넓어서 설사를 하게 되면 수분을 다량으로 손실한다.

① 영아는 성인에 비해서 혈장, 간질액, 림프액 등과 같은 세포외액에 물의 분포가 많다.

② 성인에 비해서 기초대사량이 높고 호흡수가 빨라서 수분 보존이 어렵고 빠르게 상실된다.

③ 신장의 기능이 미숙하여 사구체여과율이 성인에 비해서 낮으므로 물이 보존되기 어렵다.

31

과목	모성간호학	난이도	●○○	정답	④

산모의 정상 질식 분만을 결정하는 요소는 산과적 결합선과 좌골극 간 경선으로 골반강의 양쪽 좌골극 간 경선이 10cm 이상이어야 아두가 골반강을 통과할 수 있다. 9.5cm 이하 시 난산, 8cm 이하 시 제왕절개를 해야 한다.

32

과목	모성간호학	난이도	●●○	정답	②

② 조기진통억제제인 Ritodrine의 특징적인 부작용은 저혈압, 빈맥, 부정맥이다.

33

과목	정신간호학	난이도	●●○	정답	①

① Chlorpromazine은 1세대 항정신병 약물(Typical Antipsychotic)로, 주로 양성 증상(망상, 환각 등)에 효과적이다. 음성 증상(사회적 위축, 무기력 등)에는 효과가 적다.

②④ Clozapine, Risperidone은 2세대 항정신병 약물에 해당한다. 대사성 부작용(체중 증가, 고혈당, 이상지질혈증 등)이 흔하게 발생한다. 또한 양성 증상과 음성 증상 모두에 효과적이다.

③ Phenothiazine 계열은 1세대 항정신병 약물에 해당한다. 추체외로계 부작용을 유발할 수 있다.

34	과목	성인간호학	난이도	●●●	정답	②

② 사이클로스포린(Cyclosporine)을 투약할 때에는 자몽주스나 알코올성 음료와 함께 섭취하지 않는다. 우유, 오렌지 주스, 사과 주스 등 중에서 한 가지 종류의 음료와 섞어서 마시는 것이 좋다. 또한, 플라스틱이나 스티로폼 소재의 컵이 아닌 유리컵을 사용하여 섭취한다.

① 면역억제제의 영향으로 감염에 취약해지므로 개인위생을 철저히 지켜야 한다.

③ 하루 두 번 일정한 시간에 복용하고 정기적으로 혈중농도를 확인한 후에 복용 용량을 검사하도록 한다.

④ 다른 약물과 함께 복용하는 경우에는 의사와 상담을 한 후에 투약해야 한다.

PLUS TIP 사이클로스포린(Cyclosporine)

면역억제제로 장기이식이나 골수이식 등으로 인한 면역체계 거부반응을 예방하기 위해 투약하는 약물이다.

35	과목	성인간호학	난이도	●●○	정답	①

① 아트로핀(Atropine), 글리코피롤레이트(Glycopyrrolate), 스코폴라민(Scopolamine)은 항콜린제로 구강과 호흡기계의 분비물을 감소시켜 전신마취 후에 기관 내 삽관을 용이하게 하고 서맥을 예방하기 위해 투약한다.

② 불안감을 감소시키고 진정을 유도하기 위해 토피소팜(Benzodiazepines)와 같은 진정제를 투약한다.

③ 수술 종류와 대상자의 상태에 따라 수술 전 예방적으로 항생제를 투약한다.

④ 생리적 스트레스 상황인 수술로 인해 위 - 십이지장 궤양이 발생하는 것을 예방하기 위해 위산 생성을 줄여주는 히스타민 수용체 길항제를 투약한다.

PLUS TIP 항콜린제 아트로핀(Atropine)

신경전달물질인 아세틸콜린의 작용을 방해하는 작용을 한다. 아트로핀(Atropine)은 무스카린성 길항약으로 주요 기관에 부교감신경을 억제하는 효과가 있다. 심혈관계 · 소화기계 · 소화기계에서 부교감 신경을 억제한다. 노인의 경우는 부작용 위험이 높기 때문에 투여에 유의한다.

36	과목	성인간호학	난이도	●●●	정답	④

연수 근처에 있는 중추성 화학수용체는 뇌척수액 내 pH와 이산화탄소 농도에 따라 호흡중추를 조절한다. 혈중 이산화탄소 농도가 증가하면 pH가 감소하고 호흡이 증가한다. 말초성 화학수용체는 대동맥궁의 대동맥소체와 경동맥 근처 경동맥소체에 있다. COPD환자는 만성적으로 이산화탄소 농도가 높기 때문에 말초성 화학수용체에 의해 호흡수를 증가시킨다. 말초성 화학수용체는 혈중 산소농도가 저하되면 호흡흥분을 호흡중추로 보내 호흡수를 증가시킨다. COPD환자에게 고농도의 산소 공급 시 호흡 자극원이 제거되어 무호흡을 초래할 수 있다.

37	과목	성인간호학	난이도	●●●	정답	②

①③ **신장에서의 부갑상샘호르몬(PTH) 작용** : 비타민 D를 활성화 상태로 전환시키고 칼슘과 마그네슘의 신세뇨관에서의 재흡수를 증가시킨다. 또한 인·중탄산염·소듐의 재흡수를 억제하고 소변으로 배설을 증가시킨다.

② **뼈에서의 부갑상샘호르몬(PTH) 작용** : 파골작용 증가와 골형성 억제로 뼈에서 혈액으로 칼슘을 방출시킨다.

④ **위장관계에서의 부갑상샘호르몬(PTH) 작용** : 비타민 D를 활성화시켜 장점막에서의 칼슘과 인의 흡수를 돕는다.

38	과목	성인간호학	난이도	●○○	정답	②

② 뇌동맥류는 파열 시 심각한 출혈이 우려되기 때문에 투약을 하지 않는다.

PLUS TIP 혈전용해제

㉠ **정의** : 섬유소 덩어리의 섬유소사를 퇴화시키고 플라즈미노겐을 플라스민 형태로 활성화시킨다. 플라스민은 섬유소 분자에 부착하여 섬유소 덩어리를 파괴시키고 혈관의 재관류를 돕는다.

㉡ **종류** : 우로키나아제(Urokinase), 스트렙토키나아제(Streptokinase), 조직플리스미노겐 활성제(t – RA), 레테플라제(Reteplase), 아니스트레플라제(Anistreplase) 등이 있다.

㉢ **특징** : 혈전용해제는 허혈성 뇌경색(출혈성 뇌경색 제외), 말초정맥·동맥 폐색증, 급성 심근경색, 폐색전증의 치료에 사용된다.

㉣ **금기** : 대표적으로 출혈이 부작용이다. 잠재적 출혈 위험성이 있는 환자에게는 투여하지 않는다. 두개내에 출혈병력이 있거나 뇌종양, 대동맥 박리증 등에는 절대적 금기이다.

39	과목	성인간호학	난이도	●●○	정답	④

〈보기〉의 환자는 당뇨성 케톤산증이다. 이는 인슐린 부족으로 당분, 지방, 단백질의 분해가 증가하여 발생한다. 대표적인 증상은 탈수, 전해질 손실, 산증이다. 인슐린이 부족하면 간에서 글리코겐이 포도당으로 분해되고 과다한 포도당을 제거하기 위해 고삼투성 이뇨가 발생한다. 삼투성 이뇨로 전해질 손실과 탈수가 나타난다. 또한 인슐린 부족으로 지방분해가 촉진되어 케톤체가 생성되고 대사성 산증이 발생한다.

PLUS TIP 당뇨성 케톤산증 치료

㉠ **탈수 교정** : 0.9% 생리식염수를 빠른 속도로 정맥 주입한다. 고나트륨, 고혈압, 울혈성 심부전 대상자에게는 0.45% 생리식염수를 주입한다. 활력징후를 자주 측정하고 섭취량 배설량을 확인한다.

㉡ **전해질 손실 보충** : 정맥 수액에 포타슘을 섞어 심전도를 모니터하며 서서히 공급한다.

㉢ **산증 교정** : 속효성 인슐린을 정맥을 통해 일정한 속도로 천천히 주입하고 자주 혈당을 측정한다.

| 40 | 과목 | 정신간호학 | 난이도 | ●○○ | 정답 | ④ |

④ 기억장애인 섬망(Delirium)은 단기적이고 증상이 사라지면 기억이 다시 돌아온다. 섬망 증상으로 인해 지남력이 저하되기는 하지만 사람에 대한 지남력은 유지가 된다.

| 41 | 과목 | 아동간호학 | 난이도 | ●●● | 정답 | ① |

① 경련과 함께 발열이 동반되었으므로 열성경련에 해당한다. 경련 시 자극을 제공하는 것은 경련을 악화시킬 수 있으므로 의식을 완전히 회복할 때까지 조용한 환경을 제공하며 혼자 두지 않는다. 또한 신체보호대를 적용하는 것은 아동을 자극할 수 있으므로 경련 시 신체보호대를 적용하지 않는다.

② 경련 시 경련의 양상을 사정하고 고열로 인한 탈수를 예방하기 위해 탈수 유무를 확인한다. 열을 내리기 위해 옷을 벗기고 미온수 마사지를 시행하며 필요시 정맥으로 수액을 공급하고 해열제를 투약한다.

④ 경련 시 손상을 예방하기 위해 아동 주변에 있는 위험한 물건을 치우고 침상난간을 올려 낙상을 예방한다.

| 42 | 과목 | 성인간호학 | 난이도 | ●●○ | 정답 | ③ |

③ 알도스테론 분비의 감소로 포타슘 배출이 저하되어 고칼륨혈증과 산증이 발생한다.

① 지방의 비정상분포로 만월형 얼굴이 나타나는 것은 쿠싱증후군의 증상에 해당한다.

② 저혈당이 나타난다.

④ 소듐과 수분의 배출이 증가하여 저나트륨혈증이 발생하고 체액량 결핍으로 고칼슘혈증, 탈수증상, 저혈압이 나타난다. 특히 부신위기는 애디슨 위기라고도 불리며 체액량 결핍으로 인한 심한 저혈압과 오심, 구토, 복통, 설사, 발열, 청색증, 식욕부진을 동반한다.

| 43 | 과목 | 병태생리학 | 난이도 | ●●○ | 정답 | ① |

① 낙상 예방 및 안전한 환경을 위해 침상높이를 낮추고 침상난간을 올린다. 또한 높은 곳에 오르는 것을 금한다.

② 내림프액의 감소를 위해 염분, 카페인, 설탕, 알코올 섭취를 제한한다.

③④ 증상 발생을 막기 위해 병실의 조명을 어둡게 하고 소음 발생은 피한다.

PLUS TIP 메니에르병

㉠ **정의** : 메니에르병은 막미로가 확장되고 내림프액의 생산증가 및 흡수 저하로 발생하는 내이장애다. 보통 편측에서 시작하여 양측으로 진행하기도 한다.

㉡ **증상** : 현훈, 이명, 감각신경성 난청이 대표적인 증상에 해당한다. 오심, 구토, 귀의 충만감, 균형 장애를 동반하기도 한다.

㉢ **치료방법** : Nicotinic과 항히스타민제, 항현훈제, 항콜린제, 진정제, 이뇨제를 투약한다. 내과적 치료에도 불구하도 증상이 지속될 경우 미로절제술이나 신경절제술을 고려한다.

| 44 | 과목 | 성인간호학 | 난이도 | ●●○ | 정답 | ④ |

대상포진은 수두대상포진바이러스나 수두바이러스가 면역기능이 저하되었을 때 재활성화가 되어 발생한다. 발진, 가려움과 함께 신경절을 따라 편측성의 수포가 띠 모양으로 나타난다. 심한 통증과 함께 위장장애, 권태감을 동반하며 합병증으로 신경통이 흔하므로 통증을 완화시키고 신경통을 예방하는 것이 치료 및 간호의 목표이다.

| 45 | 과목 | 정신간호학 | 난이도 | ●○○ | 정답 | ④ |

④ 환자의 망상에 직접적으로 개입하지 않으면서 환자의 현재 상태를 이해하고 현실적인 주제에 대해 이야기할 기회를 제공한다.
① 정당성이 없다고 단정하는 것은 환자의 불신감을 키우고 방어적 태도를 유발한다. 망상을 바로잡으려 하기보다는 환자가 느끼는 감정에 공감하고 안전한 환경을 제공한다.
② 집중력과 사고 과정이 저하된 경우가 많기 때문에 복잡한 언어는 환자를 혼란스럽게 만들 수 있다.
③ 환자의 망상을 강화하거나 지속시키지 않는다.

PLUS TIP 조현병 환자의 망상관리 원칙

㉠ 망상을 직접 부정하거나 동조하지 않는다.
㉡ 감정을 이해하고 공감한다.
㉢ 현실적인 대화로 초점을 돌린다.
㉣ 짧고 명료한 언어를 사용한다.

| 46 | 과목 | 성인간호학 | 난이도 | ●○○ | 정답 | ① |

유방절제술을 한 경우 액와 림프절과 림프관의 제거로 림프부종이 발생할 수 있다. 수술 부위의 정맥과 림프액의 정체를 예방하기 위해 수술한 쪽의 팔을 베개로 받쳐 팔꿈치를 어깨보다 높게 올려준다.

| 47 | 과목 | 아동간호학 | 난이도 | ●●○ | 정답 | ② |

② 병리적 황달은 황달이 출생 24시간 내 발생하거나 황달이 10 ~ 14일 이상 지속되는 경우이다. 생리적 황달은 생후 2 ~ 4일내 나타나는 황달로 7일 내에 자연적으로 소실된다.
① 대리석양 피부는 피부가 냉기에 노출되면 일시적으로 전신에 나타나는 얼룩덜룩한 반점이다.
③ 할리퀸 증상은 신생아를 옆으로 눕힐 때 몸의 중앙선을 경계로 바닥에 닿은 부분이 붉고 윗부분은 창백한 상태로 일시적인 증상이다.
④ 태지는 자궁 내에서 피부를 보호하기 위해 피부에 덮인 회백색의 치즈 같은 물질로 2 ~ 3일 후 건조되어 자연 소실된다.

| 48 | 과목 | 성인간호학 | 난이도 | ●●○ | 정답 | ③ |

③ 비타민 B6(피리독신)는 레보도파를 말초에서 대사시켜 약물 효과를 감소시킬 수 있다. 레보도파 단독 투여 시에는 비타민 B6 보충제를 피한다.

① 레보도파는 공복 상태에서 흡수가 더 잘되지만, 오심, 구토 등이 나타날 수 있다. 오심이 나타나는 경우 소량의 음식과 함께 복용한다.

② 레보도파는 알코올과 상호작용할 수 있다. 알코올 섭취는 기립성 저혈압 등의 부작용을 악화시킬 수 있다.

④ 레보도파는 기립성 저혈압을 유발할 수 있으므로 자세는 천천히 움직이면서 변경해야 한다.

| 49 | 과목 | 성인간호학 | 난이도 | ●●○ | 정답 | ① |

① 하루 1,500mg 이상의 칼슘을 섭취하도록 한다. 칼슘이 풍부한 음식에는 우유, 치즈, 녹황색 채소, 멸치 등이 있다. 칼슘의 흡수를 돕기 위해 비타민 D의 적절한 섭취도 중요하다. 햇빛에 자주 노출시키고 집에만 있는 경우 곡류, 달걀, 버터와 같은 비타민 D가 풍부한 음식을 섭취한다.

② 장기간의 부동 상태는 골 형성을 억제하고 골 흡수를 증가시키기 때문에 근력강화운동이나 체중부하운동을 격려한다. 낙상으로 인한 골절을 예방하기 위해 침상 난간을 올리고 안전한 환경을 제공한다.

③ 볼링이나 승마와 같은 운동은 척추에 부담을 주기 때문에 피한다.

④ 고단백식이는 뼈에서 칼슘 배설을 증가시키므로 적절한 양의 단백질을 섭취한다.

| 50 | 과목 | 성인간호학 | 난이도 | ●●○ | 정답 | ④ |

④ 활력징후를 자주 측정하고 천자부위를 관찰하며 24시간 동안은 침상안정을 한다. 생검 후 첫 24시간 동안 혈뇨를 볼 수 있으며 혈뇨를 확인하기 위해 소변검사를 시행한다. 복압을 상승시키기 때문에 생검 후 첫 4시간 동안은 기침을 피하도록 하고, 2주 동안은 무거운 물건을 들거나 심한 운동을 하는 것은 피한다.

① 생검을 하는 동안 움직임을 최소화하기 위해 엎드린 자세에서 심호흡 한 후 그대로 멈추게 한다.

② 생검 후 혈전형성과 소변정체를 예방하고 검체를 쉽게 수집하기 위해 수분 섭취를 격려한다.

③ 생검 후 출혈을 예방하기 위해 생검 부위에 압박드레싱을 시행하고 생검 첫 4시간 동안 앙와위를 유지한다.

| 51 | 과목 | 병태생리학 | 난이도 | ●●○ | 정답 | ③ |

① gland를 형성하는 세포이다.

② 상피를 지지하고 있는 결합조직이다.

④ 점막 깊은 곳에서 점막을 구조적으로 지지한다.

| 과목 | 성인간호학 | 난이도 | ●●○ | 정답 | ④ |

④ 복막투석의 합병증 중 복막염의 증상에 해당한다. 복막염이 의심되면 배액 된 투석액의 배양검사, 민감도 검사, 세포검사를 시행한다. 이후 정맥으로 항생제를 투여하고 투석액에 항생제를 첨가한다. 또한 투석액에 헤파린을 첨가하여 섬유소 응괴가 생기는 것을 예방한다. 복막염을 예방하기 위해 투석액백을 교환하거나 카테터를 관리할 때 무균술을 준수한다.

①② 투석액이 너무 차가우면 복부 불편감이 발생하므로 투석액의 온도는 체온과 비슷하게 데운 후에 주입하고 투석액 주입 중에는 좌위를 취해주어 호흡을 용이하게 한다. 투석액의 포도당 농도가 높은 경우 삼투압이 증가하여 더 많은 수분을 제거할 수 있다. 이들은 복막염과는 관련이 없다.

③ 복막염이나 삽입구 및 카테터 터널 감염이 반복될 경우 카테터 제거를 고려할 수 있지만 복막투석 카테터를 제거한 경우 혈액투석을 위한 카테터나 복막투석 카테터를 다시 삽입해야 하기 때문에 일차적으로는 배양검사 시행 후 항생제를 투여한다.

| 과목 | 성인간호학 | 난이도 | ●●○ | 정답 | ③ |

③ 동정맥루에서 혈류가 잘 흐르고 있는지 확인하기 위해 진동을 촉진하고, 잡음을 청진하는 것은 동정맥루의 기능 상태를 평가하고 혈전이나 폐쇄의 조기 징후를 확인하는 데 필수적이다.

① 동정맥루가 있는 팔에서는 혈압 측정, 정맥주사, 채혈 등을 하면 동정맥루를 손상시킬 수 있고 혈류를 방해하여 혈전 형성이나 혈관 폐쇄를 유발할 위험이 있으므로 금지한다.

② 성숙되지 않은 동정맥루를 사용하면 혈관 손상 및 합병증 위험이 증가한다.

④ 동정맥루가 있는 팔은 혈관 보호를 위해 정맥주사나 채혈을 금지한다.

PLUS TIP 동정맥루 수술 후 간호중재

㉠ 혈관통로가 성숙해질 때까지 1 ~ 3개월의 시간이 필요하기 때문에 수술 직후 동정맥루를 이용한 투석이 불가능하며 동정맥루를 사용할 수 있을 때까지 일시적인 도관이 필요하다.

㉡ 혈관통로를 천자할 때 철저한 무균술을 준수하여 감염을 예방한다.

㉢ 혈관통로가 있는 사지에서 혈압측정, 정맥주사, 채혈을 하지 않는다.

㉣ 혈관통로가 있는 사지에 압박을 가하지 않고 혈관 통로가 있는 사지 위로 무게가 가해지지 않도록 한다.

㉤ 혈관통로의 개존성 여부를 확인하기 위해 자주 진동을 촉진하고 매일 잡음을 청진한다.

㉥ 수술 직후 혈관통로가 있는 사지를 상승시키고 순환과 말초맥박을 사정한다.

㉦ 혈관통로가 있는 팔의 일상적인 ROM운동을 권장하나 무거운 물건을 드는 것은 피하도록 한다.

54

| 과목 | 모성간호학 | 난이도 | ●●○ | 정답 | ② |

② 임신의 확정적 징후 : 초음파에 의한 태아확인(6주 이후), 검진에 의한 태아 움직임 확인(20주 이후), 태아 심박동(도플러 10 ~ 12주, 청진기 17 ~ 18주)이 있다.

① 임신의 추정적 징후 : 주로 임부에게 느껴지는 신체변화이다. 무월경, 오심, 구토, 입덧, 유방 팽만, 피로, 첫 태동, 빈뇨가 해당된다.

③ 구델 징후(Goodell's Sign) : 임신 6 ~ 8주 나타나는 자궁경부의 연화로 임신의 가정적 징후다.

④ 채드윅 징후(Chadwick's Sign) : 임신 8주, 질 벽과 질 전정의 자청색 변화로 임신의 가정적 징후다.

55

| 과목 | 성인간호학 | 난이도 | ●●● | 정답 | ② |

② 아이소나이아지드(Isoniazid) : 경구용 일차 항결핵 약제이다. 말초신경염이 부작용으로 발생할 수 있다. 말초신경염 발생 위험이 큰 당뇨, 만성 신부전, 노인 등의 환자는 피리독신(Pyridoxine)을 함께 투여하여 말초신경염을 예방한다.

① 리팜핀(Rifampin) : 경구용 일차 항결핵 약제이다. 결핵과 한센씨병 등에 효과가 있는 항생제이다. 소변, 객담, 모유, 땀, 눈물 등의 분비물 색이 오렌지색으로 변화시킨다.

③ 에탐부톨(Ethambutol) : 경구용 일차 항결핵 약제이다. 부작용으로 시각이 흐려지거나 시야가 축소되는 시신경염이 발생할 수 있다. 투약 전 시력과 색상판단력 검사를 시행한다.

④ 피라진아미드(Pyrazinamide) : 경구용 일차 항결핵 약제이다. 근육통이나 관절통이 가장 흔하게 나타난다. 통풍 과거력이 있다면 급성 통풍이 나타날 수 있고 투약 후에 햇빛에 민감해질 수 있다.

56

| 과목 | 성인간호학 | 난이도 | ●●○ | 정답 | ① |

① 급성 충수염의 통증은 복부중앙에서 시작하여 나중에는 맥버니 포인트(McBurney Point)에서 반동성 압통이 나타난다. 반동성 압통은 맥버니 포인트(McBurney Point)를 손으로 눌렀다 떼면 나타나는 통증을 의미한다. 또한 급성충수염에서 발열, 오심, 구토, 식욕부진, 설사를 동반할 수 있다.

② 배꼽주위 피하출혈은 췌장염에서 나타나는 쿨렌 징후(Cullen's Sign)이다.

③ 옆구리 부위 피하출혈은 췌장염에서 나타나는 터너 징후(Tuner's Sign)이다.

④ 우측 어깨로 방사되는 통증은 담낭염에서 주로 나타나는 것으로 우측 어깨나 견갑골로 방사된다.

57

| 과목 | 성인간호학 | 난이도 | ●●○ | 정답 | ① |

① 식사 시 머리와 목을 약간 구부리고 똑바로 앉는 자세를 취해주어 흡인을 예방하고 연하를 촉진한다.

② 구강 안쪽 깊숙이 음식을 넣어주고 마비되지 않은 쪽으로 음식을 씹도록 한다.

③ 물과 같은 액체 음식보다는 연식이나 반연식과 같은 걸쭉한 음식을 제공한다. 물을 제공할 때는 빨대 사용을 제한하고 조금씩 먹도록 한다.

④ 미지근한 음식을 제공한다. 지나치게 뜨겁거나 차가운 음식은 준비 없이 삼킬 가능성이 있으므로 제한한다.

58	과목	성인간호학	난이도	●●●	정답	③

③ 시술 후 혈전형성을 예방하기 위해 정맥으로 헤파린(Heparin)을 투여한다. 또한 스텐트를 삽입한 경우 스텐트에 혈소판 응집을 예방하기 위해 클로피도그렐(Plavix)을 예방적으로 투여한다. 항응고제나 항혈소판제는 출혈 경향을 증가시키기 때문에 출혈 증상을 사정하고 손상 예방 간호를 제공한다.

59	과목	성인간호학	난이도	●●○	정답	②

② 아나필락시스는 제1과민반응 중 치명적인 상태로 기관지 협착, 심박출량 감소, 혈관확장이 일으킨다. 혈관확장은 모세혈관 투과성을 증가시켜 저혈압과 빠르고 약하며 불규칙한 맥박이 나타난다. 혈관 내 용액이 감소한 쇼크 상태에서는 생리식염수나 혈장증량제를 정맥으로 투여하고 혈압상승제를 투여한다.

60	과목	성인간호학	난이도	●●○	정답	①

① 성격과 감정변화는 문맥계 간성 뇌질환(간성혼수)의 전조증상이다. 간성혼수 조기발견을 위해 의식수준, 지남력을 주기적으로 사정한다. 단백질의 과다한 섭취는 혈중 암모니아를 상승시켜 간성혼수를 초래하기 때문에 간경화증 환자에게 저단백, 단순 탄수화물 식이를 제공한다.

② 복수 조절을 위해 염분 섭취를 제한하고 섭취량, 배설량, 체중, 복부둘레를 사정한다. 복수를 줄이기 위해 이뇨제를 투약하고 필요시 복수천자를 시행한다.

③ 복수가 많을 경우 침상머리를 30° 높여서 호흡곤란을 완화시킨다.

④ 식도출혈을 예방하기 위해 신선냉동혈장과 비타민 K를 예방적으로 투여한다.

61	과목	성인간호학	난이도	●●●	정답	①

① 모르핀은 오디 괄약근과 췌장에 경련을 유발하기 때문에 통증 조절을 위한 일차 약제로 Meperidine(Demerol)을 투여한다.

PLUS TIP 급성 췌장염

㉠ **원인** : 일반적으로 알코올이다. 오디 괄약근 부위에 담석이 박히면서 배출되는 과정에서 췌장염이 발생한다. 음주를 자주 하는 사람에게 발병확률이 높다.

㉡ **증상** : 중앙 상복부에 극심한 통증과 함께 방사통이 주된 증상으로 나타난다. 웅크리는 자세를 하면 통증이 완화되며 쿨렌 징후(Cullen's Sign)와 터너 징후(Turner's Sign)로 피하출혈이 있다. 빈맥, 저혈압, 발열 증상이 나타난다.

㉢ **진단검사** : 혈청 아밀라아제와 혈청 리파아제가 상승한다. 증상이 심하면 저칼슘혈증이 나타날 수 있다.

62	과목	모성간호학	난이도	●●○	정답	②

② 분만 직후 자궁저부는 제와부의 2cm 아래에서 촉지되고 분만 12시간 후 제와 수준으로 상승한다. 이후 24시간 뒤부터 매일 1 ~ 2cm씩 하강한다. 정상적으로 자궁퇴축 시 자궁저부는 단단하게 만져져야 한다. 자궁저부가 부드럽게 만져질 경우 자궁 퇴축이 일어나지 않는 것으로 이 경우 자궁저부를 부드럽게 마사지하여 자궁저부의 퇴축을 돕는다.

④ 모유수유 시 옥시토신이 분비가 촉진되어 자궁수축이 더 잘 일어난다.

63	과목	성인간호학	난이도	●●●	정답	②

피로, 권태감, 식욕부진, 창백함, 기억력 감소, 사지의 무감각과 저림은 비타민 B12 결핍성빈혈의 증상에 해당한다. 비타민 B12 결핍성빈혈은 악성빈혈로, 위 점막의 위축으로 위벽세포에서 분비되는 내적인자가 분비되지 않아 발생한다. 내적인자는 비타민 B12와 결합하여 회장에서 비타민 B12가 흡수되도록 돕는다. 악성빈혈의 원인은 위벽세포의 손실, 위암, 위 절제술, 회장에서 비타민 B12 흡수장애 등이다. 비타민 B12가 결핍되면 적혈구 막이 얇아져 적혈구가 쉽게 파괴되기 때문에 빈혈이 발생하게 된다. 악성빈혈은 평생 비타민 B12를 투여해야 하며 비타민 B12가 많이 함유된 쇠고기, 닭고기, 계란, 우유, 간, 내장 등을 섭취하도록 교육한다.

64	과목	정신간호학	난이도	●○○	정답	②

①③ 1차 예방에 대한 설명이다.

④ 3차 예방에 대한 설명이다.

65	과목	성인간호학	난이도	●○○	정답	③

③ 건성 흉막염은 흡기 시 흉막이 마찰하여 통증이 악화되고 숨을 멈추면 통증이 완화된다.

PLUS TIP 건성 흉막염

흉막 삼출액이 없는 흉막 염증상태이다. 호흡 시 흉막이 마찰하여 옆구리의 칼로 찌르는 듯 한 날카로운 통증이 발생하고 통증은 심호흡, 기침, 흡기 시 악화된다. 통증으로 얕고 빠른 호흡을 하며 고열, 전신 쇠약감이 있다.

66	과목	성인간호학	난이도	●○○	정답	②

② 혈소판이 감소한 경우 출혈경향이 증가하므로 출혈증상을 관찰하면서 출혈을 예방해야 한다. 손상을 예방하기 위해 침대난간에 패드를 대어주고 과격한 운동이나 발치는 제한한다. 면도를 할 때는 전기면도기를 사용하고 보행 시 편안하고 튼튼한 신발을 신도록 한다. 코를 세게 풀거나 후비지 않도록 한다.

① 직장체온을 측정하거나, 근육주사 · 좌약 · 관장 · 탐폰 · 질정을 사용하는 것을 피한다.

③ 부드러운 칫솔을 사용하여 구강간호를 시행하고 출혈위험이 높은 경우 생리식염수로 구강을 세척한다.

④ 아스피린과 항응고제는 출혈경향을 증가시키므로 사용을 제한하고 발열 시 아세트아미노펜을 투약한다.

| 67 | 과목 | 성인간호학 | 난이도 | ●●○ | 정답 | ② |

② 양성자펌프 억제제는 위산 생성에 필요한 포타슘, 수소이온, ATPase 효소작용을 감소시켜 위산 분비를 억제한다. 대표적인 약물로는 오메프라졸(Losec, Prilosec)이 있다.

① 수크랄페이트(Carafate)는 점막보호제로 궤양부위에 보호막을 만들어 산이 침투하는 것을 예방한다.

③ H2 수용체 길항제는 위벽세포에서의 위산 분비를 억제한다. 니자티딘(Azid), 시메티딘(Tagamet), 라니티딘(Zantac, Curan), 파모티딘(Pepcid, Gaster)이 대표적인 약물이다.

④ 수산화 알루미늄(Amphojel)은 제산제로 위산을 중화시키고 프로스타글란딘의 합성을 촉진, 펩신의 활동을 감소시키나 장기복용 시 골다공증, 변비를 유발한다.

| 68 | 과목 | 정신간호학 | 난이도 | ●●○ | 정답 | ② |

② 설명하는 증상은 항정신병약물의 추체외로계 부작용 중 급성 근긴장 이상증의 증상이다. 불안감 감소를 위해 자극이 적은 환경을 제공한다.

① 증상은 금방 사라지므로 심한 부작용이 아님을 설명한다.

③ 항파킨슨 약물인 벤조트로핀(Benztropine)을 투약한다.

④ 조현병 증상의 악화 원인이 불확실하기 때문에 약물의 부작용인가를 먼저 감별한다.

| 69 | 과목 | 성인간호학 | 난이도 | ●○○ | 정답 | ① |

응급실에 내원한 환자의 부상, 질병정도에 따라 분류하여 치료의 우선순위를 결정한다. 치료의 우선순위가 가장 높은 긴급 상태의 환자는 즉각적인 응급처치를 받아야 생존이 가능한 상태이다. 기도폐쇄, 호흡부전, 심정지, 개방성 흉부 또는 복부열상, 긴장성 기흉, 연가양 흉곽, 심한 쇼크 및 대량 출혈, 경추손상, 50% 이상의 2 ~ 3도 화상 또는 기도화상 등이 있다.

| 70 | 과목 | 병태생리학 | 난이도 | ●●○ | 정답 | ③ |

파종성혈관내응고(DIC)는 광범위한 응고형성과 장기에서 출혈이 특징인 출혈성 장애이다. 과다한 응고현상은 섬유소용해체계를 활성화시켜 혈전을 분해하고 섬유소 분해산물 생성을 증가시킨다. 섬유소분해산물은 정상적인 혈액응고 기능을 방해하고 출혈을 광범위하게 발생시킨다.

| 71 | 과목 | 성인간호학 | 난이도 | ●●○ | 정답 | ④ |

불안정형 협심증은 안정형 협심증과 심근경색의 중간 정도로 통증이 20분 이상 지속되며 점차 통증의 강도, 지속기간, 빈도가 악화된다. 통증은 휴식이나 NTG 투여 후에도 완화되지 않는다. 심근 손상을 알려주는 혈액지표인 CK - MB, 트로포닌 T&I, 미오글로빈은 정상이다. 또한 심박출량의 감소로 피부는 차고 축축하다.

| 72 | 과목 | 성인간호학 | 난이도 | ●○○ | 정답 | ④ |

① 과하게 움직이는 것은 금지된다.

② 걷는 것을 자제하게 한다.

③ 얼음주머니를 적용한다.

| 73 | 과목 | 기본간호학 | 난이도 | ●●○ | 정답 | ① |

같은 자세로 장시간 있으면 한 부위에 압박이 가해져 욕창이 발생할 수 있다. 따라서 적어도 2시간 마다 체위 변경이 필요하다. 체위 변경 시에는 끌거나 잡아당기지 않고 들어 올림으로써 전단력으로 인한 손상을 예방한다.

| 74 | 과목 | 기본간호학 | 난이도 | ●○○ | 정답 | ② |

① **청결관장**(배출관장) : 변비나 분변매복을 완화시키기 위해 직장 내 용액을 주입하여 장을 팽창시키거나 장점막 자극, 장의 연동운동을 증가시켜 대변의 배출을 유도한다.

③ **정체관장** : 일정한 시간 동안 관장액을 장내에 보유하여 배변, 투약, 구충효과, 진통효과를 준다. 투약관장, 영양관장, 유류정체관장, 수렴관장이 있다.

④ **역류관장** : 장내 가스 제거와 연동운동 자극을 위해 관장액 주입과 배출을 반복하는 것이다. 쇼크 위험이 있어 사용이 제한된다.

| 75 | 과목 | 정신간호학 | 난이도 | ●●○ | 정답 | ② |

① 대상자의 경험을 반영한 것이 아닌 간호사의 경험을 반영한 것이므로 비치료적이다.

③ 일시적인 안심은 대상자의 고통스런 감정으로부터 간호사 자신을 보호하기 위한 것이므로 비치료적이다.

④ 간호사의 생각에 초점을 맞춘 표현이므로 비치료적이다.

| 76 | 과목 | 모성간호학 | 난이도 | ●○○ | 정답 | ② |

② 자궁내막증(Endometriosis)은 질 출혈이 나타날 수는 있으나 상당량의 자궁출혈 증상은 나타나지 않는다.

PLUS TIP 자궁내막증(Endometriosis) 증상

월경과 함께 동반되는 골반통, 요통, 복통 등의 월경통이다. 난소나 자궁 골반 인대를 압박하면서 성교통이 나타나기도 한다. 자궁내막염을 앓는 여성의 50 ~ 70%는 임신율이 떨어지는 불임이 동반된다. 요관폐색이나 질 출혈 등이 나타날 수 있다.

77	과목	기본간호학	난이도	●●○	정답	②

장유착, 탈장, 종양, 염증성 장질환, 장염전, 장중첩 등 여러 원인에 의해 장이 부분 또는 완전 폐색이 된 경우를 장폐색이라고 한다. 장폐색이 있을 경우 음식물, 가스, 소화액이 정상적으로 통과하지 못하고 정체 및 축적된다. 따라서 비위관을 삽입하여 위나 장으로부터 가스와 분비액을 제거하는 감압을 시행한다.

78	과목	기본간호학	난이도	●●●	정답	①

① 튜브의 끝을 물이 담긴 용기에 넣었을 때 공기방울이 올라오는 것은 비위관이 호흡기 내 위치하는 것을 의미하므로 즉시 제거하고 다시 삽입한다.

② 흡인한 위액은 산성이므로 pH 테스트 종이에 떨어뜨려 pH를 측정하였을 때 pH가 0 ~ 4이다. 장액의 경우 pH 6이상, 호흡기 내 위치할 경우 pH 8이상이다.

PLUS TIP 비위관 길이

비위관은 성인 기준으로 코끝에서 귓불을 거쳐 검상돌기까지 길이만큼 삽입한다. 약 60 ~ 65cm 삽입하기 때문에 외부로 노출된 튜브의 길이는 약 125 ~ 130cm 정도이다.

79	과목	성인간호학	난이도	●●○	정답	④

④ 프로필티오우라실(Propyl Thiouracil, PTU)은 갑상샘기능항진증 치료에 사용되는 약물로 무과립구증, 백혈구감소증, 혈소판감소증, 무형성 빈혈 등이 혈액학적 이상이 발생할 수 있으므로 정기적인 혈액검사가 필요하다. 인후통, 발열 등 감염징후가 있을 경우 즉시 알리도록 교육한다.

① 항갑상샘 약물은 12 ~ 18개월 복용 후 갑상샘호르몬이 정상화되면 복용을 중단한다.

② 프로필티오우라실(Propyl Thiouracil)은 착색되는 증상은 나타나지 않는다. 아이오딘(Iodine)은 치아에 착색되므로 빨대를 이용하여 투약하고 수분섭취를 권장한다.

③ 성인의 경우 초기량은 100 ~ 300mg(중증 400 ~ 600mg)을 3 ~ 4회 경구투여하고 갑상샘기능항진증이 나아지면 점진적으로 감량을 한다.

PLUS TIP 갑상샘기능항진증(Hyperthyroidism)

㉠ **정의** : 갑상샘에서 호르몬이 과다하게 분비되어 나타나는 것이다.

㉡ **원인** : 주된 원인은 그레이브스씨 병이다. 뇌하수체 종양이나 호르몬제를 과다 복용하면 나타나기도 한다.

㉢ **증상** : 식욕은 늘어나지만 체중이 감소하고, 신경과민, 불안, 심계항진, 전신쇠약 등이 나타난다.

| 80 | 과목 | 기본간호학 | 난이도 | ●●○ | 정답 | ③ |

배설량은 체외로 배출되는 모든 것을 포함한다. 소변, 대변, 설사, 구토, 상처에서 나오는 배액, 심한 발한(옷이나 시트가 젖을 정도), 구강이나 비강 또는 기관 내 흡인, 위흡인액, 배액관을 통한 배액 등이 해당된다.

| 81 | 과목 | 병태생리학 | 난이도 | ●●● | 정답 | ③ |

면역계는 어떤 항원에 노출되면 그 항원에 저항하기 위한 특이항체를 생산한다. 항원이 신체에 침입하였을 때 B림프구는 보조 T림프구, 대식세포와 상호작용하여 항원을 인식하여 하나의 특이항원에 감작되고 B림프구에 의해 특이항체를 생산한다. 이와 동시에 B림프구는 기억B림프구를 통해 하나의 특이항원에 감작된 상태를 유지하여 같은 항원에 노출되었을 때 즉각적으로 반응하고 특이항체를 생산한다. 기억B림프구는 지속적으로 특이항원에 대한 면역이 된다.

| 82 | 과목 | 모성간호학 | 난이도 | ●○○ | 정답 | ① |

편측 난소절제술을 시행한 경우에는 남아있는 한쪽 난소가 그 기능을 담당하여 난소호르몬을 분비하고 매달 배란과 월경이 일어나 자연임신이 가능하다. 호르몬 대체요법은 난소호르몬이 분비되기 때문에 필요하지 않다.

| 83 | 과목 | 병태생리학 | 난이도 | ●●○ | 정답 | ② |

① 비타민 A 부족 시 야맹증, 성장장애, 건조하고 거친 피부가 나타난다.

③ 비타민 B2 부족 시 구강 내 염증, 지루성 피부염이 나타난다.

④ 비타민 B12 부족 시 악성 빈혈, 신경학적 결함, 호모시스테인 수치 상승이 나타난다.

| 84 | 과목 | 병태생리학 | 난이도 | ●●● | 정답 | ① |

② 시상하부가 손상되면 갑상샘 자극호르몬 방출인자의 분비가 감소하고 갑상샘 자극호르몬 분비가 저하되어 갑상샘호르몬의 분비가 감소한다.

③ 갑상샘의 여포세포에서 삼요오드티로닌(Triiodothyronine, T3), 티록신(Thyroxine, T4)을 생산하고 부여포세포에서 칼시토닌을 생산한다. 칼시토닌은 갑상샘에서 방출되어 혈청칼슘 농도를 낮추고 파골작용을 억제한다.

④ 갑상샘호르몬 수치가 감소하면 시상하부에서 갑상샘 자극호르몬 방출인자의 분비가 증가하고 이로 인해 뇌하수체에서 갑상샘 자극호르몬의 분비가 증가하여 갑상샘호르몬을 분비한다.

| 85 | 과목 | 병태생리학 | 난이도 | ●●● | 정답 | ③ |

황달, 피로감, 오심을 호소하며 HBsAg(+), HBeAg(+), Anti − HBc IgM(+)이고 간효소인 AST, ALT가 상승한 것으로 보아 현재 활동성 B형 간염 상태를 의미한다. B형 간염은 혈액, 체액에 접촉, 성적접촉, 손상된 피부와 점막을 통해 전파되기 때문에 사용한 주사침은 뚜껑을 닫지 않고 폐기한다.

③ 출혈위험성이 증가하므로 소변, 대변, 점막, 피부의 출혈 증상을 관찰한다.

① 저지방, 적절한 양의 단백질, 고칼로리, 고탄수화물 식이를 제공한다.

② 피로감을 호소하는 급성기에는 침상안정과 휴식을 격려한다.

④ 혈액이나 체액에 접촉 시 장갑을 착용해야 하며 공동으로 면도기와 칫솔을 사용하지 않아야 한다. 가족과는 격리되어 생활하는 것이 좋다.

| 86 | 과목 | 병태생리학 | 난이도 | ●●○ | 정답 | ② |

② 대부분의 호르몬은 음성회한체계에 따라 조절되어 호르몬 수준이 정상이면 호르몬 분비를 억제한다. 그러나 월경주기를 조절하는 호르몬인 난포자극호르몬, 황체형성호르몬, 에스트로겐, 프로게스테론은 양성회한체계에 따라 조절되며 호르몬의 양이 많아져도 호르몬 분비를 억제하는 인자가 방출되지 않는다.

| 87 | 과목 | 성인간호학 | 난이도 | ●●○ | 정답 | ① |

① 골관절염에 대한 설명이다. 골관절염은 퇴행성 관절질환이다. 관절연골의 퇴행으로 연골이 침식되어 뼈가 관절로 노출된다. 관절면의 뼈가 과잉 증식하고 비후하여 관절강의 협착이 나타난다.

② 류마티스 관절염은 관절뿐만 아니라 폐, 혈관, 눈, 비장과 같은 다른 장기에도 영향을 미쳐 늑막염, 폐섬유증, 빈혈, 비장비대, 피부궤양, 심근경색증, 심낭염, 안구건조, 공막염 등을 초래한다.

③④ 류마티스 관절염은 IgG 항체가 류마티스인자와 면역복합체를 형성하여 활액낭과 결체조직에서 염증을 유발한다. 류마티스인자는 활액 내 림프구, 대식세포, 중성구를 유인하여 염증을 심화시키고 연골이 파괴된다. 염증과정에서 나타나는 부종은 활막의 모세혈관을 손상시키고 활막이 두꺼워지게 된다. 치유되지 않은 염증은 판누라 불리는 섬유성 육아조직을 형성하고 이는 석회화되어 관절을 유합시킨다.

| 88 | 과목 | 아동간호학 | 난이도 | ●○○ | 정답 | ② |

탈수 시 혈압 저하, 맥박 증가, 대천문 함몰, 피부탄력도 저하, 타액 감소 및 구강점막 건조, 소변량 감소, 요비중이 증가한다.

89	과목	모성간호학	난이도	●○○	정답	④

4자리 숫자체계에 따른 산과력은 '만삭 분만 수 – 만기 전 분만 수 – 유산 수 – 현재 생존아 수'로 나타낸다. 이 임산부는 만삭 분만한 경험은 없고(만삭 분만 수 : 0), 미숙아를 분만한 경험이 있으며(만기 전 분만 수 : 1, 현재 생존아 수 : 1), 유산경험이 1회 있으므로(유산 수 : 1) 산과력은 '0 – 1 – 1 – 1'이다.

90	과목	정신간호학	난이도	●●○	정답	④

④ 공황장애 대상자와 의사소통할 때에는 조용하고 사무적이며 솔직한 태도로 대화한다. 대상자의 이야기를 경청하고 무조건적인 수용태도를 보이며 대상자가 느끼는 불안을 스스로 표현하고 대처할 수 있도록 도와준다.

PLUS TIP 공황장애

갑자기 불안감과 두려움을 느끼는 불안장애 중 하나로 외부의 위협이 없는 상태에서 갑자기 죽을 것 같은 공포감, 호흡곤란, 가슴 두근거림, 어지러움, 손발 저림과 같은 공황발작을 경험한다. 공황장애 대상자가 불안을 표현할 수 있도록 지지하고 대상자 곁에서 대상자의 이야기를 경청하며 친숙하고 자극이 적은 환경을 제공한다. 또한 불안감이 극에 달하였을 때 인지과정이 방해받을 수 있으므로 대상자 시야 중심에 간호사 자신을 둔다.

제 02 회 | 정답 및 해설

1

과목	기본간호학	난이도	●●○	정답	②

50mL : 500mg(0.5g) = x : 140mg이므로, x = 14mL이다.

2

과목	기본간호학	난이도	●○○	정답	①

① 커프를 감은 팔이 심장보다 낮을 때 혈압이 높게 측정된다.

② 팔의 크기에 비해 너무 좁은 커프를 사용하거나 느슨히 감을 때 혈압이 높게 측정된다.

③ 커프에서 공기를 너무 천천히 뺄 때 이완압이 높게 측정된다.

④ 충분한 공기를 주입하지 않았을 때 수축압이 낮게 측정된다. 또한 운동이나 활동 직후 혈압 측정 시 심박출량이 증가하여 혈압이 높게 측정된다.

3

과목	모성간호학	난이도	●●○	정답	③

① 기형종에 해당되며 배아 세포에서 유래된 종양이다.

② 점액성 낭선종(mucinous cystadenoma)은 상피성 종양의 한 종류에 해당한다.

④ 유피낭종은 성호르몬을 분비하지 않는다.

4

과목	모성간호학	난이도	●●○	정답	③

③ 자궁적출술 후 하지 혈전증은 흔한 합병증이다. 조기 보행과 다리 근육 운동은 혈류를 개선하여 혈전 발생 위험을 줄인다.

① 지나친 침상안정은 하지 혈전증(DVT) 발생 위험을 증가시킬 수 있다. 조기 보행을 통해 혈액 순환을 촉진하고 합병증을 예방한다.

② 기침과 심호흡 운동은 폐 합병증 예방을 위한 중요한 간호 중재이다. 수술 후 환자는 폐 환기 촉진과 분비물 배출을 위해 심호흡 및 기침 운동을 격려한다.

④ 무거운 물건을 드는 행위는 복부 근육에 과도한 압력을 가해 합병증(출혈, 상처 열림 등)을 유발할 수 있다.

5	과목	성인간호학	난이도	●○○	정답	①

인슐린의 주사부위는 복부, 상완 바깥쪽, 대퇴 바깥쪽이 주로 사용된다. 주사부위의 위치는 주사 시 매번 바꾸는 이유는 지방조직의 위축이나 비후를 예방하기 위함이다. 비후된 지방조직에 투여할 경우 인슐린이 정상적으로 흡수되지 않을 수 있다.

6	과목	모성간호학	난이도	●●○	정답	②

② 유방 울혈 예방을 위해 산모는 정기적으로 수유하거나 젖을 짜내어 유방에 남은 모유를 제거해야 한다. 울혈이 심하면 유방염으로 진행될 수 있다.

① 유두 통증이 있더라도 수유를 갑자기 중단하면 유방 울혈 및 유방염의 위험이 높아질 수 있다.

③ 수유 후 유두를 따뜻한 물로 닦는 것은 필요하지 않다. 과도하게 닦는 경우 자연적인 보호막을 제거하여 감염 위험이 증가할 수 있다.

④ 차가운 팩을 직접 유두에 적용하거나 모유 분비를 줄이는 목적으로 사용하면 수유를 방해할 수 있다.

7	과목	기본간호학	난이도	●○○	정답	①

② 환행법 : 붕대를 둥글게 감아 부위를 고정하는 붕대법으로 손목, 발목, 손가락 등 좁고 작은 부위에 적용한다. 붕대의 시작과 끝을 고정할 때 주로 사용한다.

③ 8자붕대법 : 붕대를 8자 모양으로 교차하며 감는 방식으로 손목, 팔꿈치, 발목, 무릎 등의 관절 부위를 고정하고 보호하기 위해 사용한다.

④ 회귀법 : 붕대를 앞뒤로 왕복하여 반복적으로 감아 부위를 덮는 방식으로 머리, 손가락 끝, 절단 부위 등 불규칙하거나 끝이 있는 부위에 적용한다.

8	과목	간호윤리전반	난이도	●○○	정답	④

① 권리윤리
② 통치윤리
③ 의무윤리

9	과목	간호윤리전반	난이도	●○○	정답	④

① 행위 공리주의에 해당한다.
② 규칙 공리주의에 해당한다.
③ 칸트의 의무론에 가까운 관점이다. 선호 공리주의는 상황에 따라 선호와 욕구를 평가하며, 고정된 보편적 도덕 원칙을 따르는 것이 반드시 도덕적이라고 보지 않는다.

10

과목	정신간호학	난이도	●●○	정답	③

③ **반영** : 대상자가 모호하게 표현한 감정을 분명히 하여 자신의 감정을 수용하고 인정할 수 있도록 격려하는 것이다.

① **재진술** : 대상자가 전한 내용과 감정을 그대로 반복하여 대상자의 말을 경청하고 있음을 표현하고 놓치기 쉬운 중요한 부분을 강조하는 것이다.

② **명료화** : 애매모호하거나 무의미한 대상자의 표현을 명확하게 하는 것이다.

④ **침묵** : 대상자가 자신의 생각을 정리할 수 있도록 대상자가 말을 시작할 때까지 기다리는 기간이다.

11

과목	성인간호학	난이도	●●○	정답	②

② 면역반응으로 호중구가 증가한다.

PLUS TIP 베체트병

㉠ **정의** : 면역반응으로 장기에 반복성·폐쇄성 혈관염이 나타나는 만성 전신질환이다.

㉡ **진단기준** : 주된 기준은 구강 궤양이 나타나고 외음부 궤양, 눈증상, 피부증상이 나타날 때이다. 보조기준으로는 관절염, 장궤양, 부고환염, 혈관질환 등이 있다.

12

과목	간호윤리전반	난이도	●○○	정답	③

① 진단과 감시 역량

② 교육과 지도역량

④ 응급상황 관리역량

13

과목	기본간호학	난이도	●●●	정답	④

④ 동맥혈 가스분석 검사결과 pH 7.35이하, PCO_2 정상, HCO_3^- 22mEq/L 이하이므로 대사성 산증에 해당한다. 대사성 산증은 산의 증가나 염기의 손실로 발생한다. 치료와 간호중재는 산증의 근본원인을 제거하고 섭취량과 배설량을 주의 깊게 관찰하며 중탄산나트륨을 투약한다. 당뇨성 산증일 경우 인슐린을 투약하고 장액소실로 인한 탈수 시 수분과 전해질을 보충한다. 신부전으로 인한 산증 시 혈액투석이나 복막투석을 실시한다. 산증이 교정되면 저칼륨혈증이 발생할 수 있으므로 포타슘을 공급한다.

① 섭취량과 배설량을 주의 깊게 관찰하며 적절한 수분을 공급한다.

② 호흡성 산증에서 가장 우선적인 간호는 적절한 기도유지와 환기이다. 산소를 공급하고 흉부물리요법을 시행한다.

③ 호흡성 알칼리증에서 이산화탄소 분압을 증가시키고 pH를 감소시키기 위해 호흡할 때 종이봉투를 사용하여 이산화탄소를 다시 들이마시게 한다.

| 14 | 과목 | 병태생리학 | 난이도 | ●●○ | 정답 | ④ |

④ **재분배성 저나트륨혈증** : 가성 저나트륨혈증, 고혈당, 고지혈증 등에 의해 나타날 수 있다.

① **저혈량성 저나트륨혈증** : 이뇨제 사용, 당뇨, 알도스테론 결핍에 의해 나타날 수 있다.

② **정상혈량성 저나트륨혈증** : SSRIs(Selective Serotonin Reputake Inhibitors)로 인한 지속적인 ADH(Anti Diuretic Hormone) 분비, 중추신경계장애 등으로 나타날 수 있다.

③ **고혈량성 저나트륨혈증** : 부종성 장애, 간경화, 신증후군, 다갈증으로 인해 유발된다.

| 15 | 과목 | 성인간호학 | 난이도 | ●○○ | 정답 | ② |

①③④ 전방순환을 하는 동맥이다. 전방순환에는 내경동맥, 중간대뇌동맥, 앞대뇌동맥, 전교통동맥이 있다. 후방순환에는 척추동맥, 뇌바닥동맥, 후대뇌동맥, 후교통동맥이 있다. 윌리스환에서 후교통동맥이 전방순환과 후방순환을 연결한다.

| 16 | 과목 | 기본간호학 | 난이도 | ●●○ | 정답 | ② |

밀봉병 내 파동은 흉막강 내 압력을 반영하며 흡기 시에는 올라가고 호기 시에는 내려간다. 만약 파동이 관찰되지 않는다면, 폐가 정상적으로 팽창하거나 흡인기가 작동하지 않는 것 또는 배액관이 꼬이거나 막힌 것을 의미한다. 따라서 배액관의 상태를 먼저 확인하고 배액관이 꼬이거나 막히지 않았다면 흡인기의 작동여부를 확인한다. 흡인기가 정상 작동한다면 흉부 X - ray를 촬영하여 폐의 재팽창 유무를 확인한다.

| 17 | 과목 | 기본간호학 | 난이도 | ●●○ | 정답 | ③ |

③ 부동 환자가 장기간 침상 안정 시 발끝이 아래로 처지게 되어 족저굴곡이 된다. 이를 방지하기 위해 발판이나 베개를 발 아래에 대어준다.

① 고관절의 외회전을 예방하기 위해 대전자에 두루마리를 대어준다.

② 무릎 관절 아래에서 약간 위쪽에 작은 패드를 두어 하지 혈액순환을 돕고 압력을 감소시켜 슬와신경을 보호한다.

④ 발목 밑에 낮은 베개를 대어주어 발뒤꿈치 부위의 욕창을 예방한다.

| 18 | 과목 | 기본간호학 | 난이도 | ●●○ | 정답 | ③ |

③ 환자를 옮길 때 기저면이 넓고 무게중심이 낮을수록 안정성이 높아지므로 두 발을 넓게 벌리고 무릎을 굽힌다.

① 효율적으로 근육을 사용하기 위해 허리를 구부리는 것보다 등을 곧게 유지한다. 환자를 들어 올릴 때 힘의 방향으로 마주보고서야 하므로 일하려는 방향으로 마주서야 한다.

② 환자를 들어 올리는 것보다 밀고 당기거나 굴리는 것이 더 적은 힘이 든다.

④ 큰 근육을 사용할수록 강한 힘을 제공하기 때문에 불필요한 근육긴장을 감소시키고 근육의 손상을 예방하기 위해 복부근육을 수축시키고 둔부와 다리근육을 사용한다.

| 19 | 과목 | 기본간호학 | 난이도 | ●●○ | 정답 | ③ |

③ 목발을 사용하여 계단을 내려올 때 건강한 왼쪽 다리에 체중을 의지한 상태로 목발과 약한 오른쪽 다리를 아래 계단으로 옮기고 나서 왼쪽 다리를 아래 계단의 목발 옆에 둔다.

① 목발을 사용할 때 체중이 액와에 실릴 경우 액와 압박 위험이 있으므로 손과 팔에 체중이 실리도록 하고 액와와 목발 패드 사이의 간격은 손가락 3 ~ 4개 정도 유지하여 액와 압박을 예방한다.

② 목발을 사용하여 계단을 오를 때 목발에 체중을 의지한 상태로 건강한 다리를 먼저 위쪽 계단에 올리고 나서 목발과 약한 다리를 건강한 다리 옆에 둔다.

④ 목발을 사용하여 의자에 앉을 때 목발을 한손에 모아 쥐고 건강한 다리와 목발에 체중을 이동한다.

| 20 | 과목 | 기본간호학 | 난이도 | ●○○ | 정답 | ① |

① **장갑 신체보호대** : 신체 삽입기구나 드레싱을 보호하고 피부 긁는 것을 예방한다.

② **조끼 신체보호대** : 의자 또는 휠체어에 앉아 있거나 침대에 누워 있는 동안 사용한다.

③ **전신 신체보호대** : 영아의 사지 움직임을 제한하기 위해 사용한다.

④ **사지 신체보호대** : 사지 전부 또는 한군데를 움직이지 못하도록 하기 위해 사용한다.

| 21 | 과목 | 기본간호학 | 난이도 | ●●○ | 정답 | ④ |

다뇨는 하루 배뇨량이 2,500mL 이상인 것으로 수분 섭취를 많이 하거나 이뇨제를 투약한 경우, 당뇨나 요붕증, 카페인을 섭취한 경우 발생한다. 빈뇨는 1일 배뇨 횟수가 증가한 것으로 소량씩 자주 배뇨하거나 잦은 간격으로 배뇨하는 것을 의미하며 방광염이나 방광내압 증가, 스트레스를 받을 때 발생한다.

| 22 | 과목 | 기본간호학 | 난이도 | ●●○ | 정답 | ② |

관장을 하는 동안 심한 복통, 오심, 구토, 식은땀, 창백함이 있는 경우 즉시 관장용액 주입을 중단하고 의사에게 보고한다.

PLUS TIP 관장

성인의 경우 관장은 심스 체위나 오른쪽 무릎을 굽힌 좌측위에서 직장튜브를 배꼽방향으로 7.5 ~ 10cm 삽입한다. 관장용기의 높이 30 ~ 45cm에서 용액을 천천히 주입한다. 관장용액 주입 후 팽만감이 있으며 10 ~ 15분 참은 후 대변을 보도록 한다.

| 23 | 과목 | 간호윤리전반 | 난이도 | ●○○ | 정답 | ④ |

④ 자율성 존중의 원칙은 환자가 스스로 정보에 입각한 결정을 내릴 수 있도록 충분한 정보를 제공하고, 그 선택을 지지하고 존중하는 것이다.

| 24 | 과목 | 기본간호학 | 난이도 | ●●○ | 정답 | ④ |

④ **고섬유질 식이** : 섬유질이 많아 대변의 부피를 증가시키기 때문에 변비가 심한 대상자에게 제공한다. 신선한 야채, 과일, 오트밀, 씨, 전곡이 해당된다.

① **저칼륨 식이** : 신장질환으로 인해 소변에서 칼륨배설이 저하되어 혈중 칼륨농도가 증가된 대상자나 고혈압, 부종 등이 있는 대상자에게 제공하는 식이이다. 도정된 곡류(흰쌀), 숙주, 고사리 등의 음식을 섭취하고 감자, 미나리, 단호박, 시금치, 바나나, 토마토, 키위는 제한한다.

② **연식** : 소화가 잘되어 수술 후 회복기 환자나 위장관 질환이 있는 대상자에게 익힌 음식을 으깨거나 채에 걸러 부드럽게 하여 제공한다.

③ **저잔사 식이** : 체내에서 흡수율이 좋아서 장내에 잔류하는 음식을 최대한 적게 하는 식단이다. 식이섬유 섭취를 줄이는 것으로 수술 후 환자에게 필요하다.

| 25 | 과목 | 성인간호학 | 난이도 | ●●○ | 정답 | ③ |

화농성 염증은 호중구의 활발한 작용으로 호중구가 파괴되어 화농성 삼출물인 농양을 형성하는 것이다. 만성염증에서 호중구는 거의 없어 화농성 염증반응은 나타나지 않는다. 만성 염증반응에서 손상된 조직에 모세혈관과 섬유아세포가 증식하고 콜라겐을 형성하여 섬유성 반흔이 나타난다.

| 26 | 과목 | 간호윤리전반 | 난이도 | ●○○ | 정답 | ① |

① 정의의 원칙은 의료 자원의 공정한 분배, 환자 간의 형평성, 소외계층에 대한 배려를 통해 의료 서비스를 공정하게 제공하는 것을 목표로 한다.

| 27 | 과목 | 기본간호학 | 난이도 | ●○○ | 정답 | ① |

① 온요법은 모세혈관을 확장시켜 혈액순환을 증가시키고 근육통을 완화한다. 또한 신체를 이완시키고 편안하게 하며 조직의 대사를 증가시킨다.

② 발목 염좌가 있는 환자에게는 냉요법을 적용하여 혈관을 수축시키고 부종을 방지한다.

③ 급성 충수염에 온요법을 적용할 경우 백혈구와 염증반응을 증가시켜 염증이 악화된다.

④ 개방성 창상에 온요법을 적용할 경우 혈관 확장으로 출혈이 발생할 수 있다.

| 28 | 과목 | 모성간호학 | 난이도 | ●●○ | 정답 | ③ |

임신성 고혈압 임부에게 황산마그네슘을 투약하는 이유는 중추신경계를 억제하여 경련을 예방하고 혈압을 낮추기 위함이다. 황산마그네슘 투약 후 갑작스런 저혈압이나 슬개건 반사 소실, 맥박 저하, 핍뇨, 호흡수 감소, 태아심음 감소와 같이 독성 증상 발생 시 투약을 중지하고 글루콘산칼슘을 투약한다.

29	과목	기본간호학	난이도	●●○	정답	②

② 발열단계 중 오한기의 증상에 해당한다. 체온 유지를 위해서 담요를 덮어준다.

① 발열기 간호중재에 해당한다.

③ 에너지 요구량을 최소화하기 위해 활동을 제한하고 휴식과 안정을 취하도록 한다.

PLUS TIP 오한기

시상하부에서 지정온도가 높게 설정되어 설정된 지정온도에 도달할 때까지 열을 생산하고 보존하는 시기이다. 이 시기에는 체온이 상승하고 오한, 떨림, 추위를 경험하며 피부는 소름이 돋고 창백하며 건조하고 차갑다. 간호중재는 보온을 위해 여분의 담요나 이불을 덮어주고 탈수를 예방하기 위해 수분 섭취를 증가시킨다. 에너지 요구량을 최소화하기 위해 활동을 최소화하고 활력징후를 자주 측정하며 심장이나 호흡기 질환이 있는 경우 산소를 공급한다.

30	과목	정신간호학	난이도	●●○	정답	②

② 1차 예방은 건강한 사람들의 건강증진과 잠재적 위험에 대해 질병을 예방하는데 초점을 둔다.

① 3차 예방은 정신질환자의 사회적 적응을 돕는데 목적을 두어 재활과 지속적 관리를 한다.

③④ 2차 예방은 정신건강문제를 조기발견하고 조기에 치료하여 정신질환의 유병기간을 감소시키고 위기를 중재하는 것에 중점을 둔다.

31	과목	기본간호학	난이도	●○○	정답	②

② **쇄석위** : 바로 누운 상태에서 고관절과 무릎을 90° 각도로 굴곡을 시키고 양다리를 벌린 자세이다. 분만, 질검사, 비뇨생식기 검사와 수술 시 사용한다.

① **복위** : 엎드린 상태에서 옆으로 고개를 돌린 자세이다. 무의식 대상자의 흡인을 예방하고 배액을 돕기 위해 사용한다.

③ **반좌위** : 바로 누운 상태에서 침상의 머리를 45 ~ 60° 올려 앉은 자세이다. 호흡기능을 돕고 위관영양 시 역류나 흡인을 예방하기 위해 사용한다.

④ **슬흉위** : 골반 부위 압박을 예방하고 골반 장기를 이완시키기 위한 자세이다. 직장검사 및 전위된 자궁 치료, 제대탈출 산모에게 사용한다.

32	과목	성인간호학	난이도	●●○	정답	①

①③ 비타민 K 섭취가 증가하면 혈전 위험이 증가할 수 있다. 상추, 시금치, 브로콜리, 케일 등에는 비타민 K가 많이 함유되어 있으므로 주의하여야 한다.

② Warfarin 투약 시 다른 약물과 함께 섭취하는 것은 제한되어야 한다.

④ 임신 시 Warfarin은 기형, 사산 등을 유발할 수 있다.

33	과목	기본간호학	난이도	●○○	정답	①

② 침대의 높이를 낮게 하고 침상난간을 항상 올려둔다.

③ 신발의 크기가 큰 경우 신발이 벗겨져 낙상할 수 있으므로 잘 맞는 신발을 제공한다. 또한 미끄러지지 않도록 바닥을 청결히 하고 미끄럼방지 신발을 제공한다.

④ 낙상 위험이 높은 환자의 이동을 제한하고 침상안정을 하는 것은 다른 합병증의 위험을 증가시킨다. 따라서 이동을 제한하는 것은 적절하지 않다.

34	과목	모성간호학	난이도	●●○	정답	②

후기하강에 대한 설명으로 후기하강은 자궁 – 태반 혈류의 장애로 발생한다. 자궁수축 극기에 태아심박동이 감소하기 시작하고 수축이 끝난 후 회복되나 회복기간이 오래 걸린다.

📖 **PLUS TIP 후기하강 간호중재**

㉠ 산모의 체위를 좌측위로 변경하고 정맥주입 속도를 증가시키며 산소를 공급한다.

㉡ 옥시토신과 같은 자궁수축제가 투여 중이라면 투약을 중단한다.

㉢ 양수 내 태변 착색 유무를 확인하고 후기하강이 지속된다면 응급 제왕절개 수술을 준비한다.

35	과목	아동간호학	난이도	●●○	정답	②

③ 급성 사구체신염 증상이다. 급성 사구체 신염은 연쇄상구균 감염 후 항원 – 항체 복합체가 사구체 기저막에 축적되어 발생한다.

① 신장의 집합관, 세뇨관 세포에 있는 단백질을 암호화 하는 유전자의 이상으로 발생하는 것은 유전성 다낭성 신질환으로 상염색체 열성·우성 유전자와 관련이 있다.

② 요로감염의 특징이다. 대장균이 요도를 통해 상행 감염되어 요도가 짧은 여아에게 더 자주 발생한다.

④ 신결석과 요로결석에 대한 설명이다.

36	과목	병태생리학	난이도	●●●	정답	④

④ 대식세포, 호산구, 단핵구, 호중구에 의해 생산되는 모노카인(Monokine)과 T – 림프구에 의해 생산되는 림포카인(Lymphokine) 같은 작은 단백질 활성물질인 사이토카인(Cytokine)은 면역계 조절을 돕는다.

① 호중구는 염증부위에 가장 빠르게 나타나고, 림프구는 염증부위에 가장 나중에 나타난다.

② B – 림프구는 항원에 노출되었을 때 혈장세포와 기억세포로 분화된다.

③ 보조 T림프구의 세포막은 CD4+라는 단백질을 갖고 있어 CD4+T 림프구라 한다. 비자기를 인식하여 비자기를 배제하도록 도우며 사이토카인(Cytokine)을 방출한다.

37	과목	아동간호학	난이도	●●○	정답	④

④ 빠는 행위가 출혈을 유발할 수 있으므로 빨대는 사용하지 않는다.

① 출혈이 있는지 확인하기 위해서 구토물을 확인해야 한다.

② 인후통을 관리하기 위한 것이다.

③ 목이나 인후의 분비물의 배액을 촉진하기 위함이다.

38	과목	병태생리학	난이도	●●●	정답	③

③ 대장에서 우로빌리노겐은 산화하여 스테르코빌린이 되고 대변색은 갈색을 띠게 된다. 담도계에 이상이 있는 경우 산화하지 못한 우로빌리노겐으로 인해 대변색은 점토색을 띠게 된다.

①② 비장에서 혈색소가 파괴되어 비결합 또는 간접 빌리루빈으로 분리되고 문맥과 비장정맥을 통해 간으로 이동한다. 간에서 비결합 또는 간접 빌리루빈이 글루쿠론산과 결합하여 직접 또는 결합 빌리루빈으로 바뀌고 담즙으로 분비된다.

④ 결합빌리루빈은 장내 세균에 의해 우로빌리노겐 형태로 일부는 대변으로 배설되고 일부는 장으로 재흡수가 된다. 재흡수된 우로빌리노겐 중 일부는 담즙으로 분비되고 일부는 신장으로 배설된다.

39	과목	모성간호학	난이도	●●○	정답	③

③ 완경기 교원질 감소로 피부 탄력성이 저하되고 피부가 건조하며 주름진다.

① 안면홍조는 에스트로겐 감소로 자율신경계가 불안정하여 나타나며 완경기 여성의 대부분이 경험하는 가장 특징적인 증상이다.

② 완경기에는 에스트로겐 감소로 질 내 산도가 증가하고 질 상피 두께가 얇아져 위축성 질염이나 요도염의 발생위험이 증가한다.

④ 완경기 여성은 체온조절이 불안정하여 발한이 나타나며 특히 야간발한을 경험한다.

40	과목	병태생리학	난이도	●○○	정답	④

④ 항상성 : 세포가 외부의 환경자극으로부터 생명을 유지하기 위해 일정한 상태를 유지하는 것으로 체온, 삼투압, 혈당, 호르몬을 예로 들 수 있다.

① 균형 : 외부의 환경자극과 상호작용하여 외부의 에너지와 자원의 투입 없이 내부의 평형을 유지하는 체계의 특성을 의미한다. 외부와 교류나 체계의 변화가 거의 없는 평형상태이다.

② 동화작용 : 물질대사 반응 중 에너지를 합성하는 과정을 의미한다.

③ 이화작용 : 물질대사 반응 중 에너지를 분해하는 과정을 의미한다.

41	과목	아동간호학		난이도	●○○	정답	③

③ DTaP 1차는 생후 2개월, 2차는 생후 4개월, 3차는 생후 6개월에 접종하며, 생후 15 ~ 18개월 4차 추가접종, 4 ~ 6세에 5차 추가 접종한다.

① BCG는 생후 4주 이내 접종한다.

② A형 간염은 12개월부터 1차 접종을 시작한다.

④ 일본뇌염은 생백신과 사백신 모두 12 ~ 24개월에 1차 접종을 시작한다.

42	과목	병태생리학		난이도	●●●	정답	②

② 수소이온 농도가 늘어나면서 대사성 산증이 나타난다.

PLUS TIP 당뇨병 병태생리

㉠ 근육세포와 지방세포에서 포도당 흡수가 저하되고, 간에서 글리코겐이 포도당으로 분해되고 아미노산이 포도당으로 전환된다.

㉡ 근육세포에서 단백질이 이화되고 아미노산이 근육에서 간으로 이동한다. 단백분해가 촉진되고 아미노산의 흡수와 단백합성이 억제된다.

㉢ 지방합성이 억제되고 지방세포의 분해가 촉진되어 유리지방산이 증가하고 고지혈증이 발생한다. 지방산 분해로 케톤체가 형성되고 혈액 내 수소이온 농도가 증가하여 대사성 산증이 발생한다. 산증의 보상기전으로 호흡수와 깊이가 증가한 쿠스말(Kussmaul) 호흡이 나타난다.

㉣ 대사성 산증에서 혈중 수소이온의 증가는 수소이온을 세포외에서 세포내로 이동시키고 이로 인해 세포내 포타슘이 세포외로 이동한다. 포타슘 외에도 마그네슘, 인, 칼슘도 이동한다.

㉤ 혈중포도당 농도가 높으면 다량의 포도당이 소변으로 배설되고 삼투성 이뇨가 나타난다. 수분과 전해질이 함께 소실되어 전해질 불균형, 다갈, 탈수, 저혈량이 발생한다.

43	과목	병태생리학		난이도	●●○	정답	③

③ 혈액에 칼슘의 농도가 높으면 칼슘수용체 활성화로 부갑상샘호르몬 분비가 감소하고 칼슘의 농도가 낮아지면 부갑상샘호르몬 분비가 증가한다. 부갑상샘호르몬은 파골작용을 증가시키고 골 형성을 억제하며 뼈에서 혈액으로 칼슘을 방출시킨다.

① 완경기 여성의 혈청 에스트로겐이 감소하면서 골밀도가 감소한다.

② 비만 여성은 비만조직에 에스트로겐을 저장해서 혈중 칼슘농도를 유지하므로 마른 여성보다 골다공증 발생 위험이 낮다.

④ 코르티코스테로이드(Corticosteroid)를 장기간 투여하는 경우 골 형성을 감소시키고 골 흡수를 증가시켜 골다공증을 초래한다.

| 44 | 과목 | 아동간호학 | 난이도 | ●●○ | 정답 | ③ |

③ 다운증후군(Down Syndrome)은 21번 염색체가 3개 존재하여 발생한다.

PLUS TIP 다운증후군(Down Syndrome)

㉠ 원인 : 21번 염색체가 정상은 2개이지만 3개로 태어나면서 발생하는 것이 가장 흔하다.

㉡ 증상 : 얼굴·손·발에 특징적인 모양이 있으며, 선천적으로 심장에 이상이 있다. 지적장애와 발달 지연이 있다.

| 45 | 과목 | 정신간호학 | 난이도 | ●●○ | 정답 | ② |

② 리스페리돈(Risperidone)은 비정형적 항정신병 약물이다.

① 클로르프로마진(Chlorpromazine)

③ 플루페나진(Fluphenazine)

④ 할로페리돌(Haloperidol)

PLUS TIP 항정신병 약물의 종류

㉠ 정형적 항정신병 약물

• 정의 : 1세대 약물로 D2 수용체를 차단하면서 도파민 활성을 감소시킨다. 신속한 효과가 나타나지만 추체외로계에 부작용이 발생할 수 있다.

• 대표적인 약물 : 클로르프로마진(Chlorpromazine), 티세르신정(Levomepromazine), 플루페나진(Fluphenazine), 할로페리돌(Haloperidol), 페노치아진(Phenothiazine) 등이 있다.

㉡ 비정형적 항정신병 약물

• 정의 : 2세대 약물이다. 정형적 항정신병 약물보다 추체외로계 부작용은 적지만 대사기능 장애, 체중 증가 등이 나타나기도 한다.

• 대표적인 약물 : 리스페리돈(Risperidone), 클로자핀(Clozapine), 자이프렉사자이디스(Olanzapine), 쿠에타핀(Quetiapine) 등이 있다.

| 46 | 과목 | 모성간호학 | 난이도 | ●○○ | 정답 | ① |

① AFI가 25cm 이상일 경우 양수과다증을 의심할 수 있다. 태아 폐 형성부전은 양수과소증의 합병증이다.

PLUS TIP 양수과다증

㉠ **합병증** : 조기파수, 제대탈출, 태반조기박리, 선진부 진입 어려움, 비정상 태위유발, 자궁근무력증, 자궁기능부전, 산후출혈, 높은 주산기 사망률이다.

㉡ **증상** : 산모는 호흡곤란, 청색증, 부종, 복부 불편감, 복통을 호소할 수 있고, 태아 촉진이 잘되지 않는다.

㉢ **치료** : 인도메타신(Indomethacin)을 투약하고 양수천자를 실시한다. 인도메타신(Indomethacin)은 태아에게서 바소프레신(Vasopressin)의 분비를 증가시켜 소변량을 감소시킴으로써 양수과다증을 치료한다. 이뇨제 투약 및 수분과 염분 섭취 제한은 양수를 줄이는데 효과가 없다. 호흡곤란 완화를 위해 반좌위를 취해주고 정서적 지지와 안위를 제공한다.

47

과목	모성간호학	난이도	●○○	정답	④

④ 2도 산도열상은 좌욕과 건열요법으로 치유증진을 할 수 있으므로 항생제 치료는 하지 않는다.

① 회음 봉합 후 38 ~ 41℃의 따뜻한 물로 좌욕을 하고 건열요법을 적용하는 것은 치유를 증진하고 통증을 감소시키며 감염을 예방하는데 도움이 된다.

②③ 회음부 감염예방을 위해 감염 징후를 정기적으로 사정하고 산모패드를 자주 교환하며 둔부를 건조하게 유지한다.

48

과목	정신간호학	난이도	●○○	정답	④

④ 아편은 중추신경 억제제로 진통과 진정작용이 있다.

PLUS TIP 아편(Opium)

헤로인, 모르핀, 코데인, 메사돈 등을 포함하는 대표적인 마약 중에 하나로 양귀비 꽃에서 얻을 수 있다. 중추신경을 억제하여 통증을 진정하고 진정효과를 위해 사용한다. 환각, 의존성, 내성이 있어 투여를 중단하면 금단 증상이 나타난다. 과량으로 투여하게 되면 변비, 호흡장애, 혼수, 감염, 파상풍 등의 증상이 유발된다.

49

과목	아동간호학	난이도	●●○	정답	①

① 광선요법을 적용할 때 안구손상을 예방하기 위해 안대를 적용하나 수유 시에는 시각적 감각 자극을 제공하기 위해 안대를 벗긴다. 또한 신체노출을 극대화하기 위해 자주 체위를 변경하고 기저귀와 안대를 제외하고 모두 벗긴다.

| 50 | 과목 | 정신간호학 | 난이도 | ●●○ | 정답 | ③ |

③ 법을 어기거나 규범과 규칙을 지키지 않는 수용하기 어려운 행동은 확실하게 제한을 두고 수용하지 않는다.

PLUS TIP 행동장애

- ㉠ 정의 : 타인의 권리를 침해하거나 규율을 어기는 행위를 지속적으로 하는 것이다.
- ㉡ 특징 : 청소년이나 소아에게서 빈번하게 발생한다. 사람이나 동물을 잔인하게 대하고 괴롭히며 위협을 한다. 절도, 무단결석, 방화, 타인의 재물파괴 등의 증상이 나타난다.
- ㉢ 간호중재 : 표출하는 감정을 수용해주되 옳지 않은 행동은 수용하지 않고 제한한다. 옳은 행동을 할 때에는 긍정적으로 반응한다. 이러한 반응은 모두 일관성 있게 한다. SSRI 또는 리튬으로 약물치료를 한다.

| 51 | 과목 | 정신간호학 | 난이도 | ●●○ | 정답 | ① |

DSM-5에서 규정하는 공황장애 증상은 심계항진, 땀 흘림, 신체 떨림, 숨이 가쁘거나 질식할 것 같은 느낌, 흉통, 가슴 답답함, 복부통증, 울렁거림, 현기증, 한기 또는 열기, 이인증, 감각둔화의 느낌, 죽음에 대한 공포 또는 두려움, 자기통제 상실에 대한 두려움 등이 있다. 최소한 4가지 이상의 증상이 1회 이상 반복적으로 나타나고 공황발작이 나타나는 것에 대한 예기불안을 느끼는 것을 공황장애로 진단한다.

| 52 | 과목 | 성인간호학 | 난이도 | ●○○ | 정답 | ① |

②③ 백내장은 수정체가 혼탁해져 시야가 뿌옇게 보이는 것이다.
④ 진행속도는 빠르지 않게 진행되므로 증상이 불편해지면 수술을 하는 것이 좋다.

| 53 | 과목 | 정신간호학 | 난이도 | ●●○ | 정답 | ③ |

③ 결핍된 비타민은 비타민 B1(티아민)과 비타민 B(나이아신)에 해당한다.

| 54 | 과목 | 기본간호학 | 난이도 | ●○○ | 정답 | ④ |

④ **흡기용적** : 정상 호기 후 최대로 들이마실 수 있는 공기량으로 정상치는 3,500L이다.
① **일회호흡량** : 안정 시 1회 호흡으로 들이마시거나 내쉬는 공기량으로 정상치는 500mL이다.
② **잔기량** : 최대 호기 후 폐 내에 남아있는 공기량으로 정상치는 1,500mL이다.
③ **예비흡기량** : 정상 흡기 후 더 들이마실 수 있는 공기량으로 정상치는 3,000mL이다.

55	과목	성인간호학	난이도	●●○	정답	④

④ 강산(변기 세척제, 금속 세척제, 녹 제거제 등), 강알칼리(잿물, 표백제, 건전지, 하수구 세척제 등)를 섭취한 경우 구토를 유발하지 않는다. 강산이나 강알칼리 물질 섭취 후 구토를 유발하면 식도, 위, 장과 같은 소화기계의 천공 및 손상위험이 있다.

56	과목	병태생리학	난이도	●○○	정답	③

③ 탈모는 모낭의 세포분열이 빠르게 일어나 나타나는 부작용으로 항암화학요법 2 ~ 3주경 발생한다. 치료 종료 후 머리카락이 다시 자라남을 강조하여 정서적으로 지지하고 가발이나 스카프를 이용할 수 있도록 정보를 제공한다.

① 항암화학요법 약물은 세포주기 특이성 약물과 세포주기 비특이성 약물이 있다. 약물은 암세포의 DNA, RNA 복제, 전사, 번식을 방해하고 핵산의 합성과 기능을 차단하며 암세포의 분열을 막는다.

② 항암화학요법의 부작용으로 골수기능이 저하되어 백혈구 감소증이 나타난다. 절대호중구 수치가 감소하면 감염의 위험이 크기 때문에 감염예방을 위해 감염의 증상을 주의 깊게 관찰하고 감염관리 방법을 준수한다.

④ 장기간 정맥으로 항암화학요법을 할 경우 피하터널 카테터나 피하삽입장치를 사용한다. 피하터널 카테터는 흉벽에 터널을 만들어 쇄골하정맥을 통해 우심방과 상대정맥 접합부까지 삽입하고 외부로 카테터는 나오게 한다. 피하삽입장치는 이와 유사하게 피하에 삽입하지만 외부로 카테터가 나오지 않아 감염위험이 적다.

57	과목	정신간호학	난이도	●●○	정답	②

② 편집성 인격장애
① 회피성 인격장애
③ 반사회성 인격장애
④ 강박성 인격장애

PLUS TIP 인격 장애

㉠ A군 인격장애 : 편집성, 분열성
㉡ B군 인격장애 : 반사회성, 경계성, 히스테리성, 자기애성
㉢ C군 인격장애 : 회피성, 의존성, 강박성

58	과목	정신간호학	난이도	●○○	정답	②

클로자핀(Clozapine) 투약 시 부작용으로 무과립구증이 나타날 수 있다. 무과립구증은 발열, 인후통, 감염증상이 나타나며, 정기적으로 CBC 혈액검사를 시행하여 확인할 수 있다. 무과립구증은 초기 발견 시 약물을 중단하면 거의 정상 수준으로 회복된다.

59

과목	성인간호학	난이도	●●○	정답	④

새벽현상은 새벽 3시까지는 정상혈당을 유지하다가 그 이후부터 혈당이 증가하여 아침에 고혈당이 나타난다. 1형 당뇨병 대상자의 경우에는 새벽동안 성장호르몬이 분비되어 발생한다. 치료방법은 자기 전, 새벽 3시, 아침 공복 혈당을 측정하여 새벽 고혈당을 규명하고 인슐린 용량을 증량하여 투여한다.

60

과목	성인간호학	난이도	●●○	정답	③

③ 복압을 상승시키므로 넉넉한 사이즈 옷을 입도록 교육한다.

PLUS TIP 위 – 식도 역류질환 환자 생활습관 교육방법

㉠ 수면 시 침상머리를 10 ~ 20cm 정도 상승시킨다.
㉡ 식사 중 적당량의 물을 마시도록 하여 음식물이 잘 내려가도록 한다.
㉢ 복압을 상승시키는 행위(꽉 끼는 옷 입기, 몸을 앞으로 구부리거나 무거운 물건 들기, 배변 시 과도한 힘주기)는 피하도록 하고 적절한 체중을 유지하도록 한다.
㉣ 식사는 소량씩 자주하고 식사 후에는 침상머리를 높게 하여 음식물이 잘 내려가도록 한다.
㉤ 수면 시 역류를 예방하기 위해 취침 3시간 전에는 음식 섭취를 피한다.
㉥ 너무 자극적이거나 뜨겁고 차가운 음식은 피한다.
㉦ 질환을 악화시키는 아스피린, 담배, 항콜린제, 칼슘통로차단제의 복용을 삼간다.

61

과목	성인간호학	난이도	●○○	정답	②

② 아스피린(Aspirin)은 요산 배설 촉진을 불활성화시키며 다른 약의 효과를 방해하기 때문에 피한다.
① 급성통풍 발작에서 염증과 통증을 완화시키기 위해 NASIDs와 콜키신(Colchicine)을 투약한다.
③ 알로푸리놀(Allopurinol)은 요산 생성을 억제하는 약물로 잔틴(Xanthine)이 요산으로 전환되는 것을 예방한다.
④ 프로베네시드(Probenecid)는 요산 배출을 촉진시키는 약물로 대개 콜키신(Colchicine)과 함께 복용한다.

62	과목	성인간호학	난이도	●●●	정답	②

② 메트포르민(Metformin)은 신장에서 배설되기 때문에 신장 질환자, 간기능 부전, 심부전, 대사성 산증, 알코올중독 대상자에게는 금기이다. 조영제는 신독성이 있기 때문에 조영제를 사용하는 방사선검사 전 메트포르민(Metformin)을 중단하고 검사 후 48시간 동안은 투여하지 않는다. 신기능이 정상으로 돌아온 후 다시 투여를 시작한다.

① 메트포르민(Metformin)은 비구아니드(Biguanide)계 경구 혈당강하제로 제2형 당뇨병 치료를 위해 단독 또는 다른 경구 혈당강하제나 인슐린과 함께 사용한다.

③ 메트포르민(Metformin)은 간에서 포도당의 분해와 생성을 억제하여 혈당을 감소시킨다. 또한 세포 내로 포도당을 이동시키고 조직의 인슐린 민감성을 높인다.

④ 메트포르민(Metformin)은 단독 투여 시 저혈당을 일으키지 않으나 다른 약과 병용 투여 시 저혈당이 발생할 수 있으므로 저혈당의 증상과 징후에 대한 교육이 필요하다.

63	과목	성인간호학	난이도	●●○	정답	④

경접형동 뇌하수체절제술은 전신마취 후에 반좌위 상태에서 윗입술을 절개하고 현미경을 이용하여 코를 통해 샘을 제거하는 수술이다. 피부 봉합 후 코심지를 넣고 코밑에 드레싱을 한다.

PLUS TIP 뇌하수체 절제술 후 간호중재

㉠ 신경학적 합병증 예방을 위해 동공반응, 지남력, 의식수준을 정기적으로 사정한다.

㉡ 두통, 발열, 목의 경직과 같은 뇌막염의 증상을 관찰하고 필요시 처방에 따라 항생제를 투여한다.

㉢ 두개내압 상승과 뇌척수액 유출을 예방하기 위해 침상 머리를 30° 상승시키고 기침, 재채기, 코풀기, 배변 시 힘주기는 피하도록 한다.

㉣ 비강 분비물이 목 뒤로 넘어가는 느낌은 뇌척수액의 누출을 의미하기 때문에 포도당 검출 검사를 시행하여 뇌척수액 유무를 확인한다. 뇌척수액이 누출될 때 침상머리를 높이고 침상안정을 취하도록 한다.

㉤ 적어도 10일간은 봉합선 보호를 위해 칫솔질은 피하고 가글이나 치실을 사용하도록 한다. 구강호흡으로 인한 구강건조를 예방하기 위해 구강간호를 시행하고 입술에 바세린을 적용한다.

㉥ 갈증과 다뇨가 있을 경우 섭취량과 배설량, 체중, 요비중을 정확하게 측정한다. 수분 섭취를 권장하고 수액 공급 및 바소프레신(Vasopressin)을 투여한다.

㉦ 평생 호르몬 대체요법이 필요하기 때문에 호르몬을 주입하고 부작용이나 추후 관리방법에 대한 교육이 필요하다.

64

과목	성인간호학	난이도	●●●	정답	②

② 욕창은 감각인지 저하, 습한 피부, 침상안정, 기동력 저하, 영양 불균형, 마찰력과 전단력으로 발생한다. 〈보기〉의 대상자는 고관절 치환술을 받고 한 달째 부동 상태이다. 따라서 부동이 욕창 발생의 원인이라 할 수 있다.

①③④ 대화하는 것으로 보아 인지저하는 없으며, 밥은 매끼 2/3 이상 섭취하고 있어 영양 부족도 욕창발생의 원인이 아니며, 실금이 없고 변을 보는 즉시 기저귀를 교환해주고 있어 습한 피부와 오염된 피부 역시 욕창 발생의 원인으로 볼 수 없다.

65

과목	성인간호학	난이도	●●○	정답	①

① 수술 후 첫 24시간 동안은 침상안정을 하지만 그 이후에는 합병증 예방을 위해 조기이상을 격려한다. 침상 안정을 하는 동안에도 무기폐와 폐렴 발생 위험을 감소시키기 위해 기침과 심호흡을 하도록 한다. 체위를 자주 변경하고 하지에 혈전 형성을 예방하기 위해 다리운동을 격려한다.

66

과목	성인간호학	난이도	●●○	정답	③

③ 끈이 있는 신발이나 지퍼 달린 옷과 같이 복잡하고 정교한 것보다는 끈이 없는 신발이나 접착포가 달린 옷을 착용하도록 하여 가능한 일상생활을 독립적으로 수행하도록 격려한다.

① 운동 부족으로 변비가 발생할 수 있기 때문에 수분 섭취를 격려하고 고섬유질 식이를 제공한다.

② 보행훈련 시 발을 질질 끌지 않고 의식적으로 발을 들어 올려 걷도록 교육한다.

④ 근 위축과 경축을 예방하고 기동력 증진을 위해 매일 점진적인 운동을 할 수 있도록 격려한다.

67

과목	성인간호학	난이도	●●○	정답	②

② 석고붕대 증후군은 체간부 석고를 적용하고 복부팽만, 오심, 구토 등의 증상이 나타나는 것이다. 석고붕대 증후군 방지를 위해 석고붕대에 창을 만들어 준다.

PLUS TIP 석고붕대 적용 시 간호중재

㉠ 석고붕대를 적용한 부위의 손가락·발가락 운동, 감각, 순환상태를 사정한다.

㉡ 석고붕대를 적용한 부위의 통증, 냄새, 배액상태, 열감, 출혈이 있는지 관찰한다.

㉢ 처방이 있는 경우 석고붕대를 적용한 부위의 관절운동, 등척성 운동을 시행한다.

㉣ 개방성 상처가 있는 부위에 석고붕대를 적용할 경우 석고창을 만들어 관찰한다.

68	과목	성인간호학	난이도	●●○	정답	②

② 면역기능이 저하되어 있고 감염에 취약하기 때문에 사람이 많이 모이는 곳은 피하도록 한다.

① 햇빛에 노출되었을 때 발진이 악화되기 때문에 외출 시 자외선을 차단하고 햇빛 노출은 피한다.

③ 추운 곳에 노출되었을 경우 혈관경련으로 인해 심한 통증이 발생한다.

④ 스테로이드는 의사와 상의하여 서서히 중단해야 하며 보통 증상이 호전되더라도 질병이 악화되는 것을 예방하기 위해 유지용량을 투여한다.

PLUS TIP 전신홍반성낭창

전신홍반성낭창은 전신질환으로 발열, 피로감, 식욕부진, 체중 감소가 나타나고 얼굴에 나비모양 발진, 탈모와 함께 관절염이 발생한다. 만성 진행성 염증성 결체조직질환으로 혈액과 조직에 면역복합체를 만들어 염증을 일으키고 조직에 광범위한 손상을 초래한다. 신장 침범은 치명적이며 혈뇨, 단백뇨, 전신부종, 소변량 감소가 나타난다. 이외에도 중추신경계와 심장을 침범하여 심낭염, 마비, 발작, 두통 등을 초래할 수 있다.

69	과목	성인간호학	난이도	●●○	정답	①

① 혈액투석 시 사용하는 헤파린은 응고시간을 증가시켜 출혈 위험을 높인다. 따라서 출혈 여부를 관찰하고 활력징후를 자주 측정한다. 침습적 시술 및 수술은 투석 후 4 ~ 6시간 동안은 피하도록 한다.

70	과목	기본간호학	난이도	●●○	정답	③

① 웨버 테스트(Weber Test) : 음차를 진동시켜 이마 중앙에 놓고 골전도를 사정하는 것으로 정상인 경우 양쪽 귀에 음이 고루 전도되어 소리가 잘 들린다.

② 알렌 테스트(Allen's Test) : ABGA 시행하기 전 측부순환을 확인하기 위해 시행한다. 주먹을 꼭 쥐게 한 상태에서 검사자의 손가락으로 요골동맥과 척골동맥을 압박하여 혈류를 차단하고 주먹을 쥐고 펴기를 반복한 후 척골동맥을 압박하던 손가락을 떼서 피부색이 돌아오는지 확인한다. 10초 내로 돌아오면 정상이다.

④ 쉴링 테스트(Schilling Test) : 비타민 B12의 흡수장애를 확인하기 위한 검사로 방사성 비타민 B12를 경구 투여하고 비방사성 비타민 B12를 근육주사하면 경구 투여한 비타민 B12가 소변으로 배설된다. 이때 24시간 배설된 소변의 방사성 %를 측정하여 확인한다.

| 71 | 과목 | 아동간호학 | 난이도 | ●●○ | 정답 | ③ |

③ Prednisone 스테로이드제제는 감염에 취약하다.

① 스테로이드 치료로 부종이 감소한다.

② 스테로이드 치료를 하면 체중이 늘어난다.

④ 신증후군은 재발이 잦은 편이다.

| 72 | 과목 | 아동간호학 | 난이도 | ●●○ | 정답 | ④ |

④ 학령기 발달과업은 '근면성 대 열등감'으로 성취욕망이 강하며 과업에서 인정받기를 원한다.

① 영아기 발달과업은 '신뢰감 대 불신감'으로 어머니와의 애착관계를 통해 신뢰감을 형성한다.

② 청소년기 발달과업은 '정체성 대 역할혼돈'으로 부모로부터 독립하려 하고 정체성을 확립하고자 한다.

③ 학령전기 발달과업은 '솔선감 대 죄책감'으로 주도적으로 시도하고자 옳고 그름을 학습하여 양심이 발달된다.

| 73 | 과목 | 성인간호학 | 난이도 | ●●○ | 정답 | ① |

고칼륨혈증은 급성 신부전의 합병증으로 심부정맥을 유발할 수 있어 즉각적으로 치료해야 한다. 혈청 K^+의 정상범위는 3.5 ~ 5.0mEq/L이고 혈청 Na^+의 정상범위는 135 ~ 145mEq/L이다.

① 오렌지 주스, 토마토 주스는 칼륨을 많이 함유하고 있어 섭취를 제한한다.

② 중탄산나트륨은 산중을 교정하여 칼륨을 세포내로 이동시킨다.

③ 속효성 인슐린은 포도당과 함께 칼륨을 세포내로 이동시킨다. 인슐린 투약으로 인한 저혈당을 예방하기 위해 포도당을 함께 주입한다.

④ 케이엑살레이트(Kayexalate)는 양이온 교환수지로 나트륨과 칼륨을 교환하여 칼륨을 대변으로 배설시킨다.

| 74 | 과목 | 성인간호학 | 난이도 | ●○○ | 정답 | ③ |

③ 경정맥 배액 및 정맥순환계로의 유입을 돕기 위해 침상머리를 30° 상승시킨다.

① 흡인은 기침반사를 자극하여 두개내압을 상승시키기 때문에 가능하면 짧게 하고 10초 미만으로 시행한다.

② 두개내압 상승을 예방하기 위해 수분 섭취를 제한한다. 정맥수액은 식염수나 고장성 용액을 사용한다.

④ 기침이나 배변 시 힘주기로 인해 두개내압이 상승하므로 금한다.

| 75 | 과목 | 성인간호학 | 난이도 | ●●○ | 정답 | ② |

② T1~6 부분의 손상은 상지 기능은 완전하여 독자적으로 간헐적 단순도뇨를 시행하여 소변 배출이 가능하다.

①③④ C1 ~ 4 척수 손상 시 경부 이하의 모든 운동기능과 감각기능을 상실하고 횡격막 신경의 손상으로 호흡 장애가 발생하기 때문에 기관절개관 및 인공호흡기 치료가 필요하다.

PLUS TIP 척수 T1 ~ 6 부분의 신경손상

㉠ 운동기능 : 하지마비로 가슴 중앙 이하 모든 운동 및 움직임은 상실되지만 어깨나 팔, 가슴 상부, 손, 머리 움직임은 가능하다.
㉡ 감각기능 : 가슴 중앙 이하 감각기능은 상실되나 가슴 상부, 팔, 어깨, 손등의 감각은 정상이다.
㉢ 신경계 : 횡격막 신경은 정상이나 일부 늑간근의 기능을 상실하고 방광이나 장 기능이 손상된다.
㉣ 상지기능 : 완전하여 독자적 수행이 가능하고 휠체어 이용이 가능하다. 간헐적 단순도뇨를 독자적으로 시행하여 소변 배출이 가능하다.

| 76 | 과목 | 모성간호학 | 난이도 | ●●○ | 정답 | ② |

② 모유수유는 옥시토신 분비를 촉진하여 자궁 수축을 돕고 자궁 퇴축을 가속화한다.
① 잔여 태반 조직은 자궁이 완전히 수축하지 못하게 하며 지속적인 출혈과 감염 위험을 높이면서 자궁 퇴축을 방해한다.
③ 과다출혈은 자궁근의 긴장도를 감소시키고, 자궁이 효과적으로 수축하지 못하게 하므로 자궁 퇴축을 방해한다.
④ 다태아 임신은 자궁의 과도한 팽창을 초래하며, 출산 후 자궁 수축이 느리게 한다.

| 77 | 과목 | 정신간호학 | 난이도 | ●○○ | 정답 | ③ |

① **사고지연** : 사고가 느리거나 연상활동이 이뤄지지 않는 것이다.
② **사고비약** : 수많은 생각이 연달아서 빠르게 떠오르는 것이다. 연상이 빠르게 되면서 대화를 할 때 주제가 빠르게 다른 주제로 진행된다.
④ **보속증** : 다양한 자극에도 같은 반응만을 되풀이 하는 것이다.

| 78 | 과목 | 정신간호학 | 난이도 | ●○○ | 정답 | ① |

편집성 성격장애는 다른 사람에 대해 불신과 의심이 많고 다른 사람이 자신을 이용할 것이라 생각한다. 화를 잘 내고 경계적, 적대적이며 유머가 없고 고지식하다. 방어적 행동을 보이며 깊은 대인관계를 피한다. 편집성 성격장애 대상자에게 지나친 관심과 호의는 의심받을 소지가 있으므로 피하고 중립적이고 일관된 태도를 유지하여 신뢰감을 구축한다. 단순하고 분명한 언어를 사용하여 의사소통을 한다.

79	과목	성인간호학	난이도	●●○	정답	④

① 폐용적 감소

② 전폐용적 증가

③ 잔기량 증가

📋PLUS TIP 폐기능 검사

폐기능 검사를 통해 폐용적, 전폐용적, 잔기량, 유통량 곡선, 확산용량을 측정한다. 만성폐쇄성폐질환에서 의미 있는 소견은 1초 강제 호기량(FEV1)의 감소로 FEV1은 1초 동안 내쉴 수 있는 최대의 공기량이다. 폐쇄성 폐질환에서는 감소하고 억제성 폐질환에서는 정상 소견을 보이며 정상치는 예측 값의 80% 이상이다. 또한 질환이 진행되면서 1초 강제 호기량(FEV1)과 노력폐활량(FVC)의 비율이 더 작아지는데 노력폐활량(FVC)은 최대 흡기 후 최대한 강하고 빠르게 내쉴 수 있는 공기량이다. FEV1와 FVC는 폐쇄성 폐질환에서 70% 미만으로 감소한다.

80	과목	성인간호학	난이도	●●●	정답	④

④ 저칼슘혈증이므로 10% 글루콘산 칼슘을 천천히 정맥으로 주입한다.

① 고칼슘혈증에서 칼슘배출을 증가시키기 위해 생리식염수와 이뇨제를 투약한다.

② 고칼슘혈증에서 칼슘결석을 예방하기 위해 산성 과일주스 또는 자두주스를 제공한다.

③ 고칼륨혈증의 간호중재에 해당한다.

📋PLUS TIP 저칼슘혈증 간호중재

㉠ 10% 글루콘산 칼슘을 천천히 정맥으로 주입한다.

㉡ 경구용 칼슘제제, 칼슘과 비타민 D 풍부한 음식을 섭취한다.

㉢ 혈청 인 수치를 낮추기 위해 수산화알루미늄젤(Aluminum Hydroxide Gel)을 투여한다.

㉣ 병리적 골절을 예방한다.

81	과목	아동간호학	난이도	●●○	정답	③

③ 크룹 치료에서 차가운 가습기나 서늘한 습기를 제공하는 것이 효과적이다. 뜨거운 습기는 기도를 자극하여 부종과 호흡곤란을 악화시킬 수 있다.

① 울음은 기도의 부종과 근육 긴장을 악화시켜 호흡곤란을 더 심화시킨다.

② 스테로이드는 염증과 부종을 줄이는 데 효과적이다.

④ 네뷸라이저를 통한 에피네프린 분무기 치료는 기도 부종을 신속히 감소시키고 호흡곤란 완화에 효과적이다.

과목	성인간호학	난이도	●●○	정답	④

④ 허리의 근육을 강화시키기 위해 걷기, 수영을 하고 이상적인 체중을 유지한다.

PLUS TIP 요추간판 수술을 받은 대상자 교육

㉠ 침대는 단단하지만 딱딱하지 않은 침대를 사용한다. 침대에서 일어날 때는 침대 끝으로 굴러서 이동하고 허리는 똑바로 편 상태에서 다리를 침대 밖으로 내리고 손을 짚고 일어난다.

㉡ 의자에 앉을 때는 너무 낮은 의자와 비스듬히 앉는 자세는 피하고 허리를 펴고 앉는다.

㉢ 굽이 낮은 구두를 신는다. 장시간 구두를 신고 서있거나 걷지 않는다.

㉣ 장시간 서 있을 경우 한쪽 무릎은 굽혀 발판 위에 올리고 양다리에 체중을 교대로 이동시킨다.

㉤ 장거리 운전, 배변 시 힘주기를 피한다. 섬유질이 풍부한 음식을 섭취하고 수분 섭취를 격려한다.

㉥ 물건을 들 때에는 신체역학을 이용하여 들어올린다. 물건 가까이에 서서 허리를 곧게 펴고 무릎을 굽힌 상태로 대퇴근육을 이용하여 들어올린다. 물건을 들 때 몸을 비틀지 않는다.

과목	아동간호학	난이도	●●○	정답	③

③ 6세 아동은 학령전기로 연합놀이를 한다. 동일한 놀이에 같이 참여하나 놀이의 목표나 역할이 없는 것은 학령전기 연합놀이에 해당한다.

① 자신의 신체부위와 손에 닿는 것을 가지고 탐색하는 것은 영아기 단독놀이에 해당한다.

② 다른 아동이 노는 것을 지켜보나 그 놀이에 참여하지는 않는 것은 신생아기의 지켜보는 행동에 해당한다.

④ 다른 아동들 사이에서 같은 장난감을 갖고 놀지만 함께 놀지 않는 것은 유아기 평행놀이에 해당한다.

과목	성인간호학	난이도	●●○	정답	②

② 장기간 침상안정 중인 환자에게 정맥혈 정체, 정맥벽 손상, 혈액의 과응고력으로 정맥혈전증이 발생한 경우 5 ~ 7일간 침상안정하며 다리를 심장보다 높게 상승시킨다. 이 기간 동안 움직이거나 마사지를 할 경우 혈전이 떨어져 색전을 유발할 수 있다.

과목	성인간호학	난이도	●○○	정답	①

승모판막폐쇄부전증은 승모판막의 기능부전으로 판막이 완전히 닫히지 않아 좌심실이 수축할 때 좌심실에서 좌심방 쪽으로 혈액이 역류하고 좌심방의 압력이 증가하게 된다. 좌심방 비대와 함께 폐울혈과 폐고혈압을 일으키고, 심박출량을 감소시켜 피로와 허약감이 나타난다. 질병이 진행됨에 따라 우심실과 우심방이 비대되어 부종, 간울혈, 복수 등이 나타난다.

86	과목	성인간호학	난이도	●●○	정답	③

급성 호흡곤란증후군(ARDS)은 폐포 모세혈관의 손상으로 폐 모세혈관의 투과성이 증가하여 수분과 단백질 등을 포함한 삼투액이 폐포와 간질강으로 들어가고 폐부종 및 출혈을 일으킨다. 폐부종은 폐포 조직(Type Ⅱ)을 파괴시켜 표면활성제의 합성이 감소하고 이로 인해 폐포가 허탈되어 저산소혈증과 폐신장성 저하가 나타난다. 저산소혈증이 발생하면서 호흡곤란, 빈호흡, 호흡보조근육 사용이 증가한다. 초기에는 호흡성 알칼리증이 발생하나 진행되면 호흡성 산증이 나타난다. 폐부종으로 인해 청진 시 수포음이 들리고 분홍빛의 거품 섞인 객담을 볼 수 있다.

87	과목	성인간호학	난이도	●●●	정답	④

④ 적정량의 지방, 저탄수화물, 고단백 식이를 제공하고 소량씩 자주 식사하도록 한다. 또한 너무 뜨겁거나 차가운 음식, 자극적인 음식은 피하도록 한다.

①③ 음식물 배출 속도를 지연시키기 위해 식사 중 수분 섭취를 제한하고 식사 후에는 좌측위 또는 앙와위를 취해준다.

② 처방에 따라 항콜린성 약물 또는 세로토닌 억제제를 투여한다. 항콜린성 약물은 부교감 신경의 역할을 억제하여 위 배출 속도를 지연시킨다.

PLUS TIP 급속이동증후군(Dumping Syndrome)

위 절제술 후 흔히 발생한다. 초기 급속이동증후군은 식사 중 또는 식후 5 ~ 30분 내에 나타나고 후기 급속이동증후군은 식후 90분 ~ 3시간에 발생한다. 급속이동증후군의 원인은 소화되지 않은 고장성의 음식물이 공장 내로 빠르게 유입되어 공장내부로 수분을 끌어 들임으로써 혈액량이 감소하고 저혈압이 발생한다. 후기 급속이동증후군은 혈류 내 포도당 유입으로 혈당이 급속히 오르고 인슐린이 과도하게 분비되어 저혈당이 발생한다.

88	과목	성인간호학	난이도	●●○	정답	③

③ 급성 천식발작 환자에게 속효성 β_2 – agonist 흡입제를 우선적으로 투약한다. 속효성 β_2 – agonist은 기관지 평활근을 이완시켜 호흡곤란을 완화시킨다. 속효성 β_2 – agonist에는 알부테롤, 터부탈린이 있다.

①④ 속효성 β_2 – agonist 투약 후 기도 내 염증 감소를 위해 스테로이드, 비만세포 안정제, 류코트리엔 완화제를 투여한다.

89	과목	정신간호학	난이도	●●○	정답	④

④ 환각 중 환청의 증상에 해당한다. 치료자와 같은 자극을 경험하지 않고 있음을 알려 현실감각을 유지할 수 있도록 돕는다.

① 자해 위험성을 사정하고 위험성이 낮은 경우에도 신체 억제는 최후의 수단으로 적용한다.

② 환청이 있는 환자가 조용하고 어두운 환경에 혼자 있을 때 환청에 더 몰두 할 수 있다.

③ 환청의 내용보다는 환청의 근원적인 감정에 초점을 두고 환청을 증명하기 위한 논쟁이나 환청이 현실인 것처럼 인정하는 질문을 하는 것은 피한다.

90	과목	성인간호학	난이도	●●○	정답	①

심박출량 감소로 혈액이 정체되어 혈류량이 증가한다. 혈류량을 감소시켜 전부하를 줄이고 부종을 예방하기 위해 수분과 염분 섭취를 제한한다. 수분과 염분 섭취는 대상자의 체중, 전해질 수치, 섭취량 배설량에 따라 조절한다. 또한 과다한 체액을 감소시키기 위해 처방에 따라 이뇨제를 투약한다.

제 03 회 │ 정답 및 해설

1

| 과목 | 간호윤리전반 | 난이도 | ●○○ | 정답 | ④ |

④ 신체에 위해를 가할 수 있는 부작용의 가능성이 크다면 시험을 중단한다. 어떠한 경우에서든 환자의 동의를 얻기 위한 금전적인 거래를 하면 안 된다.

① 임상실험은 전문가에 의해서 진행한다.

② 환자는 충분한 설명을 들은 후 자발적으로 동의해야 한다.

③ 윤리적으로 실험을 진행하며 실험의 결과가 확실한 유용성을 가지고 있어야 한다.

2

| 과목 | 기본간호학 | 난이도 | ●○○ | 정답 | ④ |

④ IgE : 과민반응을 매개하며 비만세포와 결합하여 매개물에 유리 촉진반응을 일으킨다.

① IgG : 태반을 통해 전달되며 2차 면역 반응에서 가장 먼저 합성된다. 혈장과 간질액에 존재하며 항원은 옵소닌 작용을 한다.

② IgA : 장액점액성 분비물과 순환 혈액에 존재한다. 신체 분비물에 존재하며 점막 표면에 미생물의 침입을 막는다.

③ IgM : 1차 면역 반응에서 가장 먼저 나타나고 보체를 활성화시킨다. 혈장에 존재하며 항체에 강한 응집반응을 나타낸다.

3

| 과목 | 성인간호학 | 난이도 | ●●○ | 정답 | ① |

① 고혈압이 죽상경화증에 위험요인 중에 하나이다.

PLUS TIP 죽상경화증

노화로 인한 퇴행성 질환으로 근육 동맥 내막에 섬유지방 조직이 축적되면서 발병한다. 동맥에 쌓인 죽종으로 혈전이 나타나며 혈류가 감소한다. 특히 여성은 완경 이후에 호르몬의 영향으로 발병률이 높다. 주된 위험 요인은 고지혈증, 고혈압, 당뇨, 비만, 가족력 등이 있다.

4	과목	기본간호학	난이도	●●●	정답	①

ABGA 결과 호흡성 산증에 해당한다. 호흡성 산증일 경우 가장 우선되는 간호중재는 적절한 기도유지와 환기이다. 기도유지를 위해 흡인과 흉부물리요법, 체위배액을 시행하고 응급상황에 대비하여 침상 옆에 기관 삽관을 준비한다. 환기 증진을 위해 침상머리를 올린 좌위나 반좌위 체위를 취해주고 산소를 공급한다.

5	과목	병태생리학	난이도	●○○	정답	③

③ 건락괴사 : 결핵병소의 육아종성 염증반응에서 볼 수 있는 응고괴사의 일종이다. 결절중앙부에서 흔히 관찰되며 대식세포의 괴사로 치즈덩어리 같은 건락을 형성한다.

① 액화괴사 : 강한 가수분해 효소의 작용으로 발생한다. 화농균이 호중구에 의해 분비되는 효소에 의해 용해되고 화농성 삼출물을 만든다.

② **효소성 지방괴사** : 췌장과 그 주변에서 발생하고 지질분해효소의 작용으로 지방조직을 괴사시킨다. 육안으로 분필같이 희고 연 노란색의 결절을 형성한다.

④ **괴저괴사** : 허혈성 응고괴사 후 세균 감염이 겹쳐 세균과 백혈구의 조직 융해로 일어난다. 일부세균은 괴사독소와 가스를 형성한다.

6	과목	성인간호학	난이도	●●●	정답	③

③ 알부테롤은 마그네슘 수치를 낮춘다.

PLUS TIP 마그네슘

㉠ 마그네슘은 심근수축력 증가, 혈관 확장, 심박수 감소에 효과가 있어 쇼크 대상자와 패혈증 대상자에 효과적이다.

㉡ 중증 저마그네슘혈증은 크보스테크 징후, 테타니, 경련, 트루소 징후, 뇌졸중과 같은 신경학적 증상이 발생한다.

㉢ 마그네슘 수치가 낮으면 심실부정맥이 나타나는 빈도가 증가한다.

㉣ 에스트로겐은 조직 내 마그네슘 섭취를 촉진하여 저마그네슘혈증을 유발하기도 한다.

㉤ 저마그네슘 식품으로 닭고기, 달걀, 과일, 완두콩, 흰빵, 햄버거, 야채주스 등이 있다.

7

과목	정신간호학	난이도	●●○	정답	②

② 〈보기〉는 사회적 모형의 관점을 설명하는 것이다. 사회적 모형에서 치료자는 전문가, 비전문가 모두가 될 수 있다. 치료자는 사회적 자원과 체계를 사용하여 문제를 해결하고 위기를 중재한다.

① 의학적 모형

③ 행동 모형

④ 의사소통 모형

PLUS TIP 정신건강간호의 개념적 모형

㉠ **정신분석 모형** : 성인에 나타나는 이상행동의 원인을 어린 시절의 발달 단계에서 찾는다. 성격의 재구성을 위해 자유연상과 꿈의 해석을 적용한다.

㉡ **대인관계 모형** : 대인관계 모형은 성격은 사회적 상호작용에 의해 결정된다고 인식하였다. 치료는 대상자의 만족스러운 인간관계로 기본적 욕구를 달성하면 종료된다.

㉢ **사회적 모형** : 사회·환경적인 요소가 스트레스나 불안을 일으키는 원인으로 본다. 환경에 사는 대상자의 이해를 높일 수 있는 주요 방법이 된다.

㉣ **실존적 모형** : 대상자의 이해와 치료의 효과적 성취의 의도로 유럽 정신의학의 접근법이다. 치료는 대상자가 현재에 강조점을 두며 자신을 신뢰하도록 돕는 것이다.

㉤ **행동 모형** : 관찰이 가능한 외적행동에 중점을 둔다. 치료자의 주관성을 배제하고 대상자의 구체적 행동으로 치료를 시작한다.

㉥ **의사소통 모형** : 인간의 행동은 다른 사람과 의사를 교류하는 것으로 이해된다.

㉦ **의학적 모형** : 중추신경계의 이상으로 생리적 상태에서 비롯된 정신병리를 바라보는 관점으로 기질적 취약성이 필요하다.

㉧ **간호 모형** : 인간·건강·환경·간호의 4가지 패러다임으로 대상자를 통합된 존재로 인식한다. 환경의 일부로 상호작용하고 환경과 대상자가 균형상태를 회복 및 유지하도록 돕는다.

8

과목	기본간호학	난이도	●○○	정답	④

④ 예방접종은 1차 예방에 해당된다.

PLUS TIP 예방의 종류

㉠ **1차 예방** : 질환의 발생을 막기 위해 건강한 대상자에게 요구된다. 개인 또는 집단의 질병이나 기능장애에 대한 취약성을 감소시키고자 실시한다.

㉡ **2차 예방** : 건강문제나 질병을 겪고 있거나 합병증의 유발이나 상태가 악화될 위험이 있는 대상자에게 요구된다. 질병의 조기진단과 악화를 방지하기 위한 즉각적인 중재활동이 필요하며 가능한 빨리 정상적인 수준의 건강으로 회복될 수 있다.

㉢ **3차 예방** : 건강문제나 질병으로 인한 장애가 영구적이고 회복될 수 없으나 그 수준이 유지될 때 요구된다. 합병증의 발생과 악화를 위한 중재로 만성질환으로 인한 장애를 최소화 하는 것이다. 진단과 처치가 아닌 재활을 위해 수행한다. 대상자에게 가능한 최고 수준의 기능이 회복되도록 도와주는 단계이다.

| 9 | 과목 | 모성간호학 | 난이도 | ●○○ | 정답 | ③ |

①②④ 자궁 외 임신일 경우 자궁 경부, 난소, 난관, 복강 등에 수정란이 착상된다.

| 10 | 과목 | 성인간호학 | 난이도 | ●○○ | 정답 | ④ |

④ 뇌하수체 호르몬이 충분하게 생산되지 못하면서 조절에 손상이 나타나는 것이다. 난쟁이증, 요붕증 등이 나타날 수 있고 갈증, 시각장애, 식욕부진증 등이 나타나기도 한다.

①②③ 뇌하수체항진증으로 나타나는 증상에 해당한다.

| 11 | 과목 | 간호윤리전반 | 난이도 | ●●○ | 정답 | ① |

① 한국간호사 윤리강령에 해당하지 않는다. 생명과학기술과 존엄성 보호가 해당한다.

| 12 | 과목 | 아동간호학 | 난이도 | ●●○ | 정답 | ① |

4세 아동은 학령전기에 해당한다. Kohlberg의 도덕적 발달이론에서 전 도덕적 단계 중 2단계에 해당하며 2 ~ 4세 아동은 처벌과 복종지향 단계로 상과 벌에 따라 좋고 나쁜 행동을 판단한다. 벌을 받으면 그 행동은 나쁜 것이라 생각한다. 4 ~ 7세 아동은 원시적 도구적 지향 단계로 자신의 욕구를 충족시키기 위한 행동을 한다. 타인을 기쁘게 하거나 돕는 행동을 착한 것으로 보는 대인과의 조화, 착한 소년 – 소녀에의 인식은 Kohlberg의 도덕적 발달이론 중 3단계인 관습 수준으로 학령기 아동의 도덕적 발달에 해당한다.

| 13 | 과목 | 병태생리학 | 난이도 | ●●○ | 정답 | ④ |

④ 악성 신생물은 혈류나 림프를 따라 기원조직에서 먼 곳으로 전이가 일어나 증식하지만 양성 신생물은 전이가 없다.

① 양성 신생물은 악성 신생물보다 세포비정형성이 작아 세포분화 정도, 세포의 크기와 모양, 하나의 세포 내 존재하는 핵의 개수 등이 유사하다.

②③ 양성 신생물은 주변 조직과의 경계가 뚜렷하고 침윤이 없어 외과적으로 쉽게 절제가 가능하나, 악성 신생물은 경계가 불분명하며 주변 조직으로의 침윤이 있다.

| 14 | 과목 | 병태생리학 | 난이도 | ●●● | 정답 | ① |

〈보기〉는 다운증후군에 관한 설명으로 다운증후군은 상염색체인 21번 염색체가 삼염색체인 염색체 질환이다.

① 위 그림의 염색체는 47, XX + 21로 여성에 해당한다.

②③ 다운증후군의 95%는 감수분열동안 염색체가 비분리되어 발생하고 나머지 5%는 모자이크형과 전위형이다.

④ 부모가 전위보인자가 있고 전위형인 경우, 특히 21번 장완끼리 전위일 때 같은 질환을 가진 동생이 태어날 확률이 높다. 전형적인 얼굴 모양을 가지며 정신지체, 심장기형, 백내장 등의 합병증 발생위험이 높다.

15

과목	간호윤리전반	난이도	●●○	정답	②

② 행위 공리주의 : 한 행위가 다른 행위에 비해 최고의 유용성을 생산할 경우 옳은 행위를 말한다. 생존가능성이 없는 폐렴 환자에게 항생제를 써서 치료하는 선택을 한 경우가 이에 해당한다.

① 규칙 공리주의 : 모든 사람이 유용성의 원칙을 반영한 같은 규칙에 따르면 장기적으로 더 많은 유용성이 나타날 것이라고 본다. 불치병 환자에게 불치병임을 알리는 것과 숨기고 희망적인 말을 하는 경우, 거짓말을 하면 안된다는 규칙과 불치병 환자를 제외하고 거짓말 금지 규칙 중에서 유용성의 원칙에 따라 최선의 선택을 하는 것이다.

③ 선호 공리주의 : 사람들의 개인적 사회적 선도에 따라 옳고 그름을 판단하는 것이다. 고전적 공리주의에 비해 명확한 분석방법과 결정을 위한 규칙이 있다.

④ 윤리 공리주의는 존재하지 않는다.

🔲PLUS TIP 공리주의

공리주의는 목적론, 결과론으로도 불린다. 목적론은 단순하게 결과의 좋고 나쁨을 산출하는 것이 아니고 두 결과의 조합으로 결과의 최선의 균형에서 행위를 하며 모든 사람의 이익이 요구된다. 밀은 공리주의를 유용성의 원칙에서 행복을 증진시키면 옳은 행동이고 행복과 반대된다면 옳지 못한 것이라고 본다. 공리주의의 궁극적인 목적은 최대 행복의 원칙(The Greatest Happiness Principle)와 가능한 고통이 없는 질적·양석 최대의 즐거움을 즐길 수 있는 상태이다.

16

과목	정신간호학	난이도	●●○	정답	①

전두엽은 추상적 추론, 동기, 집중, 고차원적인 생각, 의사결정 등을 담당한다. 전두엽 손상 시 동기가 사라져 관심이 없으며 부적절하고 통제되지 않는 행동을 한다. 또한 전두엽의 Broca영역 손상 시 타인의 말은 이해하나 말을 하지 못한다.

17

과목	기본간호학	난이도	●●●	정답	④

㉠ 식이습관을 확인하고 수술부위를 관찰하는 것은 생리적 요구단계이다.

㉢ 낙상을 예방하는 것으로 안정·안전 요구이다.

㉣ 환우회를 통해 소속감 요구이다.

㉡ 존댓말과 친절한 태도로 존중받는 것을 보여주는 것으로 자아존중 요구이다.

㉤ 정서적으로 도움을 주면서 자신의 가치를 느끼는 것을 돕는 것으로 자아존중감 요구이다.

🔲PLUS TIP 매슬로우의 인간의 요구

매슬로우는 인간의 요구를 5단계로 나누었다. 하위 요구가 먼저 충족되어야 상위 요구를 충족할 수 있다. 생리적 요구, 안전과 안정 요구, 사랑과 소속감 요구, 자아존중 요구, 자아실현 요구 순서로 진행된다. 매슬로우의 인간 요구에 대한 예시로 실수로 대변을 본 치매환자는 생리적 요구가 충족되지 않으므로 자아존중 요구를 위한 교육 프로그램에 참여하기 어렵다.

| 18 | 과목 | 모성간호학 | 난이도 | ●○○ | 정답 | ③ |

전체 자궁외임신의 95%가 난관에서 발생한다. 특히 난관 팽대부가 가장 흔한 부위에 해당한다.

| 19 | 과목 | 간호윤리전반 | 난이도 | ●●○ | 정답 | ① |

① 독일 전쟁 당시에 있었던 의학윤리강령은 인간 대상자들을 위한 동의와 같은 보호책이 없었다. 〈보기〉는 대상자의 자발적 동의가 강조된 인간 실험을 위한 지침서인 뉴렌베르그 강령이다.

② 1964년 제18차 세계의학총회에서 인체실험에 관한 '헬싱키 선언'을 채택했다. 헬싱키 선언이 뉴렌베르그 강령과 다른 점은 치료적 연구와 비치료적 생의학연구의 윤리적 기준 제시 및 건강한 사람 대상의 연구는 더욱 높은 동의서 표준요구와 법적으로 무능력한 경우 법정 대리인 동의의 수용을 주장하는 것이다.

③ 환자의 권리와 의무에 대한 내용(양질의 의료를 받을 권리, 정보를 알 권리 등)으로 1981년 선포되었다.

④ 1986년 제1회 국제건강증진회의에서 채택되어 건강증진 개념을 정립하였다.

| 20 | 과목 | 성인간호학 | 난이도 | ●●○ | 정답 | ④ |

④ 나트륨과 수분의 배출로 혈압을 감소시킨다.

PLUS TIP 본태성 고혈압(일차성 고혈압)

㉠ 중년기, 노년기, 고체중, 스트레스, 가족력, 흡연, 알코올, 고염분식이이다.

㉡ 대부분 증상이 없지만 질병 진행 시 현기증, 흉통, 두통, 흐릿한 시야, 비출혈 등이 발생한다.

㉢ 3개월 이상 지속적인 생활습관 수정으로도 변화가 없을 시 약물요법을 시행한다.

㉣ 이뇨제를 사용하여 세뇨관에서의 나트륨 재흡수를 억제한다.

㉤ 수분과 나트륨 배설로 인한 순환혈류량 감소로 혈압 하강 효과를 나타낸다.

| 21 | 과목 | 정신간호학 | 난이도 | ●●○ | 정답 | ④ |

④ **전치** : 선생님에게 혼나면서 생긴 감정을 원래의 대상에서 분리하고 자신보다 약한 대상인 어린 동생에게 감정을 표출하는 것이다.

① **부정** : 현실의 고통과 불안에서 벗어나기 위한 무의식적으로 사건을 부정하는 것이다.

② **투사** : 자신이 수용하기 어려운 감정을 외부의 원인으로 돌리는 것이다.

③ **퇴행** : 문제에 직면하면 초기발달단계 수준으로 되돌아가는 것이다.

| 22 | 과목 | 기본간호학 | 난이도 | ●●○ | 정답 | ④ |

욕창의 내부요인은 영양상태, 빈혈, 나이, 요실금·변실금, 감각부재, 부동, 혈압, 발열 등이 있다. 외부요인으로는 압력, 응전력·전단력, 마찰 등이 있다.

| 23 | 과목 | 간호윤리전반 | 난이도 | ●○○ | 정답 | ③ |

③ 비용과 임상효과는 함께 고려해야 할 사항이다.

PLUS TIP 간호중재 선택 시 고려사항

㉠ **특징** : 간호중재는 진단명과 관련된 원인을 변화시킬 수 있어야 한다. 원인 요소가 변할 수 없다면, 직접적인 중재는 증상 및 징후를 관리해야 한다.

㉡ **예시** : '위험'을 진단할 시에는 위험요소를 변화 또는 제거할 중재를 선택한다. 예를 들면 암 진단을 선고 받아 불안해하는 환자에게 '예상되는 고통으로 인한 죽음 불안'을 간호진단으로 내렸다면 관련된 원인인 고통을 제거 또는 변화시킬 수 있어야 한다.

㉢ **기대결과** : 중재로 인한 기대결과를 구체화하고 기대결과가 합당한지 확인한다. 간호결과 분류체계(NOC)를 사용한다.

㉣ **근거기반** : 근거 마련을 위해 연구결과를 활용하여 불가할 경우에는 과학적 원리나 전문가 의견을 활용한다.

㉤ **중재 실행 가능성** : 간호중재는 다른 중재들과 상호작용한다. 비용을 고려 시 임상적 효과도 함께 고려해야 하며 시간 고려 시 인적자원도 고려한다.

㉥ **대상자의 수용 가능성** : 대상자의 목표와 건강가치 및 문화가 일치해야 한다. 대상자의 동의에 따라 선택을 증진시킬 수 있어야 한다.

㉦ **간호사의 역량** : 중재를 수행할 준비가 되어 있어야 한다. 중재 수행에 대한 근거를 알고 필요한 기술을 가지고 있어야 한다.

| 24 | 과목 | 병태생리학 | 난이도 | ●●● | 정답 | ② |

② 반달모양의 끝이 날카로운 적혈구가 나타나는 이 질환은 겸상적혈구 빈혈로 헤모글로빈S에 대한 상염색체 열성유전질환이다. 헤모글로빈S는 두 가지 유전자를 가진 사람에게서 발생하고 한 가지 유전자를 가진 사람은 겸상적혈구 특성을 갖는다.

① 지방산이 아닌 아미노산의 서열변화로 나타난다.

③ 적혈구 모양이 끝이 날카로운 반달 또는 낫 모양으로 변형되어 쉽게 파괴되면서 발생한다.

④ 혈관 폐색이 비장과 뼈의 통증을 유발하고 적혈구 파괴로 황달 증상이 나타난다.

25

과목	기본간호학	난이도	●○○	정답	②

①③ 3점 보행은 한쪽 하지에 체중부하가 가능한 경우이다.

④ 3점 보행은 지지점이 2곳이다.

26

과목	기본간호학	난이도	●●●	정답	④

0.5mg/kg/hr × 50kg = 25mg/hr으로 1시간에 25mg을 주입한다. 5% D/W 500mL에 Aminophyllin 250mg 섞여있으므로 1mL에는 0.5mg이 섞여있다.

25mg을 주입하기 위해서는 1mL : 0.5mg = x : 25mg이므로 x = 50mL, 즉 50mL/hr를 주입해야 한다.

분당 적정 주입속도는 (50mL/hr × 20gtt) ÷ (1hr × 60min) = 16.66…이므로, 약 17gtt/min이다.

27

과목	모성간호학	난이도	●●○	정답	①

① 임신 5개월경에 태아의 몸에 솜털이 온몸을 덮는다. 솜털은 체온 조절과 피부 보호를 돕는 역할을 한다.

28

과목	병태생리학	난이도	●●●	정답	③

결핵균에 대한 대식세포의 육아종성 염증반응으로 인해 결절중앙부에서 치즈덩어리 같은 건락을 형성하는 건락괴사가 일어나고 건락물질이 액화되어 배출되면 공동을 형성한다. 공동에 칼슘이 침착하여 석회화된다. 액화괴사는 화농균이 호중구에 의해 분비되는 효소에 의해 용해되면서 화농성 삼출물을 만드는 것이다.

29

과목	병태생리학	난이도	●●●	정답	②

HBV의 항원 중 표면항원(HBs Ag)이 양성인 경우 급성 또는 만성 B형 간염이나 보균상태를 의미한다. Anti − HBs Ag는 B형 간염에 대한 표면항체로 HBs Ag가 소실된 후 나타나며 양성인 경우 B형 간염에 면역력이 있는 상태를 의미한다. 이전에 B형 간염에 노출되었거나 예방접종에 의해 형성된다. HBsAg(−), Anti − HBsAg(−)는 B형 간염에 걸린 적 없고 항체도 없으므로 예방접종이 필요한 상태이다.

30

과목	성인간호학	난이도	●●●	정답	④

④ 피브리노겐(Fibrinogen)은 섬유소원으로 DIC에서 낮게 나타난다.

31

과목	정신간호학	난이도	●●○	정답	①

① 위기중재는 대상자가 스스로 문제를 해결할 수 있도록 적응적 대처기전을 강화시킨다.

② 위기와 인생의 통합을 격려하고 건설적인 기술을 개발하여 개인의 적응수준을 향상시키고, 위기를 극복하도록 돕는다.

③ 현재 문제에 초점을 맞추어 중재하고 신체적 문제가 있는 경우 우선적으로 중재한다.

④ 즉각적인 중재가 이루어 지도록 신속하게 한다.

32

과목	모성간호학	난이도	●●○	정답	②

산류는 두피에 생기는 경계가 불분명한 부종으로 주로 두정위 분만 시 발생한다. 두개골 위 조직에 혈액 및 혈청이 축적되어 출생 시 또는 출생 후 바로 나타난다. 시상봉합 경계를 넘어 확장되어 있으며 반상출혈과 점상출혈이 부종위로 나타날 수 있다. 산류는 특별한 치료 없이 며칠 이내 자연 소실된다.

33

과목	모성간호학	난이도	●○○	정답	③

무월경은 월경 주기를 건너뛰거나 월경이 없는 것으로 생리적 무월경과 병리적 상태의 무월경이 있다. 생리적 무월경은 임신, 수유, 사춘기 이전, 완경 이후 무월경이다. 병리적 무월경은 원발성 무월경과 속발성 무월경이 있다. 원발성 무월경은 2차 성징 발현 없이 14세까지 초경이 없는 경우, 2차 성징 발현 관계없이 16세까지 초경이 없는 경우로 원인은 해부학적 구조이상이나 성선부전이다. 속발성 무월경은 월경이 있던 여성이 6개월 이상 월경이 없거나 월경주기 3cycle이 지나도록 월경이 없는 경우로 40세 이하 조기완경, 시상하부 – 뇌하수체 결함, 다낭성난소증후군, 체중 감소, 스트레스, 외상 및 수술에 의한 경우다.

34

과목	성인간호학	난이도	●●○	정답	③

골다공증의 주된 원인으로 유전, 흡연, 운동 부족, 영양 부족, 노화, 조기 완경, 에스트로겐 결핍, 부동 등이 있다.

PLUS TIP 골다공증

여성에게 주로 호발하며, 완경기 여성의 경우 에스트로겐 저하로 인해 골밀도가 저하된다. 비타민 D는 골분해를 막고 칼슘을 재흡수 시키는 역할을 하기 때문에 부족 시 칼슘 흡수 장애가 발생하여 골밀도가 감소할 수 있다.

| 35 | 과목 | 성인간호학 | 난이도 | ●●○ | 정답 | ③ |

① 호지킨병에 Reed-sternberg cell이 과다하게 증식한다.

② 비호지킨병은 악성으로 전환되어 과다증식하기 때문에 예후가 좋지 않다.

④ 호지킨병과 비호지킨병 모두 B림프구가 원인세포인 경우가 더 많다.

PLUS TIP 림프종

㉠ 림프종은 크게 호지킨병과 비호지킨 림프종으로 나뉜다.

㉡ 비호지킨 림프종은 발병 초기에 림프절 이외의 조직을 침범하게 된다.

㉢ B증상이라고 하는 체중 감소, 야간발한, 발열(38도 이상)은 호지킨병과 비호지킨 림프종에서 모두 나타난다.

㉣ 호지킨병은 주로 B림프구에서 발생하며 비호지킨병은 B림프구와 T림프구에서 발생한다.

| 36 | 과목 | 성인간호학 | 난이도 | ●●○ | 정답 | ④ |

파킨슨병은 뇌의 흑질에 분포하는 도파민의 신경세포가 감소하여 발생하는 만성 퇴행성 질환이다. 도파민 분비 저하로 수의적 섬세한 움직임이나 자발적 행동을 통제하거나 시작하는 것이 어렵기 때문에 특징적인 증상인 떨림, 운동장애, 자세불안정, 경직이 나타난다. 파킨슨병에는 레보도파(Levodopa)를 투약하면 도파민 분비에 도움을 줄 수 있다.

| 37 | 과목 | 정신간호학 | 난이도 | ●●○ | 정답 | ④ |

④ **관계망상** : 실제 자신과 관계없는 상황이 자신과 관련되어 있다고 생각하거나 믿는 망상이다.

① **과대망상** : 자신에게 남들이 모르는 위대한 재능, 직책, 부를 가지고 있다고 생각하는 망상이다.

② **부정망상** : 정당한 이유 없이 애인과 배우자를 믿지 않고 의심하는 망상이다.

③ **피해망상** : 다른 사람이 자신에게 의도적으로 피해를 준다고 생각하는 망상이다.

| 38 | 과목 | 기본간호학 | 난이도 | ●○○ | 정답 | ④ |

④ 혈류량 확보를 위해 19G 이상의 바늘을 사용한다.

① 수혈 후 이상반응이 발생하면 즉시 수혈을 중단하고 쇼크에 대응하는 치료를 수행한다.

② 알레르기성 수혈 반응에서 두드러기 또는 가려움증에 대한 치료로 항히스타민제를 투약한다. 과거력이 있는 경우 수혈 전 예방을 위해 투여할 수 있다.

39	과목	모성간호학	난이도	●●○	정답	④

④ 에스트로겐의 감소로 여성의 비뇨·생식기계가 위축되어 질상피가 얇아지고 질의 윤활성과 탄력성은 감소한다. 또한 질의 pH는 증가하여 위축성 질염을 유발할 수 있다.

① 자율신경계 불안정으로 혈관의 수축과 이완장애가 발생한다. 열감, 야간발한, 수족냉증, 무딘 감각 등의 증상이 나타난다.

② 갱년기 여성은 에스트로겐이 감소한다. 총콜레스테롤, 저밀도 지질단백질, 고밀도 지질단백질의 혈중농도가 높아 관상동맥질환이나 동맥경화증 및 고혈압의 발생위험이 높아진다.

③ 에스트로겐은 골형성을 돕고 골흡수를 방해하여 골성장과 골밀도를 증가시킨다. 갱년기 여성은 에스트로겐이 감소하여 골밀도가 낮아지면서 골다공증의 발생률을 증가시킨다.

40	과목	아동간호학	난이도	●●○	정답	①

① 시술 후 출혈 예방을 위해 시술부위를 압박한 채로 4 ～ 6시간 침상안정을 유지한다. 시술 후 일상생활에는 제한이 없지만 며칠간 과격한 운동을 삼가도록 한다.

② 어린 영아나 유아의 경우 진정 또는 마취 하에 심도자술을 진행한다. 상태가 진정된 이후에 진정 이전 상태로 회복 여부, 활력징후, 산소포화도, 의식상태를 사정하고, 시술부위 아래 말초맥박의 대칭성과 동일성을 확인한다.

③ 시술한 사지의 냉감, 창백함, 청색증은 혈관폐쇄를 의미함으로 주의 깊게 사정한다.

④ 시술부위의 드레싱 상태를 주기적으로 확인하여 출혈이나 혈종 발생 유무를 관찰한다. 시술부위 드레싱은 시술 다음 날 제거한다.

41	과목	병태생리학	난이도	●○○	정답	③

③ 이완 초기에 대동맥과 폐동맥의 압력이 심실의 압력보다 높아지면서 반월판막이 닫히고 제2심음이 들리게 된다.

PLUS TIP 심장 주기

㉠ **심방 수축기** : 동방결절이 흥분되며 심방간 경로, 결절간 경로를 통해 심방으로 나아간다.

㉡ **심실 수축기** : 등용적성 수축기에 심실수축이 시작되면 방실판막이 닫히며 심실의 압력이 증가하지만, 대동맥판막과 폐동맥판막은 닫혀 있어 혈액은 심실에 존재한다. 분출기에는 심실의 압력이 대동맥과 폐동맥보다 높아져 반월판막이 열리게 되고, 심실은 체순환계와 폐순환계로 혈액을 방출한다.

㉢ **심실 이완기** : 등용적성 이완기에 방실판막은 닫힌 상태이고, 혈액은 심실 안이나 밖으로 이동하지 않는다. 계속된 심실의 이완으로 심실 내 압력이 심방의 압력보다 낮아지며 방실판막이 열리게 되고 혈액이 심방에서 심실로 이동하게 된다.

42

| 과목 | 성인간호학 | 난이도 | ●●○ | 정답 | ② |

트로포닌 I는 수축기에 작용하며 트로포닌 C는 칼슘과 결합하고, 트로포닌 T는 트로포닌 C 및 I와 결합한다. 트로포닌은 심근경색에 높은 특이성을 가지고 있어 CK - MB가 가양성일 때 심근경색을 확인할 수 있다. 심근경색 증상이 시작된 후 2시간 이내에 보일 수 있고, 6 ~ 10시간 이내에 최고점에 도달하며, 4 ~ 7일간 지속된다.

43

| 과목 | 병태생리학 | 난이도 | ●●● | 정답 | ④ |

제4형 과민반응은 세포매개 과민반응 또는 지연성 과민반응이라 불린다. 활성화된 T세포가 사이토카인을 분비하여 대식세포와 세포독성 T세포가 활성화되면서 세포 손상이 초래된다. 이 반응은 서서히 나타나며 최고조에 도달할 때까지 1 ~ 2일 소요되어 지연성 과민반응이라 불린다. 접촉성 피부염, 이식거부반응 등이 해당된다.

44

| 과목 | 모성간호학 | 난이도 | ●●○ | 정답 | ④ |

보통 임신기간은 마지막 월경일(LMP)에서 280일이다. 분만예정일(EDC)는 네겔의 법칙에 따라 추정하는데 LMP 첫날에 +1년, - 3개월 혹은 +9개월, +7일로 계산한다.

45

| 과목 | 성인간호학 | 난이도 | ●●○ | 정답 | ③ |

위-식도 역류질환은 흡연, 음주, 비만, 임신 또는 하부식도괄약근의 기능부전, 식도열공탈장으로 발생한다. 하부식도괄약근의 기능부전으로 괄약근이 이완되어 위의 내용물이 식도로 역류하거나 식도열공탈장으로 위와 식도의 일부가 밀려들어가면 역류가 발생한다. 역류로 인한 지속적이고 심한 염증은 궤양과 반흔을 형성하고 반흔은 수축을 일으켜 식도협착이 발생한다. 식도협착은 연하 시 섭취장애와 통증을 일으킨다.

46

| 과목 | 성인간호학 | 난이도 | ●●○ | 정답 | ④ |

④ 〈보기〉는 심방조동의 리듬으로 심방조동은 심방 내 이소성 심박조절자나 빠른 회귀전도로 생성된다. 심실파형은 규칙적이며 톱니모양의 빠른 심방파형이 나타난다. 빈맥 조절을 위한 도페틸리드, 이부틸리드, 베타차단제, 아미오다론, 칼슘차단제를 투여하며 약물치료에 뚜렷한 호전이 없는 경우 전기적 심장리듬 전환술을 적용하기도 한다.

① **동성서맥** : 동방결절이 60회/분 미만의 상태로 P파 모양은 같고, QRS군 간격도 정상이나 QRS군 앞에 P파가 선행한다. 심박출량 감소로 인한 증상이 나타나면 아트로핀을 투여한다.

② **동성빈맥** : 심장박동이 100회/분 이상으로 동방결절의 규칙적인 리듬이 원인이다. P파 모양은 같고, QRS군 간격도 정상이나 QRS군 앞에 P파가 선행한다. 교감신경계 자극 증가 또는 미주신경 자극 감소로 발생한다. 심박동 조절을 위해 베타차단제, 칼슘차단제를 투여한다.

③ **심방세동** : 노인에게 흔히 발생하며 심방의 이소성 부분에서 350 ~ 600회/분의 흥분이 생성되어 심방이 제대로 수축되지 않는 상태이다. 비정상적인 P파가 나타나며 심방울혈로 혈전을 형시시킬 가능성이 많아 뇌졸중 발병위험을 높인다. 베타차단제, 칼슘차단제, 아미오다론, 디기탈리스 제제가 투여된다.

47

과목	아동간호학	난이도	●●○	정답	②

선천성 거대결장은 장 일부에 신경절이 없는 것으로 부적절한 연동운동으로 기계적 장폐색을 초래한다. 선천성 거대결장의 증상은 태변이 48시간 내 배출되지 않으며 담즙성 구토, 수유거부, 복부팽만, 성장장애, 변비, 구토, 리본모양의 악취가 나는 변, 왼쪽 하복부에서 대변덩어리 촉지 등이 있다.

48

과목	병태생리학	난이도	●●○	정답	②

② 신증후군의 특징적인 증상은 단백뇨, 저알부민혈증, 부종, 고지혈증이다.

① 사구체 모세혈관 투과성이 증가하여 저알부민혈증이 나타난다.

③ 혈장 교질 삼투압이 높아져 체액이 혈관 내에서 간질조직으로 이동하면서 혈량이 감소한다.

④ 레닌 - 안지오텐신 - 알도스테론 체계를 항진시켜 나트륨과 수분의 재흡수가 증가한다.

49

과목	아동간호학	난이도	●○○	정답	④

PLUS TIP 예방접종

㉠ 0 ~ 4주 : BCG(생후 4주내 접종)

㉡ B형 간염 : 0(생후 1주내), 1/6개월

㉢ 뇌수막염(Hib) : 2/4/6개월, 추가접종(12 ~ 15개월)

㉣ 소아마비(Polio) : 2/4/6개월, 추가접종(만 4 ~ 6세)

㉤ 폐렴구균 : 2/4/6개월, 추가접종(12 ~ 15개월)

㉥ DTP : 2/4/6개월, 추가접종(15 ~ 18개월/만 4 ~ 6세/만 11 ~ 12세)

㉦ 수두 : 12 ~ 15개월, 추가접종(만 4 ~ 6세)

㉧ MMR : 12 ~ 15개월, 추가접종(만 4 ~ 6세)

㉨ 일본뇌염(생백신) : 12 ~ 24개월, 추가접종(12개월 후)

㉩ 일본뇌염(사백신) : 12 ~ 36개월, 추가접종(만 6세/12세)

50

과목	기본간호학	난이도	●○○	정답	③

③ 치료부위는 건조하게 유지하며 로션은 사용하지 않는다.

① 제모가 필요한 경우 전기면도기를 사용하여 제모를 한다.

② 피부에 그려진 선이나 잉크는 지우지 않는다.

④ 직사광선이나 사우나 또는 수영장 같은 장소에 피부를 노출하지 않는다.

51	과목	성인간호학	난이도	●●○	정답	④

④ 체위성 저혈압 부작용을 줄이기 위해서 누워 있다가 일어날 때에는 천천히 움직인다.

① 신경안정제와 같이 복용하는 경우 우울증, 진정작용이 강하게 나타날 수 있으므로 가급적 피한다.

② 호흡곤란이나 어지럼증 등의 증상이 나타나면 의사에게 알려야 한다.

③ 약을 임의로 중단하지 않고 의사에 지시에 따른다.

📠 PLUS TIP propranolol

베타-아드레날린 차단제에 해당한다. 교감신경계의 작용을 차단하는 특징이 있다. 고혈압, 심부정맥, 협심증 등에 사용한다.

52	과목	성인간호학	난이도	●●○	정답	④

④ 궤양성 점막이 악화되지 않도록 구강위생은 자주 해주는 것이 좋다.

① 항암제가 포함된 수액이 피부에 닿는 경우 홍조가 발생할 수 있다.

② 현기증, 시력저하, 출혈 등의 증상이 나타나는 경우에는 의사에게 알리도록 교육해야 한다.

53	과목	기본간호학	난이도	●○○	정답	②

① 비타민 A는 간에 주로 저장되며 눈의 세포분화 역할을 하여 야간에 사물을 볼 수 있게 한다.

③ 비타민 D는 칼슘과 인의 혈청수준을 유지하고 뼈 무기화 작용에 도움을 준다.

④ 비타민 B3는 Niacin이라고도 하며 ATP를 생산하는데 조효소로 작용한다.

54	과목	성인간호학	난이도	●●○	정답	④

④ 일차성 다혈구혈증의 주요 합병증은 혈전증이다. 혈액 내 적혈구와 혈소판 수가 비정상적으로 증가하면서 혈액 점도가 높아지고 혈전 위험이 증가하기 때문에, 환자에게 혈전 예방을 위한 관리에 대해서 교육을 해야 한다.

① 출혈 위험이 증가할 수 있지만 적절한 구강 위생은 치주염과 같은 감염을 예방한다.

② 일차성 다혈구혈증에선 Erythropoietin(조혈인자)가 상승이 거의 없고 감소한다.

③ 수분섭취를 늘려서 혈액의 점도가 늘어나지 않도록 관리해야 한다.

55	과목	아동간호학	난이도	●●○	정답	③

출생 후 폐 확장 시 흡입 산소는 폐혈관을 확장시키고, 폐혈관 저항이 감소하여 폐혈류가 증가한다. 폐혈류 증가 시 우심방, 우심실, 폐동맥 압력이 낮아지고 이와 동시에 제대 결찰로 제대정맥으로 가는 혈액 공급이 중단되어 체순환 혈관저항이 증가함으로써 좌심방, 좌심실의 압력이 증가한다. 이로 인해 출생 시 또는 출생 직후 난원공이 폐쇄된다.

56	과목	성인간호학	난이도	●○○	정답	④

④ 미주신경 자극 증가로 인해 유문부 전방세포가 자극되고 가스트린 방출로 인해 위산 분비가 증가한다.

① H.pylori 균이 단백질을 분해하여 암모니아를 다량 발생시키고 이 과정에서 암모니아 독소, 요산분해효소, 뮤신방해효소를 분비하여 위에 다양한 질환을 발생시킨다.

② 정서적 스트레스는 미주신경에 시상의 자극으로 위액 분비, 혈액 공급, 위 운동 증가를 유발한다.

③ 졸링거 – 엘리슨 증후군은 췌장에서 발생하는 악성 종양으로 비정상적인 가스트린 분비가 특징이다.

57	과목	성인간호학	난이도	●●○	정답	①

① 알로푸리놀(Allopirinol)은 요산이 생성되는 것을 억제하는 약물에 해당하는 통풍치료제에 해당한다. 요산을 축적시키는 것은 아스피린 약물이다.

② 고요산혈증 상태로 있을 때에는 무증상이다가 기간이 지속되고 고요산혈증의 정도가 심해진 경우에 급성 통풍이 발생한다.

③ 콜히친(colchicine)은 요산을 배설하여 통풍을 완화한다.

④ 곡류, 과일, 야채류는 저퓨린 식품에 해당한다.

58	과목	아동간호학	난이도	●○○	정답	③

③ 당뇨병이 있는 임부에게서 제태기간에 비해서 큰 신생아(LGA)가 나타날 수 있다. 모성의 고혈당증에 대해 인슐린을 과도하게 분비하고 인슐린은 태아에게 성장호르몬으로 작용하여 태아의 크기가 커짐으로써 태아거구증이 나타난다. 거구증 신생아는 상완총신경손상, 쇄골골절 등의 위험도가 증가하며 선천성 기형 발생 비율이 높다.

①④ 당뇨병 임부에게서 태어난 신생아는 출생 1시간 내 저혈당 증세를 보이고 저칼슘혈증, 고빌리루빈혈증, 저마그네슘증, 다혈구증이 빈번하게 발생한다.

② 태아의 고인슐린혈증은 폐의 성숙 발달을 지연시켜 신생아 호흡곤란증후군의 위험을 증가시킨다.

59	과목	정신간호학	난이도	●○○	정답	④

④ 물과 탄수화물을 많이 섭취하는 것은 수면을 방해한다. 출출함을 가시게 하기 위해 간단한 음식을 섭취해도 되지만, 과식은 피하고 자기 전에 물을 많이 마시지 않는다.

60	과목	모성간호학	난이도	●●○	정답	④

양수는 pH 7.0 ~ 7.25의 약알칼리성 또는 중성의 투명하고 노르스름한 색의 맑은 액체로 태아의 체온 유지, 근골격계 발달, 외부충격으로부터 태아 보호 등의 역할을 한다. 양수과소증은 양수의 양이 300mL 이하인 것으로 태아의 신장 이상이 의심된다. 양수과다증은 양수의 양이 2,000mL 이상으로 태아의 위장관계 문제와 다른 기형이 의심된다. 양막 파열은 분만 시 분만진행을 촉진하는데 파막 후 24시간 이상 분만지연 시 감염 위험성이 커진다. 니트라진 검사에서 질 분비물이 청회색으로 변하면 양막 파막을 의심할 수 있다.

61	과목	모성간호학	난이도	●●○	정답	③

③ 수술 후 누출부위의 회복을 위해 유치도뇨관을 유지한다.

① 수술 후 회복을 위해 침상안정을 하는 동안 정맥혈전증이 발생할 수 있다. 이를 예방하기 위해 자주 자세를 변경하거나 다리를 움직이도록 해야 한다.

② 회음부를 청결하게 유지하기 위해서 따뜻한 물과 자극적이지 않은 비누로 외음부를 부드럽게 닦아주고, 질에서 소변의 유출이 있는지 관찰한다.

④ 변비 예방을 위해 변 완화제, 미네랄 오일을 복용하고 균형잡힌 영양섭취를 한다. 수술부위 감염우려가 있으므로 관장은 피한다.

62	과목	아동간호학	난이도	●○○	정답	②

① 9 ~ 10개월경 아동이 대상영속성이 발달하여 감춰진 물건을 적극적으로 찾을 수 있다.

③ 가구를 잡고 일어서는 시기는 10 ~ 11개월경이다. 생후 6 ~ 7개월경 바닥에 배를 붙이고 기는 배밀이 행동을 한다. 8 ~ 9개월경 바닥에서 배를 떼고 손과 무릎으로 기어다닌다. 12개월경에는 한 손만 잡고 걸을 수 있다.

④ 6개월경 손바닥을 이용하여 물건을 잡을 수 있고, 7개월에는 한 손에서 다른 손으로 물건을 옮겨 쥘 수 있다. 생후 8 ~ 9개월에 엄지와 집게손가락으로 집기는 미숙하지만 10 ~ 11개월경에는 정교해지면서 건네주기도 가능하다.

| 63 | 과목 | 성인간호학 | 난이도 | ●●○ | 정답 | ① |

① 부갑상샘기능항진증은 부갑상샘호르몬(PTH)이 과다생성될 때 발생한다. 저칼슘혈증 시 발생하는 손가락, 입 주위 감각이상, 테타니, 경련은 부갑상샘기능저하증에서 발생한다.

② 부갑상샘호르몬은 뼈를 파괴시켜 뼈에서 칼슘의 유리를 자극한다. 신장과 위장에서 칼슘의 흡수를 증가시키 며 소변으로 인산염 손실을 증가시켜 인산의 흡수를 저해한다.

③ 원발성 부갑상샘기능항진증은 대부분 양성 종양으로, 단일 부갑상샘증에 의해 부갑상샘호르몬이 과다생성될 때 발생한다.

④ 이차성 부갑상샘기능항진증은 비타민 D 결핍 또는 만성 신부전 시 혈청칼슘농도가 낮아 부갑상샘호르몬 생 성이 증가한다.

| 64 | 과목 | 모성간호학 | 난이도 | ●●○ | 정답 | ② |

2기 매독에 대한 설명이다.

② 임부가 매독균에 감염되면 임신 5개월 이후 태반을 통해 태아가 감염되어서 선천성 매독아가 될 수 있다.

① 임신 3 ~ 4개월 내 치료를 시작하지 않으면 태아 난청, 빈혈, 간질환, 신질환, 피부질환 등 모든 장기에 치 명적인 손상을 초래한다.

③ 매독은 페니실린에 대한 반응이 좋다. 페니실린에 대한 과민반응 유무 확인 후 페니실린으로 치료한다.

④ 매독의 치료는 완치될 때까지 성교를 금하고 부부가 함께 치료해야 한다.

| 65 | 과목 | 성인간호학 | 난이도 | ●○○ | 정답 | ④ |

④ 항히스타민제의 가장 흔한 부작용은 졸림과 진정작용이다. 투약 후에는 운전이나 중장비 작동, 높은 곳에 올 라가는 행동을 삼가도록 한다.

| 66 | 과목 | 모성간호학 | 난이도 | ●●● | 정답 | ④ |

만기하강을 나타내는 그림이다. 만기하강은 자궁수축 이후에 태아심박동이 점진적으로 감소하다 회복하는데 대 개 기저선으로 회복되지 못한다. 옥시토신은 자궁수축제로 과도한 자궁수축을 초래하여 불충분한 태반관류로 태 아에게 산소운반을 방해할 수 있다. 따라서 만기하강 시 자궁수축제는 투여하면 안 된다.

| 67 | 과목 | 아동간호학 | 난이도 | ●○○ | 정답 | ② |

Fallot 4징후는 폐동맥 협착, 심실중격결손, 우심실 비대, 대동맥 우위가 나타난다.

68	과목	모성간호학	난이도	●●○	정답	②

입덧은 임신 6주경 시작하여 임신 14주까지 지속되며 임신 중 hCG의 증가와 관련이 있다. 입덧이 심한 임부에게 교육할 내용으로는 위의 공복상태나 과식은 피하고, 소량씩 자주 섭취하며 식후 몸을 세워 위가 편안한 자세를 유지한다.

69	과목	아동간호학	난이도	●●○	정답	④

④ 비대칭 긴장성 경 반사 : 머리를 돌린 쪽의 팔·다리는 펴고, 반대쪽의 팔·다리는 굴곡되는 반사로 생후 3 ~ 4개월 사라진다.

① 포유반사 : 입 주변이나 뺨을 만지거나 두드리면 그 쪽으로 머리를 돌리고 빨기 시작한다. 보통 3 ~ 4개월 사라지지만 12개월까지 남아있는 경우도 있다.

② 파악반사 : 손바닥이나 발바닥에 검사자의 손가락을 올리면 손가락이나 발가락을 오므리는 것으로 손바닥은 3개월경, 발바닥은 8개월경 감소한다.

③ 바빈스키 반사 : 중추신경계 사정에 중요한 검사로 발바닥의 바깥쪽을 뒤꿈치에서 발가락 쪽으로 긁으면 발가락은 과다하게 신전되고 엄지발가락은 배굴된다. 바빈스키 반사는 1년 후 사라진다.

70	과목	모성간호학	난이도	●●●	정답	④

전치태반의 증상이다. 임부를 절대안정을 시키고 출혈량, 태아상태를 관찰하며 임신을 유지한다. 출혈을 유발할 수 있으므로 내진은 하지 않는다. 태아곤란증이 있는 경우 즉시 응급 제왕절개 수술을 하겠지만 태아의 현재상태가 안정적이고 임신 27주밖에 되지 않아 임신을 유지하는 것이 적절하다.

71	과목	아동간호학	난이도	●●○	정답	①

아토피성 피부염은 피부 보습, 소양감 완화, 감염 예방, 재발 감소가 목표이다.

① 소양감을 최소화하기 위해 손·발톱은 짧게 자르고 면양말과 장갑을 착용시키고 고정한다.

② 양모 의류, 털이 있는 동물, 거친 섬유, 풍선과 같은 고무는 제거한다.

③ 자극을 줄 수 있는 세제, 섬유유연제, 파우더, 향수는 사용하지 않는다. 침구와 옷은 깨끗한 물과 순한 세제로 세탁 후 완전히 헹군다. 서늘한 환경을 제공하고 부드러운 면으로 된 옷을 입힌다.

④ 미온수의 물로 목욕하고 비누, 거품목욕, 파우더, 오일은 피한다.

72	과목	정신간호학	난이도	●●○	정답	①

환각이 나타날 때 간호사는 같은 자극을 경험하고 있지 않다는 것을 말하고, 환각의 내용보다 그것의 근원적인 감정에 초점을 둔다. 환각을 증명하기 위한 논쟁이나 환각을 인정하는 언급은 피하고 현실감을 갖도록 해야 한다. 감정표현을 격려하고 명료하여 개방적인 의사소통을 한다. 환각으로 인한 자살 위험성을 사정하고 중재한다.

73	과목	모성간호학	난이도	●●●	정답	③

③ 미산부와 경산부의 자궁경관의 외구는 분만 이후에 생긴 상처로 모양이 다르다.

74	과목	기본간호학	난이도	●○○	정답	④

④ 단백질 섭취 시 하부식도괄약근의 긴장도는 증가한다.

①②③ 하부식도괄약근은 미주신경에 의해 조절되며 뇌간 기능에 해당한다. 긴장도에 영향을 미치는 요인은 미주신경 자극(증가), 가스트린 분비(증가), 세크레틴 분비(감소), 콜레시스토키닌 분비(감소), 제산제제(감소), 단백질 섭취(증가), 음주 · 흡연(감소), 카페인 · 초콜릿 섭취(감소)이다.

75	과목	모성간호학	난이도	●●●	정답	③

산욕기 동안 태반에서 분비되는 호르몬인 태반락토젠, 융모성선자극호르몬의 양이 감소하여 혈청 내 농도가 감소한다. 에스트로겐과 프로게스테론은 태반만출 후 저하되어 분만 후 7일경 가장 낮은 수치가 된다. 수유부와 비수유부의 난포자극호르몬의 분비량은 동일하나, 비수유부의 프로락틴 수준은 점차 저하되어 배란이 가능하고 수유부의 경우 배란재개와 월경회복은 모유수유 빈도와 기간에 따라 다르나 월경이 회복되기 전 배란이 가능하다.

76	과목	아동간호학	난이도	●●○	정답	④

청소년기 아동의 심리적 단계(프로이드)는 생식기로 사춘기가 시작되며 이차 성징이 나타난다. 심리 · 사회적 단계(에릭슨)는 '정체성 대 역할 혼동'으로 다른 사람에게 보이는 자신의 모습에 집중하며 또래의 가치와 유행을 따르려 하고 부모로부터 독립하려 한다. 대인관계적 발달(설리반)은 동성친구에서 더 나아가 이성친구와 친밀한 관계를 쌓으며 사회화가 이뤄진다. 인지적 단계(피아제)는 형식적 조작기로 추상적 용어로 사고를 하고 관찰과 실험을 통해 논리적 결론을 도출한다. 철학적 · 정치적인 사고를 하고 생각과 실제를 혼동하여 위험을 감수하는 행동을 한다. 도덕적 판단단계(콜버그)는 사회 내에서 인정된 권리와 표준에 의해 옳은 행동을 정의하고 내적기준에 따라 자신이 옳다고 생각하는 것을 행한다.

77

과목	모성간호학	난이도	●●○	정답	③

③ 탈출된 제대는 건조해지지 않게 따뜻한 생리식염수를 적신 멸균거즈로 덮고 감염예방을 위해 다시 삽입하지 않는다.

① 제대 탈출 시 제대압박을 감소시키기 위해 산모에게 골반을 높이는 체위(슬흉위, 좌측위, 트렌델렌버그 체위)를 취해주고 무균적으로 손을 질속으로 넣어 제대 맥박 확인 및 선진부위를 위로 올려 제대압박을 완화시킨다.

② 분만 시까지 태아 심음을 지속적으로 사정하고 수액과 산소를 공급한다.

④ 자궁근 활동 감소를 위해 자궁수축 억제제를 투여하고 가능한 빨리 응급 제왕절개 수술을 준비한다.

78

과목	아동간호학	난이도	●●○	정답	④

코와 입의 분비물로 청색증이 심해지는 신생아에게 가장 먼저 해야 하는 간호중재는 기도개방 유지다. 따라서 흡인기를 이용하여 코와 입의 분비물을 제거해 주는 것이 가장 먼저 이뤄져야 한다. 이후 신생아의 체온 유지를 위해 따뜻한 수건으로 모발, 피부를 건조시키고 인큐베이터로 신생아를 옮긴다. 신생아의 출생 정보를 확인하고 손목과 발목에 2개의 신분 표지띠를 착용시키고 신생아 안염을 예방하기 위해 에리스로마이신 또는 테트라사이클린 안연고를 적용한다.

79

과목	아동간호학	난이도	●●○	정답	②

유아기 분노발작에 대한 설명으로 이 시기 아동은 자율성이 발달하며 강하게 반항하고 독립을 주장한다. 바닥에 드러눕거나 고래고래 소리를 지르고 발로 차기도 하며 숨이 넘어갈 듯이 울기도 한다. 유아기 분노발작에 대해 가장 적절한 대처방법은 아동이 진정될 때까지 아동의 행동을 무관심하게 대하고 일관성을 유지하는 것이다. 아동이 포기하는 것보다 다른 선택을 할 수 있는 기회를 제공하고 분노발작을 일으키지 않은 경우에는 적절한 보상과 칭찬을 해준다.

80

과목	모성간호학	난이도	●○○	정답	①

임신 20주 이후에 140/90mmHg 이상의 혈압이 진단되는 경우 임신성 고혈압이다. 고혈압과 단백뇨와 부종이 임신성 고혈압의 주요 증상이다. 또한 두통, 핍뇨, 상복부 통증 등의 증상이 있다.

81

과목	아동간호학	난이도	●●○	정답	③

수막염의 증상으로 앙와위에서 한쪽 다리를 90°로 올리고 무릎을 신장시킬 때 저항감과 통증을 호소하는 것은 케르니그(Kernig) 징후이다. 머리를 앞으로 굴곡시킬 때 양 다리를 펴지 못하고 굴곡되는 것은 브루진스키(Brudzinski) 징후이다.

| 82 | 과목 | 정신간호학 | 난이도 | ●●○ | 정답 | ② |

② 체중 증가가 나타나는 것이 일반적이다. 체중 증가가 나타나면 운동량과 식이요법으로 체중을 관리한다.

① 갈증이 나타나면 물을 섭취하며 관리한다.

③ 오심, 설사 등이 나타나면 약을 복용할 때 식사 또는 간식과 함께 복용한다.

④ 요붕증으로 진행될 수 있으므로 다뇨가 나타나면 약을 줄여야 한다.

| 83 | 과목 | 정신간호학 | 난이도 | ●●○ | 정답 | ① |

① 강박행동은 못하게 하면 불안이 심해져 공황상태가 될 수 있다. 건강을 해치지 않는 선에서는 허용하며 수용적 태도를 보인다.

② 강박행동은 스스로 불합리함을 알고 있기 때문에 논리적으로 설명하는 것은 효과가 없다. 대상자가 강박행동, 강박사고 등 강박적 주제에 대해 이야기하는 경우 적극적으로 경청한다.

| 84 | 과목 | 정신간호학 | 난이도 | ●●○ | 정답 | ① |

① 신체증상 장애에서는 불안과 스트레스를 유발하는 요인을 파악하여 신체증상에 초점을 두지 않는다. 대상자의 두려움, 불안에 대해 언어적으로 표현할 수 있도록 격려한다.

②③④ 대상자가 자신의 신체증상에 몰두하지 않도록 신체적 호소에 대한 관심을 최소화 하고 사무적인 태도를 취한다.

| 85 | 과목 | 정신간호학 | 난이도 | ●●○ | 정답 | ③ |

반사회적 인격 장애는 사회적 규범 무시, 반사회적 행동, 충동적 행동, 범죄행위 후 자신의 행동에 잘못했다는 느낌이 전혀 없으며 위험한 상황에서도 불안하거나 긴장하지 않는다.

| 86 | 과목 | 정신간호학 | 난이도 | ●●○ | 정답 | ③ |

알코올 금단섬망은 지속적으로 음주를 하던 사람이 음주를 갑자기 중단하거나 감량 후 급성으로 나타나는 증상으로 금주 48 ~ 72시간 후 가장 심각한 증상이 나타난다. 금단증상이 심할 경우에도 알코올을 제공해서는 안 된다.

87	과목	기본간호학	난이도	●○○	정답	①

① 임종 시 말초조직의 관류과 비효과적이게 되어 순환변화로 인해 빈맥, 청색증 등이 발생한다.

② 폐부전 또는 대사변화로 인해 보상기전으로 가스교환 장애, 비효과적 호흡양상이 나타난다.

③ 관류가 감소함에 따라 소변량 감소, 저혈압이 나타날 수 있다.

④ 근육조절이 원활하게 되지 않아서 요실금이 발생할 수 있다.

88	과목	정신간호학	난이도	●●○	정답	②

② 새로운 자극이나 환경변화에 증상이 심해지므로 노인에게 익숙한 환경을 제공한다.

① 일출·일몰 증후군은 노인에게 나타나는 보행 장애, 졸림, 혼동 등의 증상으로 빛과 같은 외부자극이 적은 환경에서 발생한다. 따라서 오후에는 휴식을 취할 수 있도록 격려한다.

③ 노인은 거동이 불편하여 낙상 발생 가능성이 증가하므로 안전한 환경을 제공한다.

④ 안전한 환경 내에서 적정 기능 수준을 유지할 수 있도록 돕는다.

89	과목	성인간호학	난이도	●○○	정답	②

② **칸디다증** : 면역력 감소로 발생하며 구강 내 정상세균층의 균형이 무너져 곰팡이균에 의해 발생한다.

① **궤양성 치은염** : 잇몸의 급성 감염으로 발생한다.

③ **아프타성 구내염** : 원형 또는 타원형의 작은 궤양을 만들며 주로 20대 여성에게 많이 나타난다.

④ **단순포진** : 단순포진 바이러스에 의해 발생되며 남포성 병변이 발생한 후 통증성 궤양 형태가 되고 수포가 나타난다.

90	과목	아동간호학	난이도	●●○	정답	④

주의력 결핍, 과다행동 장애 아동을 위해 아동이 익숙하고 편하게 느끼는 환경을 조성한다. 낯설고 사람이 많은 곳은 아동의 주의산만을 증가시키고 아동이 피곤함을 느낄 수 있다.

제 04 회 | 정답 및 해설

1

| 과목 | 병태생리학 | 난이도 | ●○○ | 정답 | ④ |

④ Boca 바이러스 감염으로 외인성 원인이다.

① 허혈에 의한 혈관질환으로 내인성 원인이다.

② 미세 혈관변성으로 인한 혈관질환으로 내인성 원인이다.

③ 자가면역질환으로 내인성 원인이다.

PLUS TIP 질병의 발생원인

㉠ **외인성 원인** : 열, 냉, 방사선, 전기 등의 물리적 원인, 약물반응, 중독과 같은 화학적 원인, 박테리아, 곰팡이, 바이러스, 기생충 등 미생물학적 원인이 있고 미생물에 의한 손상인 감염이 있다.

㉡ **내인성 원인** : 면역계의 비정상적인 반응에 의해 발생하는 면역질환, 유전 또는 질병에 의해 이차적으로 발생하는 대사질환, 출혈이나 혈류 변화, 허혈과 같은 혈관질환이 있다.

2

| 과목 | 병태생리학 | 난이도 | ●●○ | 정답 | ④ |

① 암세포, 바이러스가 감염된 세포 등을 파괴하는 세포이다.

② 감염이 발생하면 대항하는 백혈구이다.

③ 세균을 제거하고 독성을 중화하며 골수에서 성숙되는 세포에 해당한다.

3

| 과목 | 성인간호학 | 난이도 | ●●● | 정답 | ③ |

① **중증 복합면역결핍증** : T세포와 B세포의 분화과정에 장애가 발생하여 성수학 T세포와 B세포가 거의 존재하지 않는다.

② **위스코드 알드리치 증후군** : T세포와 B세포의 기능이 모두 저하되어 나타나는 반성열성유전으로 주로 남아에게 주로 나타난다. 혈소판 감소증으로 출혈과 아토피 피부염이 동반된다.

④ **무감마글로불린혈증** : B세포의 기능이 저하되지만 T세포는 정상이다.

4

과목	병태생리학	난이도	●●○	정답	①

① 호중구는 화학주성에 의해 염증부위에 가장 먼저 도착하여 포식작용을 시작한다.

② 급성 염증은 손상 부위의 비만세포에서 히스타민이 분비되어 혈관이 확장되면서 혈관투과성이 증가하고 혈류속도가 감소하여 변연화된 백혈구는 내피세포에 유착한다. 유착된 백혈구는 조직으로 들어가는 이주를 한다.

③ 키닌은 히스타민에 의해 브라디키닌으로 활성화되어 혈관투과성을 증가시키고 염증부위 체액, 화학물질 흐름 유지에 도움을 준다. 항원 - 항체 복합체에 의한 보체 단백질, 아라키돈산 대사물인 프로스타글란딘, 류코트리엔 또한 혈관을 확장시키고 투과성을 증가시킨다.

④ 피브리노겐의 피브린으로의 섬유소중합은 손상의 확산을 막는 역할을 한다.

5

과목	정신간호학	난이도	●●○	정답	④

①② 신경성 폭식증 대상자에게 보이는 것이다. 스스로 구토를 유발하거나, 이뇨제를 남용하는 등 부적절한 보상행위를 하는 제거행동을 보인다. 대개 정상체중에서 과체중의 체중범위이다.

③ 저체중이지만 체중 증가에 극도로 두려워하면서 정상 체중보다 85% 미만의 체중을 유지하려고 하고 저체중에 대한 심각성을 인지하지 못한다.

6

과목	모성간호학	난이도	●●○	정답	③

③ 진진통에서 이슬이 보인다.

① 양막파열(ROM, Rupture of membrane)이 나타나면 양수가 흘러내린다. 태반 박리는 분만 4기에 나타난다.

② 경산부 경우에 동시에 나타난다. 초산부는 경부가 소실된 이후에 개대가 나타난다.

④ 선진부가 만출이 되면 외음부 손상을 방지하기 위해서 산모에게 힘을 주지 말라고 지도한다.

7

과목	정신간호학	난이도	●●○	정답	②

② 신체증상장애로 환자가 호소하는 증상이 실제임을 받아들이고 수용하는 자세로 경청한다.

① 신체원인이 명확하지 않기 때문에 환자의 불안이나 두려움에 대해서 확인하는 것을 우선으로 한다.

③ 신뢰관계가 형성되지 않은 경우에 증상에 대해 지적하는 것은 위험할 수 있다.

④ 자신의 증상에 몰두하지 않도록 다른 활동을 하게 한다.

8	과목	병태생리학	난이도	●●●	정답	②

결장암의 TNM 분류에 따라 종양이 장의 근육층까지 침범하였고(T2) 1개의 국소 림프절 전이가 있으며(N1) 원격 장기 전이는 없는 상태(M0)이다.

🖥️**PLUS TIP** 결장암의 TNM 분류

㉠ T1 : 종양이 장의 점막하층까지 침범한 것이다.

㉡ T2 : 종양이 장의 근육층까지 침범한 것이다.

㉢ T3 : 종양이 장막층까지 침범한 것이다.

㉣ T4 : 종양이 장막 통과, 인접 주변 장기나 구조까지 침범한 것이다.

㉤ N0 : 국소 림프절 전이가 없다.

㉥ N1 : 1 ～ 3개의 국소 림프절에 전이된 것이다.

㉦ N2 : 4개 이상의 국소 림프절에 전이된 것이다.

㉧ M0 : 원격 장기 전이가 없다.

㉨ M1 : 원격 장기 전이가 있다.

9	과목	정신간호학	난이도	●○○	정답	②

② 수면 중에 발생하는 비정상적인 상태를 진단하기 위해서 수면 중의 상태를 분석하는 수면다원검사로 불면의 원인을 찾고 제거해야 한다.

① Methylphenidate의 경우는 중추신경계를 자극하여 집중력을 조절하고 각성을 향상시키는 약제로 주로 주의력결핍과다행동장애를 치료한다.

③ 정해진 시간에 낮잠을 자고 불규칙적인 낮잠은 줄인다.

④ 수면유도와 진정작용이 있는 약제로 불면증이나 긴장감 완화에 이용되는 약물이다. 내성이나 의존성이 생길 수는 있으나 정해진 용법과 용량을 따른다면 금기는 아니다.

10	과목	병태생리학	난이도	●●○	정답	④

④ 적혈구 조혈인자는 신장에서 분비되는 호르몬으로 골수에서 적혈구 조혈을 촉진한다. 미성숙한 적혈구 세포는 망상적혈구라 하며 세포질 내에서 호염기성 물질로 존재한다.

11	과목	성인간호학	난이도	●●●	정답	④

크론병은 만성으로 발병하며 재발이 흔하다. 크론병은 내시경 검사 시 장점막에서 페이에르판이 관찰되고 작은 크기의 육아종과 균열이 있는 작은 궤양이 있다. 전형적인 아프타성 궤양의 주위가 약간 상승되고 함몰된 백생의 중심부가 나타난다. 부종이 자갈처럼 보이기도 한다.

12	과목	아동간호학	난이도	●●○	정답	③

① 고혈압이 나타난다.

② 사구체 여과율이 감소하면서 단백뇨와 혈뇨가 나타나고, 소변량이 감소한다.

④ 신부전이 발생하면 나타나는 증상이다.

13	과목	병태생리학	난이도	●●○	정답	①

① 프로트롬빈은 혈액응고인자, 칼슘이온, 인지질 등에 의해 트롬빈으로 전환되고, 피브리노겐은 트롬빈에 의해 간에서 피브린으로 중합되어 혈액을 응고시킨다.

② 혈관내피세포가 손상되면 세동맥 평활근의 경련성 수축으로 손상된 혈관의 혈류가 감소하면서 지혈된다.

③ 혈소판은 골수에 있는 거핵구의 세포질에서 유래한다. 손상된 혈관내피세포의 표면에 부착해 혈소판을 응집시켜 혈소판 응괴를 만든다. 에피네프린, 아라키돈산, 콜라겐, 트롬빈, 아데노신삼인산은 혈소판 응집을 촉진시킨다.

④ 혈액응고인자는 혈장 내 있으며 외인성·내인성 경로를 통해 활성화되고 활성효소는 응고연쇄반응의 촉매가 된다.

14	과목	기본간호학	난이도	●○○	정답	④

④ **삼차신경** : 각막반사, 얼굴감각, 구강, 혀의 감각, 턱의 측면운동, 저작운동을 담당한다.

① **미주신경** : 혀 후방, 인두, 후두의 감각과 운동, 심장·위·간 등의 자율신경으로써의 기능을 한다.

② **설인신경** : 혀 후방감각, 미각, 인두운동과 감각, 연하운동의 기능을 한다.

③ **안면신경** : 혀 전방미각, 안면 근육운동, 침샘과 눈물샘 조절의 기능을 한다.

15	과목	성인간호학	난이도	●●●	정답	②

② rSR' 패턴은 우심실로 가는 전기 신호가 지연되어 좌심실을 통해 우심실로 전달될 때 나타난다. V1과 V2 유도에서 관찰된다.

① 심실 내 전도 지연으로 인해 QRS 폭이 ≥ 0.12초(120ms 이상)으로 연장된다.

③ ST 분절과 T파에 비정상적인 변화가 흔하다.

④ 각블럭은 심실 전도 지연에 의한 문제로 P파 변화는 직접적인 관련이 없다.

16	과목	정신간호학	난이도	●●○	정답	④

자살계획이 있는 대상자에게 혼자만의 시간을 제공하지 않고 불규칙적으로 병실을 순회하여 관찰한다. 자살계획에 대해 직접적으로 질문하고 우울증 환자의 경우 급작스러운 행동변화가 있는 경우 더 주의 깊게 관찰한다. 주변 환경에서 위험한 물건을 확인하여 제거하며 약물을 복용하는 경우 복용여부를 확인한다.

| 17 | 과목 | 기본간호학 | 난이도 | ●●● | 정답 | ④ |

동맥혈 가스분석 검사결과 pH 7.35 이상, PCO$_2$ 정상, HCO$_3$⁻ 22mEq/L 이상이므로 대사성 알칼리증에 해당한다. 호흡수와 깊이가 감소하여 폐에서 이산화탄소 배출이 감소하고 동맥혈 내 이산화탄소 분압이 상승함으로써 호흡성 산증을 유발시켜 대사성 알칼리증을 보상한다.

| 18 | 과목 | 성인간호학 | 난이도 | ●●○ | 정답 | ③ |

③ 신경 손상으로 인해 포진 후 신경통이 나타날 수 있다. 물집 치유 후에도 수개월~수년간 지속되는 신경통이 지속된다.

| 19 | 과목 | 정신간호학 | 난이도 | ●●○ | 정답 | ② |

② 피해자가 수치심을 느낄 수 있으므로 조용하고 편안한 비밀이 보장되는 장소에서 문진 및 신체검진을 시행한다.

① 성폭력은 범죄행위이므로 증거확보가 중요하다. 피해자의 동의에 따라 증거자료를 수집하고 보관한다.

③ 증거물 보존을 위해 수집 전 샤워, 질세척을 하지 않도록 교육하고 체액이 묻은 옷도 그대로 보관한다. 검사 및 치료가 끝나면 질세척과 샤워를 하도록 하고 깨끗한 옷으로 갈아입도록 돕는다.

④ 피해여성의 불안을 낮추고 안정감을 주기위해 지지적인 태도를 보이며 함께 있어준다. 피해자에게 비판적인 태도로 질책하지 않는다. 성폭력에 대한 분노가 자신의 내부로 투사되지 않고 가능한 빨리 해소될 수 있게 말로 표현하도록 돕는다.

| 20 | 과목 | 성인간호학 | 난이도 | ●●○ | 정답 | ① |

② 꽉 조이는 석고붕대는 자르고 다시 적용해야 한다.

③ 말단 사지에 통증, 창백, 청색증, 맥박소실, 마비가 나타나면 석고붕대를 제거한다.

④ 파우더는 뭉칠 수 있고 오히려 소양감을 더욱 유발할 수 있으므로 사용하지 않는다.

| 21 | 과목 | 모성간호학 | 난이도 | ●○○ | 정답 | ① |

분만기전은 '진입 – 하강 – 굴곡 – 내회전 – 신전 – 외회전 – 만출' 단계로 이뤄진다.

분만기전의 단계

㉠ **진입** : 골반 입구에 아두의 대횡경선이 통과하는 것을 의미한다.

㉡ **하강** : 골반 출구를 향해 선진부가 내려가는 과정을 의미한다.

㉢ **굴곡** : 하강이 진행되며 아두의 턱이 가슴 쪽으로 붙어 소사경선으로 통과하는 것을 의미한다.

㉣ **내회전** : 후두가 전방으로 45° 회전하여 치골결합 직하연에 있는 것을 의미한다. 아두의 시상봉합이 골반의 전후경선에 일치하도록 회전이 일어난다.

㉤ **신전** : 아두가 고개를 든 상태로 회음부에서 만출되는 것을 의미한다. 아두가 짧은 경선으로 만출하기 위해 신전이 일어난다.

㉥ **외회전** : 태아의 어깨가 골반 출구 전후경선에 일치해 치골겹합 직하연에 있는 것을 의미한다.

㉦ **만출** : 치골결합 직하연에서 전방 견갑이 나오고 후방견갑이 나온 후 태아가 완전히 만출되면서 분만 2기가 끝난다.

22

과목	병태생리학	난이도	●●○	정답	③

③ PVC와 QRS가 번갈아가면서 나타난다.

① QRS군이 0.12초 이상 넓고 깊게 나타난다.

② 조기심실수축에서는 P파가 사라지는 않는다.

④ 정상범위에 해당한다.

23

과목	정신간호학	난이도	●○○	정답	③

㉠ **조현병의 음성증상**: 정상인에게 있지만 환자에게는 부족하거나 없는 증상으로 예후와 경과가 더 나쁘다. 실어증, 운동실조, 무쾌감증, 무의욕증, 집중결여, 감정의 둔마가 있다.

㉡ **조현병의 양성증상** : 정상인에게 없거나 정상보다 과도하게 나타나는 증상으로 지리멸렬, 비논리적 사고, 우회증, 환각, 망상, 와해된 언어와 행동, 이상행동, 정동 불일치가 있다.

24

과목	기본간호학	난이도	●●○	정답	①

① atropine은 맥박수를 높이므로 적합한 약물이 아니다.

②③④ 맥박수를 조절하기 위해서 사용되는 약물로는 β-blocker, 칼슘길항제 diltiazem, digoxin 등이 있다.

25

과목	성인간호학	난이도	●○○	정답	①

㉠ **우심도자술** : 내경정맥 또는 대퇴정맥을 통해 우심장으로 삽입하여 심장의 압력을 측정한다.

㉡ **좌심도자술** : 관상동맥조영술과 동의어이다. 대퇴동맥이나 요골동맥으로 삽입하여 관상동맥의 폐쇄 정도를 파악한다. 폐쇄인 경우 중재시술로 재관류를 시도하여 혈관을 개방하고 스텐트를 삽입할 수 있다.

26	과목	기본간호학	난이도	●○○	정답	①

인체의 방어기전에는 특이적 방어기전, 비특이적 방어기전이 있다. 비특이적 방어기전에는 피부와 점막, 눈물, 위산, 코의 섬모와 같은 1차 방어선이다. 백혈구와 대식세포의 포식작용, NK Cell의 작용, 염증반응, 인터페론, 보체의 작용과 같은 2차 방어선이 있다. 특이적 방어기전은 면역세포에 의해 일어나는 반응으로 항체매개성 면역반응과 세포매개성 면역반응이 있다.

27	과목	병태생리학	난이도	●●○	정답	④

① 백혈구는 조혈모세포로부터 분화가 되면서 만들어진다. 백혈구의 과립구는 호중구, 호산구, 호염기구로 구분되며, 무과립구에는 단핵구, 림프구가 있다. 신체를 보호하는 면역기능을 수행한다.

② 적혈구는 망상적혈구(Reticulocyte)는 순환혈류로 진입하기 전에 비장에서 성숙적혈구로 분화한다. 조직에 산소를 공급하고 이산화탄소를 제거하는 기능을 수행한다.

③ 혈장은 혈액 속의 적혈구, 백혈구, 혈소판 등의 유형성분을 제외한 중성의 액체를 의미한다. 영양소나 노폐물 등을 운반하고 체온을 유지하는 역할을 한다.

28	과목	간호윤리전반	난이도	●○○	정답	①

① **성실의 규칙** : 최선을 다해 성실하게 간호하는 것이다.

② **공리주의** : 최소의 비용으로 최대의 효과를 이끌어 내는 행위를 선택하는 것이다.

③ **유용성의 원칙** : 공리주의 원리로 행위가 행복을 증진할 때 옳으며, 불행을 초래할 경우 그릇된 것이다.

④ **정의의 원칙** : 공평한 분배로 의료자원이 한정되었을 경우 환자를 선택하는 기준(장기이식) 등의 문제에 다루어진다.

29	과목	정신간호학	난이도	●●○	정답	③

양극성 장애환자의 행동을 무시하거나 무관심으로 대응하지 않고 엄격하고 일관성 있는 태도로 대한다. 과다행동을 하며 초조해 하는 환자 옆에 조용히 함께 있어주며 행동보다는 언어로 감정을 표현하도록 돕는다.

30	과목	아동간호학	난이도	●●●	정답	④

④ 선우측 상복부에서 덩어리가 촉진된다.

PLUS TIP 선천성 유문 협착 병태생리

㉠ 유문 원상의 근육크기가 커진다.

㉡ 유문이 폐쇄된다.

㉢ 위 근육이 강하게 연동하면서 팽창하고 비후해진다.

㉣ 유문이 수축하면서 위 내용물이 원활하게 이동하지 못한다.

㉤ 구토가 발생하면서 탈수와 대사성 알칼리증이 발생한다.

과목	병태생리학	난이도	●○○	정답	③

31

③ 뇌하수체 후엽에서 분비되는 호르몬이다.

①②④ 뇌하수체 전엽에서는 갑상샘자극호르몬, 성선자극호르몬, 부신피질자극호르몬, 유선자극호르몬, 성장호르몬이 분비된다.

과목	성인간호학	난이도	●●○	정답	④

32

췌장은 지방, 단백질, 탄수화물을 분해할 수 있는 소화효소를 만들고 포도당의 대사를 조절하는 인슐린과 글루카곤을 생성한다. 췌장암으로 췌장의 전체 또는 일부를 제거한 환자에게서 소화효소의 결핍으로 헛배부름, 설사, 소화불량, 영양결핍, 체중 감소, 비타민 결핍, 피로가 발생한다. 또한 지방이 소화되지 않아 크고 악취가 나는 지방 섞인 변을 볼 수 있다. 포도당 대사에 필요한 인슐린이 적절히 분비되지 않아 고혈당을 초래할 수 있다.

과목	아동간호학	난이도	●●○	정답	①

33

가와사키 질환의 증상이다. 가와사키 질환은 급성 전신성 혈관염으로 가장 흔하고 심한 합병증은 관상동맥류에 의한 심장 합병증이다. 관상동맥 혈전증은 관상동맥류가 발생한 혈관에 혈류의 흐름을 방해해서 급성 심근경색증을 일으킬 수 있으므로 심장초음파 검사를 통해 관상동맥과 심근의 기능을 평가하고 주기적으로 심장상태를 모니터한다. 또한 식습관 관리와 운동을 통해 심장 질환을 유발할 수 있는 요인을 관리한다.

과목	모성간호학	난이도	●○○	정답	①

34

② 배란기에 자궁목점액검사를 하면 에스트로겐의 영향으로 경부점액이 맑고 투명하며 견사성이 크다.

③ 쉴러검사에서 정상세포는 요오드 용액에 짙은 갈색으로 염색되나, 암세포의 경우 염색되지 않는다.

④ 이형세포 조기발견을 위해 자궁목세포진검사를 시행한다.

PLUS TIP 루빈검사(Rubin Test)

여성의 월경주기 초기에 난관의 개방여부 확인을 위해 시행한다. 자궁목에 루빈관을 삽입하고 이산화탄소 가스를 주입하여 검사한다. 정상일 경우에는 가스가 복강 내로 배출되면서 견갑통을 호소한다.

| 35 | 과목 | 병태생리학 | 난이도 | ●●○ | 정답 | ④ |

골절의 치유과정은 '㉠ 혈종형성 단계 – ㉡ 세포증식 단계 – ㉢ 가골형성 단계 – ㉣ 골화 단계 – ㉤ 골 재형성' 단계로 이뤄진다.

PLUS TIP 골절의 치유과정

㉠ **혈종형성 단계**: 골절 24시간 동안 혈종 내에 혈액이 엉겨 붙어 섬유소 그물망을 형성하고 새로운 모세혈관이 생겨 혈액공급이 증가된다.

㉡ **세포증식단계**: 2 ~ 3일째 혈종이 육아조직으로 대치되어 연조직 가골을 형성한다.

㉢ **가골형성 단계**: 골절 6 ~ 10일째 육아조직이 변해 가골이 형성된다. 가골은 손상 14 ~ 21일에 최대의 크기이다.

㉣ **골화 단계**: 골절 3 ~ 10주째 가골이 뼈로 변화된다.

㉤ **골 재형성 단계**: 조골세포, 파골세포에 작용으로 골 재형성이 일어난다. 가골은 영구적인 뼈가 되고 과잉으로 증식했던 뼈는 흡수된다.

| 36 | 과목 | 성인간호학 | 난이도 | ●●○ | 정답 | ③ |

③ 수술 이후에 복부 내압이 높이지 않도록 가벼운 활동은 제안한다.

PLUS TIP 탈장

신체의 장기가 비정상적으로 돌출되거나 빠져 나오는 것이다. 사타구니 부위에서 발생하는 서혜부 탈장, 대퇴부위에서 발생하는 대퇴탈장, 배꼽 부위에서 발생하는 제대탈장 등이 있다. 비만증이거나 근력이 없는 경우 빈번하게 발생한다. 무거운 물건을 들면서 복부 내압을 강하게 사용하는 경우 자주 발생한다. 고섬유 · 저염식이를 통해 변비를 관리한다.

| 37 | 과목 | 성인간호학 | 난이도 | ●○○ | 정답 | ③ |

③ 모르핀은 결장 경련의 원인이 될 수 있으므로 통증관리를 위한 약물로는 페티딘을 우선적으로 선택한다.

PLUS TIP 게실염

경증 게실염에는 고섬유 식이와 배변 완화제 투여로 변비를 예방하여 치료한다. 급성 게실염은 금식 또는 비위관을 사용하여 결장을 쉬게 하면서 통증, 염증, 체온이 감소할 때까지 수액과 항생제를 투여한다. 게실염 대상자에게서 출혈, 협착, 농양, 천공과 같은 합병증이 나타나면 외과적 시술이 필요할 수 있다.

| 38 | 과목 | 아동간호학 | 난이도 | ●●○ | 정답 | ③ |

③ 많은 약물에는 충전물로 락토즈를 포함하므로 약을 살 때 반드시 약사에게 갈락토스 함유 유무에 대해 문의하도록 교육해야 한다.

① 갈락토스혈증은 상염색체 유전질환이다. 갈락토스를 글루코스로 전환하는데 필요한 효소가 결핍되어 발생하는 탄수화물 대사장애이다.

② 출생 시 정상이지만 락토즈가 함유된 음식을 섭취 후 구토, 체중 감소, 탈수 증상이 나타난다. 이후에는 황달, 간비대, 간경화, 백내장, 정신지체가 발생할 수 있다.

④ 갈락토스혈증의 치료는 우유, 락토즈가 함유된 음식, 모유를 금하고 락토즈가 없는 두유, 조제유를 섭취하는 것이다.

| 39 | 과목 | 아동간호학 | 난이도 | ●●○ | 정답 | ④ |

학교공포증은 학령기 부모와 떨어지는 것에 대한 불안, 공포감, 학교생활에 적응하기 힘든 결과로 학교 가는 것을 거부하며 신체적 증상(구토, 두통, 복통, 심계항진, 식욕부진) 또는 정신적 증상이 나타날 수 있다. 담당교사와 상의하고 함께 계획을 세워 매일 등교를 도와주고 등교 자체에 보상을 한다. 아동이 등교를 거부하는 것에 과도한 훈육을 하면 안 된다.

| 40 | 과목 | 병태생리학 | 난이도 | ●○○ | 정답 | ① |

① 폐포의 Type 1세포는 가스교환에 관여하며, Type 2세포는 계면활성제 생산에 관여한다.

PLUS TIP 폐와 윤상연골

㉠ 폐 : 수백만 개의 폐포로 구성되며 호흡성 세기관지, 폐포관, 폐포낭으로 구성된다.

㉡ 윤상연골 : 갑상연골 아래에 위치하여 기관절개 하는 해부학적 위치이다.

| 41 | 과목 | 아동간호학 | 난이도 | ●●○ | 정답 | ② |

항암화학요법을 받고 있는 아동은 골수억제로 절대 호중구수가 $500/mm^3$ 미만으로 감소하며 감염에 취약하므로 생과일이나 조리되지 않는 생채소는 감염위험이 높기 때문에 익혀서 제공한다.

| 42 | 과목 | 기본간호학 | 난이도 | ●○○ | 정답 | ④ |

④ 출혈은 혈액이 소실되며 교감신경을 자극해 맥박수가 증가하게 된다.

① 짧은 운동 직후에는 맥박이 증가하며, 휴식을 취하면 정상맥박으로 빠르게 돌아온다.

② 에피네프린을 심장박동수를 변하게 하며 맥박이 증가하게 된다.

③ 칼슘차단제와 디기탈리스(Digitalis) 제제, 베타 – 아드레날린 차단제의 경우 맥박을 감소시킨다.

PLUS TIP 맥박에 영향을 미치는 요인

요인	맥박 증가	맥박 감소
운동	짧은 운동 직후	운동 후 휴식
감정	발열, 고온	저체온증
온도	급성 통증, 불안	만성 통증, 이완 및 휴식
출혈	혈액 소실	–
체위	일어선 자세 또는 앉은 자세	누운 자세
호흡기질환	천식, 만성폐쇄성폐질환	–
약물	디기탈리스 제제, 베타 – 아드레날린 차단제, 칼슘차단제	에피네프린

| 43 | 과목 | 성인간호학 | 난이도 | ●●○ | 정답 | ② |

뇌하수체 전엽에서 난포자극호르몬(FSH)과 황체형성호르몬(LH)의 분비를 자극한다. 분비된 난포자극호르몬(FSH)는 원시난포의 성장과 성숙을 자극하여 성숙난포에서 ㉠에스트로겐을 분비한다. ㉡황체형성호르몬(LH)의 작용으로 난포는 배란 후 황체가 되어 황체에서 ㉢프로게스테론을 분비한다. 프로락틴은 젖샘자극호르몬으로 임신 5주부터 분비되기 시작하고 임신말기 가장 많이 분비되면서 에스트로겐과 프로게스테론의 작용으로 유즙분비를 촉진한다. 옥시토신은 분만동안 자궁을 수축시켜 태아의 배출을 돕고 수유기에는 젖을 사출시킨다. 단백호르몬인 융모성선자극호르몬은 임신을 유지하기 위해 에스트로겐과 프로게스테론이 분비되도록 하고 난소에서 황체의 기능을 유지시킨다.

| 44 | 과목 | 병태생리학 | 난이도 | ●●● | 정답 | ③ |

③ 암표지자는 암의 선별검사를 위해 이용하지만 암이 아닌 경우에도 상승할 수 있어 단독으로 진단하지는 않는다. 대표적인 암표지자에는 CEA, AFP, CA – 125, CA 19 – 9, PSA가 있다.

① CEA는 대장암에서 흔히 증가하며 위장관, 난소, 췌장암, 폐암에서도 상승한다. 종양의 재발 또는 전이를 추적관찰 하는데 이용된다.

② AFP는 주로 간암에서 상승하며 간염 또는 간경변증에서도 상승할 수 있다. AFP는 태아단백으로 임신 중이나 생식세포 종양에서도 증가한다.

④ CA – 125는 난소암, 자궁내막암에서 증가한다.

45	과목	아동간호학	난이도	●●○	정답	①

① 1인 구조자의 경우 가슴 압박과 인공호흡의 비율은 30 : 2이지만 소아의 경우 2인 구조자일 때 가슴 압박과 인공호흡을 15 : 2로 시행한다.

② 맥박 확인은 10초 이내로 한다. 성인의 경우 경동맥, 소아의 경우 경동맥과 대퇴동맥을 촉지하고, 영아의 경우 상완동맥을 촉지한다.

③ 소아에게 제세동기 사용 시 권장되는 에너지 용량은 첫 번째 2J/kg, 두 번째 4J/kg이다.

④ 영아의 가슴 압박 시 검지와 중지를 이용하여 압박하거나 양 손으로 영아를 감싼 후 엄지손가락으로 유두선 바로 아래를 압박한다.

46	과목	아동간호학	난이도	●●○	정답	④

아동기 배변훈련은 중요한 과업 중 하나로 항문과 요도 괄약근의 수의적 조절이 가능한 18 ~ 24개월경 이루어진다. 그러나 배변훈련을 할 적절한 시기가 정해진 것은 아니고 아동이 신체적·정신적 준비가 되면 시작해야 한다. 배변훈련을 시작한 아동에게는 아동용 변기를 제공하고 배변 후 물에 씻겨 내려가는 배설물을 관찰하도록 하는 것이 좋다. 성공적인 배변훈련은 칭찬하고 쉽게 벗을 수 있는 옷이나 팬티를 입힌다. 양육자의 엄격하고 강압적인 태도는 아동의 배변훈련에 안 좋은 영향을 미치고 퇴행이 일어날 수 있다. 대변훈련은 소변훈련보다 규칙적이고 예측 가능하여 일반적으로 소변훈련보다 먼저 완수한다.

47	과목	기본간호학	난이도	●○○	정답	④

④ 색전이 발생할 수 있기 때문에 혈전성 정맥염이 있는 환자에게 등 마사지는 금기에 해당한다.

48	과목	모성간호학	난이도	●●○	정답	②

분만 후 자궁저부는 정상적으로 단단하며 자궁저부의 높이는 분만 직후 치골결합과 제와부 중간에서 만져지고, 분만 12시간 후 제와부 수준에서 촉지가 된다. 자궁이 정상적으로 수축하지 못하고 이완되면 자궁저부는 말랑하고 부드럽게 촉진되며 출혈이 발생하므로 자궁저부를 부드럽게 마사지하고 방광팽만이 되지 않도록 배뇨를 격려한다. 또한 옥시토신은 자궁퇴축을 촉진하므로 조기 모유수유를 격려한다.

| 49 | 과목 | 기본간호학 | 난이도 | ●●○ | 정답 | ③ |

③ 프로프라놀롤(Propranolol)은 맥박을 사정 후 투여해야 한다.

PLUS TIP 약물 사용 전 사정항목

약물	사정 항목
디곡신(Digoxin)	맥박
모르핀(Morphine), 펜타닐 패치제(Fentanyl Patch)	호흡수
프로프라놀롤(Propranolol)	맥박
와파린(Wafarin)	PT(Prothrombin Time)
헤파린(Heparin)	부분 프로트롬보플라스틴 시간 (Partial Prothoromboplastin Time, PTT)
항고혈압제	혈압
인슐린(Insulin)	혈당

| 50 | 과목 | 간호윤리 | 난이도 | ●○○ | 정답 | ① |

윤리적인 장기이식을 위해서는 의학적 필요성(시급의 정도), 의학적 예후(조직적합성, 연령, 합병증 유무 등), 장기 요청의 선착 순위 등이 결정요인으로 고려된다. 대한의사협회 윤리지침에 따르면 장기이식 순서 기준은 받아야 하는 절박성, 장기 기능회복의 정도, 삶의 질 개선 정도 등에 관한 의학적 판단을 우선하여 장기 이식에 관한 법률이 정하는 바에 따라 그 장기 이식 순서를 결정해야 한다.

| 51 | 과목 | 모성간호학 | 난이도 | ●●○ | 정답 | ① |

① 월경전증후군(PMS) 증상이다. 카페인이 든 음료나 초콜릿은 불안, 흥분, 우울을 증가시키므로 섭취를 제한 한다.
② 녹황색 채소와 같이 비타민 B6가 많이 함유된 음식을 섭취하도록 권장한다.
③ 체액 축적이 있는 경우 부종완화를 위해 저염식·고단백 식이를 섭취하도록 한다.
④ 월경주기 중 나타나는 증상, 체중, 기초체온 등을 정확하고 자세히 기록한 월경일지를 작성하여 개별적인 대처전략을 세우는데 도움을 제공한다.

| 52 | 과목 | 성인간호학 | 난이도 | ●●○ | 정답 | ④ |

간경병증에서 간조직의 섬유화, 간정맥 혈류 흐름의 저항성 증가로 간문맥압이 상승하면서 대정맥으로 가는 혈류의 측부순환이 발생한다. 측부순환은 항문, 직장부위 정맥, 제와정맥, 식도정맥의 정맥류를 초래하고 정맥류의 파열 시 출혈이 발생한다. 또한 문맥성 고혈압은 비장울혈과 비장비대를 초래한다. 간경화로 인해 암모니아와 같은 노폐물 배설에 문제가 발생하면 간성뇌증을 유발하여 의식상태의 변화를 초래한다. 간세포의 기능저하로 혈액 내 알부민 감소 시 혈관 내 교질삼투압이 감소하여 복수가 생기고 이는 자연발생적 세균성 복막염을 유발한다. 이 외에도 간경병증에서 응고장애, 황달, 거미혈관종, 여성형 유방 간신증후군, 간폐증후군, 간암 발생이 높다.

| 53 | 과목 | 기본간호학 | 난이도 | ●○○ | 정답 | ① |

총 주입량을 총 주입시간으로 나눈 후 1mL 당 방울 수를 곱한다.

$$\frac{총 \ 주입량(mL) \times drop \ factor(gtt/mL)}{총 \ 주입시간(분)} = \frac{1000 \times 20}{12 \times 60} = 27.8(gtt/min)$$

| 54 | 과목 | 아동간호학 | 난이도 | ●○○ | 정답 | ③ |

행동장애는 소아나 청소년기에 나타나며 사회의 규범을 위반하고 타인의 권리를 침해하는 행위를 지속하는 것이다. 고의로 불을 지르기, 타인을 괴롭히고 위협, 동물에게 잔인하게 대하는 행동이 나타난다. 행동장애 아동이 공격적인 행동을 보일 때 공격적 에너지를 배출할 수 있는 운동과 신체활동을 할 수 있도록 한다.

| 55 | 과목 | 정신간호학 | 난이도 | ●●○ | 정답 | ④ |

④ 외상 후 스트레스 장애(PTSD)에 대한 설명이다. 외상 사건에 대해 반복적 회상 및 악몽을 꾸거나 유사한 상황에 노출되는 경우 다시 사건을 경험하는 것과 같은 느낌을 갖는 플래시백이 나타나면 대상자의 옆에 있어주며 적절한 대처를 할 수 있도록 도와주어야 한다.

| 56 | 과목 | 병태생리학 | 난이도 | ●●● | 정답 | ④ |

헬리코박터균 위염은 점막 관련 림프조직의 면역세포를 자극해 위 말트림프종의 발달을 초래한다. 위 말트림프종은 보통 위에 국한된 무통성 림프종이지만 질병이 진행되면 다른 장기로 전이될 가능성이 있다. 헬리코박터균이 제거되면 말트림프종이 소멸되기 때문에 헬리코박터균에 대한 항생제와 양성자펌프억제제 치료가 중요하다.

| 57 | 과목 | 아동간호학 | 난이도 | ●●○ | 정답 | ① |

② 아동의 성장발달에는 일정한 방향이 있다. 근원법칙으로 신체중심부에서 원거리로, 중추신경계에서 말초신경계로 진행된다.

③ 성장과 발달은 출생부터 사망까지 이어지는 연속적인 과정으로 질서가 있고 일정한 순서가 있어 예측이 가능하다.

④ 단순한 동작에서 복잡한 동작으로, 전체적이고 포괄적인 것에서 구체적이고 특수한 것으로 발달한다.

| 58 | 과목 | 모성간호학 | 난이도 | ●●● | 정답 | ③ |

임신성 고혈압 증상이다.

③ 침상난간을 올리고 산소와 흡인기를 준비해두며 경련발생 시 황산마그네슘을 투약한다.

① 운동은 의사소견이 없다면 금기이다.

② 침상안정을 격려하고 경련예방을 위해 자극이 적은 어둡고 소음이 없는 방을 제공한다.

④ 단백뇨나 핍뇨로 영양불균형이 발생할 수 있으므로 단백질이 많은 식이를 제공한다.

| 59 | 과목 | 성인간호학 | 난이도 | ●○○ | 정답 | ③ |

③ 꼭 필요한 경우가 아니면 억제대 사용은 자제한다.

① 허리근육보다 하지근육을 이용하도록 교육한다.

② 노년기에는 슬관절 활막이 섬유화되기 때문에 굽이 높은 신발은 피한다.

④ 추간판 탈수로 짧아진 추간판에 대비하기 위해 걷기나 수영 등 중강도 운동을 권장한다.

| 60 | 과목 | 정신간호학 | 난이도 | ●○○ | 정답 | ③ |

② 광장공포증 : 넓고 개방된 공간이나 군중 속이나 혼자 있을 때 또는 탈출이 어렵다고 느껴지는 상황에서 현저한 공포를 느끼는 상태이다.

① 범불안장애 : 일상적인 상황에서 지속적이고 과도한 불안을 느끼는 상태이다.

② 사회불안장애 : 타인 앞에서 평가받거나 주목받는 상황에 대한 극심한 불안이 나타난다.

④ 분리불안장애 : 주로 아동에서 나타나며 애착대상과 분리될 때 극심한 불안을 느끼는 것이다.

| 61 | 과목 | 병태생리학 | 난이도 | ●○○ | 정답 | ④ |

① IgM : 순환혈액 내에 존재하며 1차 면역반응에 주요한 요소이다.

② IgE : 호염구와 비만세포의 표면에 부착한다. 항원이 IgE와 작용할 때 세포로부터 히스타민과 같은 혈관 확장 물질이 분비된다.

③ IgD : IgM과 함께 발현하여 성숙한 B세포의 표면에서 항원 수용체로 작용한다.

62	과목	성인간호학	난이도	●○○	정답	①

① 혈액순환을 방해하기 때문에 다리를 꼬지 않도록 교육한다.

② 발에 자극이 생길 수 있으므로 부드러운 깔창이나 맞춤깔창을 사용한다.

③ 발톱은 일자로 잘라 내성발톱을 예방한다.

④ 티눈은 전문의와 상담이 필수적이며 절대 직접 제거하지 않는다.

63	과목	정신간호학	난이도	●○○	정답	③

③ 수면 직전에 운동 하는 것은 피한다.

① 규칙적인 시간에 기상하고 잠잘 때를 제외하고 침대에 눕지 않는다.

② 시계를 보면 압박감으로 수면을 더 못 이룰 수 있다. 수면공간에 시계가 보이지 않게 숨긴다.

④ 햇빛을 보며 산책을 하면 비타민 D가 합성되면서 수면에 도움을 준다.

64	과목	모성간호학	난이도	●●○	정답	①

① 노인성 질병 증상이다. 갱년기 여성은 에스트로겐이 감소하여 질점막이 위축되고 질상피가 얇아지며, 질내 정상균이 감소하여 감염에 취약해진다. 노인성 질염은 에스트로겐 크림이나 질정을 일주일에 2 ~ 3회 투여하면 대개 증상이 호전된다.

② 질염을 예방하기 위해 꽉 끼는 옷은 피한다.

③④ 호르몬의 감소로 발생하기 때문에 항생제 치료와 같은 약물치료는 필요하지 않다.

65	과목	성인간호학	난이도	●○○	정답	②

② 실내 습도를 높여 수화를 돕는다. 금기가 아닌 경우에는 하루 물 8 ~ 10잔을 마시도록 돕는다.

① 기관지 분비물이 있는지 규칙적으로 사정하고 체위배액과 흉부 물리치료를 통해 분비물 이동을 돕는다.

③ 횡격막 호흡과 입술 오므리기 호흡법을 권장하고 빠르고 얕은 호흡을 피하도록 교육한다. 입술 오므리기 호흡법은 호기를 길게 하여 세기관지 허탈을 방지한다. 중증 환자에게는 호흡 시 에너지 소모가 증가될 위험이 있는 횡격막 호흡은 자제한다.

④ 호흡근육 강도를 유지하기 위해 고단백의 음식을 섭취하도록 권장한다.

66	과목	아동간호학	난이도	●●○	정답	①

구순구개열이 있는 아동도 모유수유가 가능하다. 모유수유는 중이염의 발생 빈도를 낮추고 수동면역을 제공하며 구강과 안면근육을 발달시켜 흡인가능성을 감소시킨다. 또한 모유수유는 아동과 엄마에게 정서적 및 신체적 지지를 제공한다.

| 67 | 과목 | 성인간호학 | 난이도 | ●●● | 정답 | ④ |

심방조동에서 나타나는 심전도 양상에 해당한다. 100bpm을 초과하는 횟수가 나타나며 리듬은 규칙적인 편이다. P파가 발견되지 않지만 QRS복합체는 일정하게 나타난다.

| 68 | 과목 | 정신간호학 | 난이도 | ●○○ | 정답 | ④ |

④ 반동형성은 미운아이 떡 하나 더 주는 것처럼 받아들일 수 없는 감정, 행동, 무의식적 충동이 상반된 감정, 행동, 태도로 표현되는 것이다. 6개월 살 수 있는 암 환자가 5년 후 미래를 계획하는 것은 방어기전 중 부정에 해당한다.

| 69 | 과목 | 기본간호학 | 난이도 | ●●○ | 정답 | ① |

심인성 쇼크이다. 심장수축력의 장애로 심박출량이 감소하면서 조직에 충분한 산소를 공급하지 못할 때 발생한다. 원인은 심근경색, 심실비대, 심정지, 심실세동, 판막협착증, 심장수술 후 심장압전 등이다. 증상은 혈압이 감소하고 보상기전으로 심박동수가 증가하며 우심부전 쇼크 시 경정맥 정체로 중심정맥압이 상승한다. 좌심부전 쇼크 시 폐순환 역류로 폐부종이 발생하여 청진 시 수포음이 들리고 폐모세혈관쐐기압이 증가한다.

| 70 | 과목 | 병태생리학 | 난이도 | ●●● | 정답 | ③ |

③ 간이나 담도 이상 시 담즙배설이 안되어 피부나 눈에 황달이 나타난다.
① 담즙은 간에서 생성되며 지방을 용해하고 유화시켜 지방의 소화를 돕는다.
② 비장에서 파괴된 적혈구는 헴(Heme)과 글로빈으로 분해된다. 헴이 대사되면서 간접빌리루빈이 된다.
④ 간접빌리루빈은 간세포에 의해 글루쿠론산과 결합하여 결합빌리루빈을 형성한다.

| 71 | 과목 | 성인간호학 | 난이도 | ●○○ | 정답 | ④ |

④ 디기탈리스제제 : 심박출량이 저하된 심부전에 효과적이며 빠르게 심실반응을 조절한다. 독성 증상으로 오심, 구토, 설사, 심계항진, 부정맥, 시각변화가 유발될 수 있다. 디기탈리스제제 수치가 혈청 농도 2ug/L 이상, 혈청 칼륨수치가 3mEq/L 미만 또는 혈청 마그네슘 수치가 낮은 경우에 발생한다.
① 알도스테론 길항제 : 나트륨의 재흡수와 칼륨분비를 억제하면서 물의 재흡수를 막아서 이뇨작용을 나타나게 하는 칼륨보존 이뇨제이다.
② 혈관확장제 : 심근의 전부하와 후부하를 감소시켜 심근의 작업부하를 완화한다.
③ 베타차단제 : 교감신경계 효과를 억제하여 심박수 저하와 혈압을 낮춘다.

72

과목	아동간호학	난이도	●○○	정답	①

① IgA는 태반을 통과하지 못하고 태아에 의해 만들어지지 않는다. IgA는 초유에 풍부하여 모유수유 하는 신생아에게 수동면역을 제공한다. IgM은 임신 1기말, 모체 혈액항원, 장내균, 바이러스에 반응하여 태아가 스스로 생산한다. IgG는 임신 3기 태반을 통과하는 유일한 면역글로불린으로 태아에게 수동면역을 제공한다.

73

과목	간호윤리전반	난이도	●○○	정답	④

전문가로서의 간호사 의무에는 간호표준 준수, 교육과 연구, 전문적 활동, 정의와 신뢰의 증진, 안전한 간호제공, 건강 및 품위 유지가 있다.

PLUSTIP 한국 간호사 윤리강령

㉠ 특징 : 간호사와 대상자, 전문가로서 간호사 의무, 간호사와 협력자 세 영역에 총 15개 항목이 기술되어 있다.

㉡ 내용

- 간호사와 대상자 : 평등한 간호제공, 개별적 요구존중, 사생활 보호 및 비밀유지, 알 권리 및 자기결정권 존중, 취약한 대상자 보호, 건강 환경 구현
- 전문가로서 간호사 의무 : 간호표준 준수, 교육과 연구, 전문적 활동, 정의와 신뢰의 증진, 안전한 간호 제공, 건강 및 품위 유지
- 간호사와 협력자 : 관계윤리 준수, 대상자 보호, 생명과학기술과 존엄성 보호

74

과목	기본간호학	난이도	●○○	정답	②

② 비타민 B6 : 정제되지 않은 곡물과 돼지고기에 많이 존재하며 결핍되면 혀의 통증과 피부와 감각의 이상을 유발한다.

① 비타민 E : 결핍되면 적혈구 용혈현상, 근육·신경세포 등의 세포손상, 생식불능, 간의 괴사 등이 있다.

③ 비타민 A : 결핍 시 식욕상실, 야맹증, 피부낙설이 발생한다.

④ 비타민 D : 결핍 시 골연화증, 관절통을 발생시킬 수 있다.

75

과목	기본간호학	난이도	●●○	정답	④

④ 헤파린과 와파린 모두 항응고 효과로 혈전형성을 예방하기 위해 투약한다. 과량으로 와파린 투여 시 비타민 K를, 과량으로 헤파린 투여 시 프로타민을 투여한다.

① 응고인자의 합성과정에 필요한 비타민 K는 간 내 효소에 의해 활성화된다. 와파린은 간 내 효소를 억제함으로써 혈액응고를 저지한다.

② 헤파린은 항트롬빈을 활성화시켜 트롬빈과 응고인자들을 억제하여 혈액응고를 막는다.

③ 와파린은 경구로 복용하고 헤파린은 정맥이나 피하로 투여한다. 와파린은 치료 용량에 이르기까지 시간이 오래 걸리지만 치료효과는 오래 유지된다.

76	과목	성인간호학	난이도	●●●	정답	②

비타민 B12 결핍성 빈혈은 악성빈혈이다. 위 점막 위축이나 소장의 흡수장애로 비타민 B12의 흡수가 저하되어 발생한다. 적혈구 세포의 성숙이 지연되어 적혈구는 정상보다 더 크므로 평균적혈구 용적(MCV)이 높아지고 혈청 비타민 B12 수치는 낮다. 비타민 B12의 부족은 신경계의 영구적인 손상과도 관련이 높다.

77	과목	성인간호학	난이도	●●●	정답	③

③ 육아종 중심부에서의 괴사와 함께 건락화가 발생한다.

① 결핵의 원인균은 Mycobacterium tuberculosis이다.

② 잠복결핵은 결핵균이 신체 내에 존재하나, 면역체계가 균의 성장을 억제하여 활동성 감염으로 진행되지 않은 상태이다. 면역력이 약화되면 결핵균이 활성화되어 전염성이 있는 활동성 결핵으로 진행할 수 있다.

④ 결핵균이 림프절, 신장, 뇌와 같은 여러 장기에 침범하여 치명적인 합병증을 유발한다.

78	과목	모성간호학	난이도	●●○	정답	④

자궁내막증상에서 자궁크기는 정상이나 자궁선근증에서는 자궁근의 비후가 발생한다. 자궁내막증이 있는 여성은 월경곤란증, 성교곤란증, 임신율 저하, 만성 골반통 등이 발생한다. 자궁선근증이 있는 여성은 월경과다, 부정자궁출혈, 만성 골반통, 월경곤란증 등이 발생한다.

79	과목	성인간호학	난이도	●○○	정답	②

② 심근경색증은 NTG로도 완화되지 않는 통증이 15분 이상 지속되며 즉각적인 조치(제세동, 관상동맥중재술 등)가 필요하다.

① 협심증은 NTG로 완화되는 통증이다.

③ 심낭염은 똑바로 누우면 통증이 심해지는 경향이 있으며 앉거나 앞으로 기울일 경우 완화된다.

④ 자연기흉은 호흡 시 통증이 발생한다.

80	과목	간호윤리전반	난이도	●○○	정답	④

윤리적 문제해결과정의 순서는 다음과 같다.

㉠ 문제의 특성 규명(1단계)

㉡ 사실 관계 확인(2단계)

㉢ 신뢰할 수 있는 견해 평가(3단계)

㉣ 실직적인 대안 평가(4단계)

㉤ 의사 결정과 수행(5단계)

㉥ 결과사정 평가(6단계)

81

과목	성인간호학	난이도	●●○	정답	③

③ 담즙주머니는 담낭보다 아래에 위치한 복부에 붙여 담도의 압력이 높지 않도록 한다. 담도의 압력을 경감시키기 위해서 담즙주머니를 상처부위보다 아래에 위치시킨다.

① T - 튜브가 막혀서 역류하면 폐쇄성 황달이 발생할 수 있다.

② 담즙이 십이지장으로 흐르는 것을 확인하기 위해 대변의 색을 관찰하는 것은 필요하다.

④ 지방의 소화를 원활하게 하기위해서 식사 전후 1 ~ 2시간가량 T - 튜브를 잠근다.

82

과목	모성간호학	난이도	●●○	정답	②

① 절박유산 : 출혈량은 경미하지만 수일에서 수주일 동안 지속될 수 있다.

③ 습관성유산 : 3회 이상 자연유산을 하는 경우이다.

④ 계류유산 : 임신이 되고 아기집은 있으나 태아가 없는 경우로 사망한 태아가 자궁 내에 잔류하는 것으로 일반적으로 무증상이다.

PLUS TIP 유산(abortion)의 종류

㉠ 자연유산 : 태아 생존가능 시기에 임신이 종결되는 것이다 .일반적으로 임신 20주 이전에 종결된 것이다. 절박유산, 불가피유산, 완전(불완전)유산, 계류유산이 있다. 염색체, 내분비, 면역학적, 해부학적 등의 원인으로 발생한다.

㉡ 인공유산 : 약물 · 수술적 방법을 통해서 임신을 종결하는 것이다. 치료적 유산이나 선택적 유산이 있다.

83

과목	모성간호학	난이도	●●○	정답	①

① 체중부하 유산소 운동은 뼈의 칼슘 침착을 도와 골다공증 예방과 치료효과가 있다. 수영이나 수중에어로빅은 심폐기능 증진, 관절통 완화에 도움을 주지만 체중부하가 안 되어 골다공증의 예방효과는 없다.

② 에스트로겐은 조골세포를 자극해 골형성을 돕고 파골세포에 의한 골흡수를 방해한다. 갱년기 여성은 에스트로겐이 감소하여 골형성과 골밀도가 감소한다.

③ 골다공증 발생위험은 낮은 골량, 음주와 흡연, 과다한 단백질과 카페인 섭취, 스테로이드 투약, 마른 체격, 저체중, 적은 운동량의 경우 높다.

④ 콩, 양배추, 토마토 등 녹황색 채소에는 식물성 에스트로겐이 많이 함유되어 있다.

| 84 | 과목 | 아동간호학 | 난이도 | ●○○ | 정답 | ③ |

③ 의자보다는 바닥에 앉히고 아동을 혼자 두지 않는다. 혼자 서고 걷는 아동이 움직이지 못하게 가구는 견고 해야 하며 계단의 가장 위와 아래 부분은 막아두어야 한다.

① 낙상을 예방하기 위해 항상 침상난간을 올리고 아동을 높은 곳에 올려놓지 않는다.

② 아이를 혼자 두면 낙상 위험이 커지므로 혼자 두지 않고 보호자가 곁에 있는다.

④ 미끄러지지 않도록 안전한 신발과 옷을 입힌다.

| 85 | 과목 | 아동간호학 | 난이도 | ●●○ | 정답 | ② |

수두의 전염기간은 발진 1일 전에서 첫 수포 발생 6일 후 가피가 형성될 때까지이다. 해당기간에는 격리가 필 요하다. 수두는 감염자와의 직적접촉이나 비말로 전파된다. 홍역은 발진 4일 전부터 발진이 사라지고 5 ~ 7일 후까지 전염력이 있다.

| 86 | 과목 | 아동간호학 | 난이도 | ●●○ | 정답 | ④ |

④ 배액을 촉진하기 위해 복위나 측위를 취해주고 필요시 흡인은 부드럽게 시행한다.

① 인후를 자극할 수 있는 행위인 기침, 코 풀기, 빨대 사용은 피한다.

② 인후통 완화를 위해 얼음 목도리를 제공하거나 진통제를 투여한다.

③ 구토 시 혈액과 혼동될 수 있는 붉은색이나 갈색의 액체 섭취는 금하고 차가운 흰 우유, 아이스크림, 차가운 물을 제공한다.

| 87 | 과목 | 정신간호학 | 난이도 | ●●○ | 정답 | ① |

경계성 인격장애 환자는 자해행동이나 자살사고로 타인의 행동을 조정하려고 하는 경향이 있다. 자해행동이 실 제로 이어질 수 있으므로 지나친 관심은 보이지 않되 지속적으로 관찰해야 한다.

| 88 | 과목 | 성인간호학 | 난이도 | ●●○ | 정답 | ④ |

④ 위-식도 역류질환(GERD, gastroesophageal reflux disease)에 대한 간호중재를 묻는 질문이다. 식후 바 로 눕는 것은 소화를 방해하므로 식후 앙와위를 하지 않는다.

① 하부식도 괄약근의 압력은 저하시키므로 피해야 한다.

| 89 | 과목 | 간호윤리전반 | 난이도 | ●○○ | 정답 | ② |

② 환자의 독자적인 개인으로서 존중하는 신의의 원칙이 해당된다.

① 타인을 존중하며 선을 위한 진실을 말하는 것으로 거짓된 의사소통을 하지 않는 것이다.

③ 진실된 행동을 올바르게 하는 것으로 약속에 대한 이행을 말한다.

④ 해악과 선행의 공존 상황에서 공평한 분배를 다룬다.

| 90 | 과목 | 정신간호학 | 난이도 | ●○○ | 정답 | ④ |

치매(Dementia)는 다양한 원인에 의해서 뇌기능이 손상 또는 파괴되면서 인지기능이 악화되는 것이다. 루이체 치매, 전측두엽 치매, 파킨슨 병, 알츠하이머병, 혈관성 치매 등의 다양한 원인으로 발생한다.

제 05 회 ┆ 정답 및 해설

1

과목	간호윤리전반	난이도	●○○	정답	③

간호의 근본 이념은 인간 생명의 ㉠존엄성과 ㉡기본권을 존중하고 옹호하는 것이다.

2

과목	병태생리학	난이도	●○○	정답	③

① 림프구는 세포를 공격하거나 면역에 관여한다.

② 호염기구는 히스타민을 방출한다.

④ 단핵구는 죽은 세포나 박테리아 등을 포식한다.

3

과목	기본간호학	난이도	●●○	정답	①

① 극상돌기에서는 편평음이 청진된다.

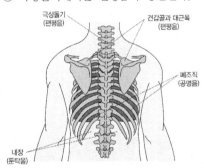

4

과목	병태생리학	난이도	●●○	정답	④

④ 대동맥판막 협착증(aortic stenosis)은 좌심실 근육이 두꺼워진다.

PLUS TIP 대동맥판막 협착증(aortic stenosis) 병태생리

㉠ 좌심실에서 대동맥으로 가는 혈액유출에 장애가 발생하여 좌심실과 대동맥 간에 수축기 압력차가 발생한다.

㉡ 좌심실압이 상승하면서 좌심실벽이 비대해진다.

㉢ 좌심실의 유순도가 감소하면서 좌심실 확장말기압이 상승한다.

㉣ 좌심실 확장기압과 좌심방압이 상승하면서 폐울혈과 폐부종이 발생한다.

| 5 | 과목 | 병태생리학 | 난이도 | ●●○ | 정답 | ② |

② 신경세포는 세포분열을 더 이상 하지 않기 때문에 손상 후 회복이 불가능하다. 따라서 뇌 손상 시 신경세포는 재생이 불가능하여 손상 이전의 뇌기능으로 돌아갈 수 없다.

| 6 | 과목 | 병태생리학 | 난이도 | ●●● | 정답 | ④ |

④ 허파꽈리내압이 상승하면 혈장으로 사이질로 누출되지 않으면서 폐부종이 진행되는 것을 방지한다.

| 7 | 과목 | 기본간호학 | 난이도 | ●●○ | 정답 | ① |

① H2 수용체 차단제(H2 Blocker)는 위산 분비를 억제하는 제제이다.

PLUS TIP HIV 치료제

HIV 치료제는 뉴클레오사이드 역전사효소 억제제, 비뉴클레오사이드 역전사효소 억제제, 단백분해효소 억제제, 통합효소억제제제 등이 있다.

| 8 | 과목 | 기본간호학 | 난이도 | ●○○ | 정답 | ② |

① 후두로 공기를 전달한다.
③ 발성을 하거나, 기관으로 공기전달 등의 기능을 한다.
④ 공기를 폐로 전달한다.

| 9 | 과목 | 병태생리학 | 난이도 | ●●● | 정답 | ④ |

④ HBs Ab는 중화항체에 해당한다. HBs Ab가 양성인 경우에는 백신을 접종받은 경험이 있는 사람이다. HBs Ab는 B형 간염바이러스와 결합하여 감염력을 상실시킨다. HBs Ag는 B형 간염바이러스의 표면에 해당한다.
① A형 바이러스는 경구감염에 해당한다.
② B형 바이러스만이 DNA 바이러스이다. A형, C형, D형은 RNA 바이러스에 해당한다.
③ 급성 간염으로 트랜스아미나제와 직접빌리루빈이 상승하고, 프로트롬빈의 시간은 저하한다.

과목	기본간호학	난이도	●○○	정답	④

④ 염증소견과 열감이 있다면 카테터를 제거한다.

① 미생물이 잘 생기는 고장액이므로 24시간마다 자주 교체해야 한다.

② 매일 측정하여야 한다.

③ 약물을 TPN 관으로 투여하지 않는다.

PLUS TIP 완전비경구영양(TPN, total parenteral nutrition)

경구로 영양보충이 어렵거나 극심한 영양불량 환자에게 영양을 공급하기 위한 것이다. 지질제제가 포함된 수액이므로 수액세트는 24시간마다 교체해야 하며 일정시간 이상으로 투여하면 수액이 변질될 수 있다. 또한 빠른 주입은 삼투성 이뇨, 탈수 등이 발생할 수 있으므로 적절한 속도로 조절하여 투여한다.

11

과목	간호윤리전반	난이도	●○○	정답	③

③ 간호윤리강령은 간호업무를 수행하며 마주하는 윤리적 문제에 대한 해결방법을 제시할 수는 없다. 하지만, 최소한의 지침 제공을 통해 체계적인 문제접근이 가능하도록 도와준다.

① 간호윤리강령은 최소한의 방향성을 제공하여 체계적인 문제 접근을 돕는다.

② 간호윤리강령은 법적인 책임 소재를 부여할 수 없지만 법에 대한 인식을 통한 윤리적 문제해결을 도울 수는 있다.

④ 간호윤리강령은 간호 현장에서 실제적인 지침이 될 수 있다. 이에 따른 간호사의 윤리적 행위에 따라 환자의 존엄성이 증진될 수 있지만 궁극적인 이유로 보기에는 어렵다.

12

과목	아동간호학	난이도	●●○	정답	③

아동에게 주로 발생하는 크론병은 장벽에 궤양을 동반한 염증이 나타나는 것이 특징이다. 영양실조, 빈혈, 장폐쇄, 누공, 항문열창 등이 합병증으로 나타난다.

13

과목	아동간호학	난이도	●●○	정답	④

태변은 신생아의 첫 번째 변으로 태지, 솜털, 양수, 장 분비물, 혈액 등으로 구성되어 있고 생후 24 ~ 48시간 내에 배출되어야 한다. 배출되지 않으면 장폐색이나, 항문폐색을 의심할 수 있다. 이행변은 수유 시작 3일 후 나타나는 변으로 녹갈색에서 황갈색을 띠는 점액성의 묽은 변이다. 우유변은 4일 이후 나타나는 변으로 조제유를 먹는 아동은 연한 노란색의 모유를 먹는 아동보다 더 냄새가 나는 변을 본다. 모유를 먹는 아동은 황금색의 신 우유 냄새가 나는 변을 본다.

| 14 | 과목 | 모성간호학 | 난이도 | ●●○ | 정답 | ④ |

자궁경부세포진검사는 편평세포와 원주세포의 접합부와 후질원개에서 검사 기구(면봉이나 브러시)를 360° 돌려 검체를 채취한다. 검사 전 주의사항은 검사 48시간 전 성교, 질 세척, 질정 사용을 피하고 월경기간이 아닐 때 검사를 시행한다. 금식은 필요 없으며 방광을 비우기 위해 소변을 보도록 한다.

| 15 | 과목 | 성인간호학 | 난이도 | ●○○ | 정답 | ① |

① 만성폐쇄성폐질환 환자는 낮은 농도의 산소를 꾸준히 흡입해야 한다. 고유량 산소투여장치인 벤츄리 마스크 (Venturi Mask)를 사용한다.

② 단순 마스크(Simple Face Mask) : 짧은 기간에 빠른 산소를 제공하며 산소유량이 6 ~ 12L/min로 제공하면 산소농도는 30 ~ 50%이다.

③ 부분 재호흡 마스크(Partial Rebreather Masks) : 높은 산소농도가 필요한 경우 적용하며 저장백을 사용하여 호기로 내뱉은 공기의 3분의 1을 재호흡한다.

④ 산소 저장 캐뉼러(Oxygen Conserving Cannula) : 폐섬유증, 폐고혈압과 같이 장기간 산소요법이 필요한 경우 적용하며 낮은 유량에서도 30 ~ 50%의 산소농도 유지가 가능하다.

| 16 | 과목 | 병태생리학 | 난이도 | ●●○ | 정답 | ② |

② 교감신경이 자극되면서 심근수축력이 증가하게 된다.

① 확장기말 용량이 증가하면 심근의 길이가 늘어나면서 심근 수축량이 증가한다. 수축기 용량은 작아지면서 심박출량이 증대한다.

③ 순환혈액량이 늘어나면서 확장기말 용적이 증가하는 전부하가 나타난다.

④ 동맥압의 저항이 증가하면 수축기에 심실에 가해지는 압력인 후부하가 증가한다. 후부하가 높아지면 심박출량이 감소한다.

| 17 | 과목 | 간호윤리전반 | 난이도 | ●○○ | 정답 | ① |

① 자율성 존중의 원칙 : 연구 대상자가 실험 과정을 이해할 수 있어야 하며(동의능력), 환자가 충분한 정보를 알고 있어야 하며(정보제공), 어떠한 압박 없이 자율적인 동의를 해야 한다(자발성)

② 선행의 원칙 : 연구자는 위험, 이득을 평가하고 예측이 가능한 해악과 이득을 비교할 수 있어야 한다.

③ 정의의 원칙 : 연구 대상자들을 나이, 성별, 학력 등 특정 이유로 편파적인 이유로 선정하면 안 된다.

④ 악행금지의 원칙 : 연구 대상자에게 해악을 가하면 안된다. 히포크라테스의 선언에도 환자에게 해를 입히거나 상태를 악화시키는데 의술을 사용하지 않는다는 내용이 담겨있다.

18	과목	성인간호학	난이도	●●○	정답	①

①④ 신기능 저하로 칼륨과 인의 배출능력이 저하되어 고칼륨혈증, 고인산혈증이 유발되기 때문에 저칼륨·저인산 식이가 필요하다.

② 노폐물 배설능력이 떨어져있으므로 단백질 섭취를 제한하되 고칼로리 식이를 하고, 체중 유지 및 수분조절을 위해 저나트륨 식이를 제공한다.

③ 만성 신부전 환자는 단백질 섭취를 제한한다.

19	과목	성인간호학	난이도	●●●	정답	②

죽상경화증은 고혈압, 당뇨, 고지혈증, 흡연 등에 의해 내피세포가 손상되면 혈관투과성이 증가하여 혈관 속에서 순회하던 지방 입자들이 내막에 축적된다. 이후 단핵구와 림프구의 만성 염증 과정으로 대식세포와 평활근세포내 지질로 구성된 지방선조직이 축적된다. 만성 염증성 병변과 함께 플라크는 섬유화·석회화가 된다. 또한 죽상경화증이 진행되면 죽상경화 플라크는 혈류 감소, 혈전, 색전을 초래하여 동맥류, 간헐파행, 심근경색이 발생할 수 있다.

20	과목	성인간호학	난이도	●●○	정답	①

① 항혈전제는 비타민 K 활성을 방해하며, 혈액응고인자 VII, IX, X의 합성을 방해한다.

PLUS TIP 관상동맥질환에 사용되는 약물

㉠ **칼슘통로 차단제** : 관상동맥 확장, 심근산소공급 증가

㉡ **당단백 차단제** : 혈소판 응집 및 혈전 형성 방해

21	과목	성인간호학	난이도	●●○	정답	④

④ 간생검 : 간 장애를 진단하기 위해 실시하며, 삽입 시 소량의 멸균 생리식염수를 주입한다. 간생검 후 생검 부위 압박을 위해 검사부위가 아래로 향하게 한다.

① 요추천자 : 압력 측정, 척수 약물 주입, 뇌척수액 추출, X – 선 촬영을 위한 염료 주입 등을 위해 시행한다. 혈액 박테리아, 포도당이나 단백질의 양, 악성세포 유무 등을 검사한다. 검사 후 두통을 예방하기 위해 되도록 베개 없이 배횡와위로 눕힌다.

② 복부천자 : 검체 수집 및 과도한 체액으로 인한 복부 장기의 압박을 경감시키기 위해 수행한다. 저혈량성 쇼크를 예방하기 위해 천천히 복수를 제거하며 저혈량 징후를 확인한다.

③ 골수생검 : 골수의 조혈작용을 평가하기 위해 시행하며, 검사 후 천자부위를 즉시 모래주머니로 압박한다.

| 22 | 과목 | 아동간호학 | 난이도 | ●●○ | 정답 | ① |

① 특정 음식의 알레르기 반응을 확인하기 위해 한 번에 한 가지 음식만 제공하고 적어도 3 ~ 7일간 시도한다.

② 철분 함유량이 높은 쌀은 알레르기 유발 가능성이 적고 소화가 쉬워 초기 음식으로 권장된다.

③ 음식 첨가 시 야채, 과일, 고기 순으로 첨가하여 제공한다.

④ 알레르기 유발 위험이 높은 달걀흰자, 견과류, 우유, 밀가루, 콩, 생선, 옥수수 등은 피한다.

| 23 | 과목 | 성인간호학 | 난이도 | ●●○ | 정답 | ④ |

④ 베타차단제Ⅳ를 투약한다.

①② 상행 대동맥이 파열된 대동맥 박리 환자의 경우는 합병증으로 심장압전 발병률이 높다. 흉통이 극심하기 때문에 모르핀을 투여하여 통증을 완화해야한다.

③ 수술 치료가 필요한 응급상황이다.

| 24 | 과목 | 모성간호학 | 난이도 | ●○○ | 정답 | ① |

배란기에 에스트로겐이 가장 많이 분비되기 때문에 자궁경관점액검사는 배란기에 시행한다. 점액량, 점성도, 양치엽상, 견사성 등을 평가하여 배란장애 유무를 진단한다. 배란기 점액은 양이 많고, 맑고 투명하며, 견사성이 크며, 양치엽상이 나타난다.

| 25 | 과목 | 모성간호학 | 난이도 | ●●○ | 정답 | ① |

② 산후 2~4주경에 빈번하게 발생한다.

PLUS TIP 유방염

㉠ 산후 2~4주경에 증상이 발생하면서 유방염이 나타난다.

㉡ 황색 포도상구균이 원인균에 해당한다.

㉢ 일반적으로 편측에서 발생하고 심한 울혈이 나타나면서 세균이 성장하면서 염증이 나타난다.

㉣ 유선염이 진행되면서 림프관 주변에 적색 선이 나타나고, 겨드랑이에 림프결절이 나타난다.

| 26 | 과목 | 성인간호학 | 난이도 | ●○○ | 정답 | ② |

② 비타민 K가 결핍되면 혈액응고가 느려지거나 혈뇨 또는 혈변이 나타날 수 있다.

① 비타민 A의 기능이다.

③ 비타민 B12의 기능이다.

④ 비타민 C의 기능이다.

27	과목	기본간호학	난이도	●●○	정답	④

④ 배뇨관이 꼬이거나 눌리면 소변 흐름이 막혀 방광 내 압력이 증가하고 감염이나 손상을 유발할 수 있다. 배뇨관이 꼬이지 않도록 관리하고 환자에게 올바른 배뇨관 관리 방법을 교육한다.

① 소변주머니는 항상 방광보다 낮은 위치에 있어야 중력으로 인해 소변이 배출되고, 역류로 인해 요로감염이 발생하는 것을 예방할 수 있다.

② 배액관의 지정된 검체 수집 포트에서 멸균된 주사기를 이용해 검체를 채취한다.

③ 도뇨관 삽입 중인 환자는 감염 예방을 위해 소변이 자연스러운 산성 상태를 유지한다.

28	과목	기본간호학	난이도	●○○	정답	③

③ 다뇨는 하루에 3,000ml 이상의 배뇨로 과다한 수분섭취, 당뇨, 이뇨제 등으로 인해 나타날 수 있다.

29	과목	병태생리학	난이도	●●●	정답	③

뇌하수체 후엽에서 분비되는 항이뇨호르몬은 혈장량이 감소하거나 혈장 삼투압 증가 시 분비된다. 항이뇨호르몬은 집합관의 삼투성을 증가시켜 수분 재흡수를 촉진함으로써 혈장량을 증가시키고 혈관을 수축하여 혈압을 높인다. 수분을 재흡수하여 소변량을 감소시키기 때문에 야뇨증과 요붕증의 치료제로 사용한다.

30	과목	성인간호학	난이도	●●○	정답	④

④ 직장점막을 손상시킬 수 있어 직장체온은 가능한 피하며, 구강 또는 고막으로 자주 체온을 측정하여 발열 여부를 확인한다.

31	과목	간호윤리전반	난이도	●○○	정답	②

② 개인에게 강요된 규율이 아닌 간호 양심과 철학의 집단적 표현이다.

① 시대에 따라 윤리강령은 변할 수 있다.

③④ 간호 업무를 수행하는 데 있어 책임을 다할 수 있는 기본적인 방향을 포함한 일반적인 원칙을 제공한다. 윤리적 딜레마를 해결해줄 순 없지만, 스스로의 해결을 위한 최소한의 지침을 제공한다.

32	과목	병태생리학	난이도	●●●	정답	①

① 이식편대 숙주질환은 공여 받은 장기 조직 내에 남아있던 백혈구 세포가 수여자의 세포를 이물질로 간주하여 거부반응을 일으켜 발생한다.

② 이식편대 숙주질환은 항원제시세포가 활성화되면서 염증성 사이토카인의 분비를 자극하게 된다. 이후에 작동세포가 두드러지게 나타나면서 공여자의 T세포가 활성화되면서 MHC, 세포부착단백질, 케모카인이 증가하면서 CD8+ 및 CD4+ T세포와 주변 B세포까지 증가시킨다. 이후에 표적 기관으로 작동세포들이 이동하여 조직을 손상시키게 된다.

| **33** | 과목 | 기본간호학 | 난이도 | ●●○ | 정답 | ③ |

Tabaxin 2.25g(2,250mg)에 멸균증류수 8.7mL를 mix하여 총 10mL가 되었으므로, 1mL당 225mg의 Tabaxin이 들어있다. 1회 1,100mg의 Tabaxin을 투약하므로 1,100mg ÷ 225mg = 4.88⋯이므로, 약 4.9mL 이다.

| **34** | 과목 | 병태생리학 | 난이도 | ●●○ | 정답 | ④ |

악성종양은 수술 후 재발될 가능성이 높으며 악액질(체중 감소, 쇠약, 허약감 등)의 증상이 나타난다. 암세포는 정상세포에 비해 덜 유착되어 잘 움직이는 특성으로 인해 전이현상이 발생한다. 피막 안에 있지 않아 주변 조직으로 침범이 가능하며 종양을 수술로 제거하기 어려운 경우가 있다. 미분화되어 있으며 정상 또는 비정상 유사분열 형태가 많다. 성형 경향이 있어 미숙하거나 배아기 형태를 보이기도 한다.

| **35** | 과목 | 성인간호학 | 난이도 | ●●● | 정답 | ② |

한국혈전지혈학회의 파종성혈관내응고 진단기준에 따르면 혈소판 수(Platelet) 100,000/μl 미만, 프로트롬빈시 간(PT) 3초 초과, 활성화부분트롬보플라스틴시간(aPTT) 5초 초과, 섬유소원(Fibrinegen) 150mg% 미만, 섬유 소원분해산물(FDP) 증가, D-dimer 80 초과일 때를 각각 1점으로 한다면 위 항목에서 점수의 합계가 3점 이 상일 경우에는 파종성혈관내응고로 진단한다.

D-dimer의 t수치는 섬유소 분해산물로 혈전이 있었던 것을 의미한다. FDP(Fibrinogen Degradation Product)는 섬유소원 산물로 동일한 의미를 지닌다. 혈액이 응고되며 트롬보플라스틴에 의해 응고인자가 활성 화되면 프로트롬빈이 트롬빈으로 전환되고, 트롬빈은 섬유소원을 응고시킨다. 따라서, PT(Prothrombin Time) 와 aPTT(activated Partial Thromboplastin Time)는 지연되고 섬유소원의 수치는 감소하며 FDP와 D-Dimer는 증가한다.

| **36** | 과목 | 정신간호학 | 난이도 | ●○○ | 정답 | ③ |

③ **지리멸렬** : 사고과정의 장애로 사고의 논리성이 없어 앞뒤 말이 맞지 않고 횡설수설하며 일관성이 없다.

① **우회증** : 사고 목표에 도달하기는 하나 사고 과정에서 주류와 비주류를 구분하지 못하고 의도했던 결론에 뒤 늦게 도달한다.

② **사고의 지연** : 연상속도가 느리거나 연상이 이루어지지 않아 사고가 원활하지 못한 것이다.

④ **사고의 비약** : 연상활동이 지나치게 빨라 주제의 전환이 빠르게 진행되고 결론적으로 엉뚱한 결론에 도달한다.

37	과목	성인간호학	난이도	●●○	정답	④

④ **신선동결혈장** : 물과 단백질로 이루어져 있으며 단백질에는 글로불린, 항체, 응고인자가 포함된다. 해동 후 3시간 이내 주입되어야 한다. 혈액응고인자 결핍환자, 비타민 K 결핍증, 유전성 응고억제제 결핍증에 적응증을 두고 있다.

① **전혈** : 적혈구, 혈장, 혈장단백 성분의 혈액제제로 일반적으로 전혈을 수혈하는 경우는 드물다.

② **적혈구농축액** : 헤모글로빈 수치가 8g/Dl 이하이거나, 수치에 상관없이 빈혈 증상이 발생하는 경우에 쓰인다.

③ **혈소판 농축액** : 점상출혈, 자반증, 정맥출혈, 비출혈 또는 혈소판감소증, 파종성혈관내응고에서 출혈이 발생한 경우에 쓰인다.

38	과목	모성간호학	난이도	●●○	정답	③

③ 골반감염의 주요 원인은 세균 감염에 해당한다. 초기 치료로 광범위 항생제가 사용된다.

① 앙와위 자세는 골반 부위의 분비물이 정체될 가능성을 높여 감염 확산의 위험을 증가시킬 수 있다.

② 감염 상태에서는 혈액 순환과 신체 기능을 지원하고, 독소 배출을 촉진하기 위해 수분 섭취를 늘린다.

④ 골반감염이 진행 중인 환자는 과도한 신체 활동을 피하고, 안정과 휴식을 취한다.

39	과목	아동간호학	난이도	●●○	정답	②

② 경구재수화 용액(ORS)을 사용한다.

① 정확한 원인을 파악하기 위해 지사제 사용은 자제한다.

④ 대사성 산독증을 교정하기 위해 중탄산염을 사용한다.

PLUS TIP 설사

㉠ 원인 : 바이러스 및 박테리아 등의 감염, 장 흡수 저하, 과식 등으로 발생한다.

㉡ 증상 : 탈수, 구강점막의 건조, 피부탄력성 저하, 탈수 등이 나타난다.

40	과목	성인간호학	난이도	●●○	정답	①

①④ 임신으로 인한 에스트로겐 과다, 호르몬 치료로 인한 호르몬 불균형, 경구용 피임약으로 인한 콜레스테롤 수치 상승 등으로 담낭의 수축작용을 감소시켜 담석증이 발생할 수 있기 때문에 여성에게 발생 가능성이 높은 편이다.

PLUS TIP 담석증

유전적 요인으로 가족 내에서 발생하기도 하며, 고지방, 고콜레스테롤, 고탄수화물 식이는 위험도를 증가시킨다.

41	과목	간호윤리전반	난이도	●○○	정답	②

② **정의 윤리** : 모든 사람을 편견 없이 공평하게 대하는 것을 말한다. 절차적 정의, 인과응보적 정의, 분배적 정의 등으로 구분한다.

① **덕 윤리** : 아리스토텔레스는 행동, 감정, 욕망 등 양극 사이에서 적절한 조화를 이루기 위한 습관이 형성되면서 덕을 획득할 수 있다고 보았다. 아리스토텔레스는 과한 진실과 부족한 진실의 극단의 중간지점을 발견하는 것을 덕으로 간주했다. 또한, 내재적으로 선한 삶을 통한 행복과 자아실현을 이루는 것을 덕으로 보았다.

③ **통치 윤리** : 통치 윤리는 개인의 자유로움은 이기적 결정을 만들어 내기에 통치되는 사회가 개인이 자유로운 사회보다 우월하다고 보았다.

④ **권리 윤리** : 개인의 자유와 권리는 정부보다 우위에 있다고 보았다. 개인의 동의 없이 정부가 개입할 수 없음을 제시했다.

42	과목	성인간호학	난이도	●●○	정답	③

모르핀(Morphine)은 이산화탄소에 대한 호흡중추 뉴런의 감수성을 저하시켜 호흡을 억제한다. 따라서 모르핀 투약 전 호흡수를 측정하고 투약 후 호흡 양상을 주의 깊게 모니터링을 한다. 분당 8회 미만의 심각한 호흡 억제 시 Naloxone을 0.4 ~ 2mg/회 투여한다.

43	과목	정신간호학	난이도	●○○	정답	④

스트레스 상황을 반복적으로 떠올리는 것보다 주의를 환기시키거나 사고중지 기법을 이용하는 것이 스트레스 관리에 도움이 된다. 사고중지 기법은 비합리적 사고가 떠오를 때마다 의식적으로 고무줄을 당기거나 "그만!"이라고 외치는 행동을 함으로써 스트레스와 긴장을 완화시키고 일상생활을 대처해 나가는데 도움을 준다.

44	과목	성인간호학	난이도	●○○	정답	②

알부민은 감소한다. 간부전의 간기능 검사 시 AST, ALT 수치 증가, 알부민 감소, 콜레스테롤 수치 감소, 응고인자 감소, 혈중 암모니아 증가, 간접 및 직접빌리루빈 증가, 콜린에스테라아제 수치 감소가 나타난다.

45	과목	성인간호학	난이도	●●○	정답	①

① 궤양성 대장염과 크론병은 호전과 재발을 반복하는 만성 염증성 장질환이다. 두 질환 모두 설사, 복통, 출혈을 일으킨다. 두 질환을 감별하기 위해서 방사선검사, 대장내시경검사, 조직검사, 혈액검사 등으로 진단한다.

② 궤양성 대장염은 대개 직장을 침범하고 결장 전체, 회장말단을 침범한다. 크론병은 구강, 식도, 위, 회장, 결장 등 소화관의 어느 부위에서나 발생할 수 있다.

③ 궤양성 대장염은 장점막과 점막하에 부종과 궤양이 나타나지만, 크론병은 염증 또는 궤양이 장벽의 모든 층을 침범하며 염증이 심하면 이환되지 않은 점막과 분리되기도 한다.

④ 궤양성 대장염은 염증이 연속적이나, 크론병은 염증의 분포양상이 비연속적이며 세로모양의 선상 열상과 궤양이 나타난다.

46

과목	아동간호학	난이도	●●○	정답	④

장 중첩증의 치료방법은 바륨관장과 수압관장으로 정복을 하는 것이다. 관장으로 정복이 안 되는 경우 장 천공, 복막염 등이 발생할 수 있다. 즉각적으로 수술을 시행하며 복강 내 천공이 있는 경우 바륨관장은 절대 금한다. 감압을 위해 금식하는 동안 수분과 전해질 균형을 위해 수액을 공급한다. 정복 후에는 6시간 정도 재발 유무를 관찰하며 금식하고 이후 소량씩 천천히 수유를 시작한다.

47

과목	기본간호학	난이도	●●○	정답	③

③ 저산소증의 초기 단계에서는 심박수가 증가하여 빈맥이 나타난다. 서맥은 저산소증이 심각하게 진행되어 심박수가 감소하는 말기 단계에서 나타난다.

48

과목	모성간호학	난이도	●●○	정답	④

편측 난소절제술을 받은 경우 남아 있는 오른쪽 난소가 기능을 하여 난소호르몬이 분비되고 매달 배란과 월경이 일어나며 정상 임신이 가능하다. 호르몬이 분비되므로 완경 증상은 나타나지 않고 호르몬 대체요법도 필요하지 않다.

49

과목	기본간호학	난이도	●●○	정답	④

③ 차가운 변기는 회음부 근육을 수축시켜 배뇨를 억제하므로 따뜻한 변기를 제공한다.

① 손으로 하복부를 가볍게 눌러주는 것은 방광내압을 증가시키고 회음부 근육을 긴장시켜 방광을 비우도록 돕는다.

② 편안한 배뇨를 위해 평상시 배뇨자세를 취할 수 있도록 돕는다. 여성의 경우 몸을 앞으로 기울이고 앉는 자세를 취해주어 복부근육과 방광의 수축을 증진시킨다.

④ 물 흐르는 소리를 들려주거나 따뜻한 물에 손 담그기, 좌욕하기는 배뇨반사를 자극하여 배뇨를 돕는다.

50

과목	아동간호학	난이도	●○○	정답	③

③ 인공적으로 항원을 투여해 항체를 형성하는 것으로 예방접종이 해당된다.

① 항원이 침입하여 항체가 능동적으로 형성되는 것으로 질병을 앓고 나서 이후에 획득한 면역이다.

② 태아가 모체의 태반을 통해 항체를 받거나 신생아가 모유를 통해 항체를 전달받는 것이 해당된다.

④ 다른 사람이나 동물에게서 생성된 항체를 주입하여 생기는 면역으로 혈청, 감마글로불린, 항독소 주입 등이 있다.

PLUS TIP 면역

㉠ **수동면역**: 다른 사람이나 동물에게서 만들어진 특이항원에 대한 항체를 체내에 주입하여 면역력이 생기는 것으로 즉각적으로 반응하지만 단기간만 작용한다.

㉡ **능동면역**: 항원에 대해 반응하는 특이항체를 스스로 형성하여 생기는 면역이다.

51

과목	정신간호학	난이도	●●●	정답	③

③ 초자아는 9 ~ 11세에 기준이 잡히고 외부로부터 얻어지는 양심, 윤리, 도덕, 규칙 등의 사회적 원리로 본능을 조절한다. 학습에 의해 내면화된다. 하지만 초자아가 이드의 충동성을 억제하면 신경증적 성격이 나타나고, 조절하지 못할 경우는 반사회적 성격을 가지게 된다.

52

과목	성인간호학	난이도	●●○	정답	①

① 머피징후는 호흡을 할 때 우상복부와 심와부에 압통이 느껴지는 것으로 급성 담낭염에 흔하게 동반되는 징후이다. 급성 담낭염 환자의 혈액검사 결과로는 혈청결합빌리루빈 증가, 아미노전이효소 증가, 알칼리인산분해효소(Alkaline Phosphatase) 증가, 혈청 아밀라제 증가 등이 나타난다.

② **심부전** : 폐혈관계 압력 증가로 우심실이 확장되면서 기능부전이 나타난다. 혈액에서 BUN과 혈액크레아틴 수치를 통해 확인한다.

③ **만성폐쇄성폐질환** : 먼지나 가스 등으로 기관지가 좁아지면서 폐포가 망가지면서 발생하는 질환으로, 폐기능 검사를 통해 진단할 수 있다.

④ **바이러스성 간염** : 간세포와 조직의 염증이 발생한 상태이다. 바이러스의 종류에 따라 A형, B형, C형, D형, E형으로 나뉜다. 일반적으로 오심을 거치고 나서 황달과 같은 증상이 나타난다.

53

과목	모성간호학	난이도	●●○	정답	①

산후우울감에 대한 설명이다. 일시적 기분장애로 출산 3 ~ 4일에 시작하여 5일째 최고에 달하며 12일 내에 완화된다. 호르몬의 변화, 피로감, 남편의 무관심 등이 원인이다. 잦은 눈물, 식욕부진, 피로, 수면장애, 분노, 두통, 집중력 장애 등이 나타난다. 산후에 나타나는 정상적인 현상이며 가족들의 지지와 위로가 중요하다. 산모에게 자기결정권을 주어 자존감을 증진시키고 기분을 말로 표현하고 분노를 환기시킬 수 있도록 돕는다.

54

과목	기본간호학	난이도	●●○	정답	④

④ 외부 불빛은 맥박 산소포화도 측정기의 센서에 영향을 미쳐 부정확한 측정값을 나오게 할 수 있다. 측정 부위를 외부 불빛으로부터 차단하거나 적절히 가려진 환경에서 측정한다.

① 매니큐어나 인조손톱은 측정 시 빛의 투과를 방해하여 정확도를 떨어뜨릴 수 있으므로 제거한다.

② 알람은 산소포화도 저하를 즉각적으로 알리는 중요한 장치이다.

③ 비협조적이거나 떨림이 있는 경우 손가락 대신 귓불, 이마, 코끝 등 움직임이 적고 안정적인 부위를 선택하여 정확도를 높일 수 있다.

55

과목	모성간호학	난이도	●●○	정답	③

③ 임신기간 동안 적혈구의 생산이 증가하고 혈장의 증가보다 혈구의 증가가 더 높아 생리적 빈혈이 발생할 수 있으므로 Hb 10g/dL이하, Hct 33% 이하면 철분 보충이 필요하다.

| 56 | 과목 | 정신간호학 | 난이도 | ●○○ | 정답 | ④ |

④ **명료화** : 애매모호한 것, 간호사가 이해하지 못한 것에 대해 명확하게 말하는 것이다.

① **반영** : 대상자가 진술한 내용을 간략하고 새로운 언어로 바꾸어 말하는 것이다.

② **초점 맞추기** : 대상자가 주제에서 벗어나지 않고 하나의 주제에 집중할 수 있도록 하는 것이다.

③ **직면** : 직접적인 언급으로 대상자의 말과 행동의 모순을 대상자에게 인지시키는 것이다.

| 57 | 과목 | 병태생리학 | 난이도 | ●○○ | 정답 | ④ |

④ 제1형 당뇨병에서 합병증으로 케톤산증이 흔하지만, 제2형 당뇨병에서는 특정한 상황에서 발생한다.

① 제1형 당뇨병은 주로 소아기에 발생하며 갑작스럽게 발병하지만, 제2형 당뇨병은 연령이 높아짐에 따라 발생률이 증가하고 서서히 발생한다.

② 제1형 당뇨병은 급격한 고혈당이 발생하지만, 제2형 당뇨병은 무증상이었다가 서서히 발현한다.

③ 제1형 당뇨병은 경구 혈당강하제로 효과가 없어서 인슐린 투여하지만, 제2형 당뇨병은 경구 혈당강하제가 효과가 있고 일부의 대상자에게만 인슐린 투여 치료가 필요하다.

| 58 | 과목 | 성인간호학 | 난이도 | ●○○ | 정답 | ② |

② 덤핑증후군을 예방하기 위해서 반좌위 자세로 천천히 소량씩 자주 음식을 섭취한다. 식사 1시간 전부터 식후 2시간까지는 수분섭취를 하지 않는다.

① 조기 덤핑증후군은 식후 10 ~ 30분 사이에 나타난다. 주된 증상은 포만감, 오심, 복부팽만, 설사, 복통 등이 있다.

③ 식사를 5 ~ 6번으로 나눠서 소량의 음식을 섭취하면 증상을 조절할 수 있다.

④ 음식 섭취량을 줄이고 저탄수화물, 고지방, 고단백 식이를 한다.

| 59 | 과목 | 병태생리학 | 난이도 | ●●○ | 정답 | ① |

요흔성 부종은 우심부전의 증상으로 모세혈관의 정수압이 혈장의 교질삼투압보다 커지면서 모세혈관의 수분이 간질 내로 이동하여 발생하게 된다. 우심부전은 말초부종과 정맥울혈이 발생하게 된다. 장기간 지속 시 심장성 간경화가 발생으로 복수와 황달이 나타나기도 한다.

PLUSTIP 좌심부전

폐울혈, 호흡기 조절 장애로 발생한다. 앙와위 시 폐와 심장으로 들어오는 혈액량의 증가로 기좌호흡이 나타난다. 붉은 거품이 많은 객담이 배출되는 기침이 특징이며 양쪽 폐의 수포음이 들리기도 한다. 신장의 변화로 인해 초기에는 신장으로 혈류가 증가해서 야뇨증이 발생한다. 말기에는 심박출량 감소로 핍뇨가 발생한다.

| 60 | 과목 | 성인간호학 | 난이도 | ●●○ | 정답 | ④ |

고칼로리·고콜레스테롤 식이는 피하며 저염식, 저탄수화물, 고섬유 식이를 권장한다. 식사는 소량씩 하고 고섬유 식이를 통해 변비를 예방하여 압력 상승을 예방한다. 흡연은 혈액 속 일산화탄소 헤모글로빈 수치를 상승시켜 심근에 필요한 산소량을 감소시키게 된다. 또한 운동내성이 감소하며 심박동수 증가, 혈압 상승으로 장에 무리를 주게 된다.

| 61 | 과목 | 아동간호학 | 난이도 | ●○○ | 정답 | ④ |

④ 철분제 복용 시 대변의 색이 검은색으로 변하는 것은 정상 소견이다.
① 모체로부터 태아기에 받은 철분은 다태아나 미숙아의 경우 2 ~ 3개월, 만삭아의 경우 5 ~ 6개월간 유지된다.
② 철분 부족 시 헤모글로빈 생산이 감소하여 혈액의 산소운반능력이 감소한다.
③ 철분제제는 비타민 C와 함께 복용 시 흡수가 잘 되므로 감귤류 과일이나 주스와 함께 복용한다.

PLUS TIP 철분제 복용 시 추가 주의사항

㉠ 구토나 설사와 같은 위장장애 발생 시 음식과 함께 복용한다.
㉡ 대변색이 검은색으로 변함과 동시에 변비가 쉽게 발생하므로 섬유질의 섭취를 늘린다.
㉢ 액체 철분제는 치아에 착색될 수 있으므로 빨대나 주사기를 이용하여 복용한다.

| 62 | 과목 | 정신간호학 | 난이도 | ●●○ | 정답 | ② |

② 환각은 외부의 자극이 없는데도 실제처럼 지각하는 현상으로, 〈보기〉에서 나타나는 대상자의 증상은 환청에 해당한다.
① 자폐적 사고
③ 강박사고
④ 보속증

| 63 | 과목 | 기본간호학 | 난이도 | ●○○ | 정답 | ① |

㉠ 비타민 D : 지용성 비타민으로 칼슘과 인의 장 흡수, 혈청 수준 유지, 뼈 무기화 작용의 역할을 한다. 비타민 D 결핍 시 구루병, 성장 저해, 골연화증이 나타난다. 햇빛에 노출되면 합성이 증가하고 대구간유나 등 푸른 생선에 들어있다.
㉡ 비타민 C : 산화방지, 아미노산과 신경전달물질 및 호르몬 합성에 중요한 역할을 하며 철분의 흡수를 돕는다. 비타민 C 결핍 시 괴혈병, 설사, 상처치유 지연, 뼈의 약화가 나타나며 비타민 C는 녹색채소, 감귤류에 들어있다.

64

과목	정신간호학	난이도	●●●	정답	①

항정신병 약물 복용 후 부작용으로 목과 어깨가 뒤틀리거나, 얼굴, 턱 근육의 경직, 연하곤란, 호흡곤란 등의 급성 근긴장 이상증과 같은 추체외로계부작용(EPS)이 나타날 경우 항파킨슨 약물인 벤즈트로핀(Benztropine)을 투여한다.

65

과목	모성간호학	난이도	●●○	정답	①

① **계류유산** : 자궁 내에서 태아가 사망하였으나 자궁경부가 닫혀서 자궁 밖으로 배출 되지 않고 남아있는 경우이다. 약간의 출혈은 있지만 조직 배출은 나타나지 않는다. 태아는 사망 후 4 ~ 5주내 자연적으로 배출되지만 그렇지 않으면 태아가 화석 모양으로 변화하고 파종성혈관내응고(DIC) 위험이 있으므로 주수에 따라서 자궁소파술이나 유도분만을 시행한다.

② **불가피유산** : 출혈과 통증이 심하고 자궁경부는 열려있어서 유산이 불가피하여 소파술을 진행해야 한다.

③ **습관성유산** : 다양한 원인으로 3회 이상 자연유산을 하는 것을 의미한다.

④ **절박유산** : 자궁경부는 닫혀있고 수정된 조직은 배출되지 않은 상태이다. 착상부위 출혈일 수 있으므로 적절한 치료로 임신을 유지할 수 있다. 성관계는 하지 않아야 하고 안정을 취해야 한다.

66

과목	정신간호학	난이도	●○○	정답	③

③ 대상자에 대한 비지시적·수용적 태도로 감정을 표현할 수 있도록 격려하고 현실감각 능력을 사정하여 현실감을 제공한다. 또한 피해망상이 있는 대상자는 폭력적이고 공격적인 행동이 나타날 수 있으므로 대상자와 타인을 보호해야 한다.

①②④ 논리적으로 설득하거나 비평하지 않고 망상 자체의 내용에 집중하는 것보다는, 망상이 의미하는 것과 대상자의 감정에 초점을 두어 질문한다.

67

과목	병태생리학	난이도	●●●	정답	④

④ 제4뇌실 출구 이후에 지주막하 공간에서의 폐색이 있는 경우 지주막하공간과 뇌실이 모두 확장되는 교통성 수두증이 발생한다. 뇌실에서 지주막하 공간에 이르는 길이 폐색된 경우 뇌실만 확장되는 비교통성 수두증이 나타난다.

68

과목	간호관리전반	난이도	●●○	정답	③

치료적 인간관계의 방해요인인 역전이에 대한 설명이다. 역전이는 치료자의 과거 갈등경험이 대상자에게 무의식적으로 옮겨져 대상자에게 강한 혐오감, 적대감, 또는 반대로 강한 사랑, 돌봄 반응이 나타나는 것으로 이 경우 정직한 자기평가 기준을 적용하여 해결한다.

69

과목	병태생리학	난이도	●●●	정답	②

② 알부민 합성 저하는 동양혈관압과 문맥압을 상승시켜 문맥성 고혈압이 발생하게 된다. 문맥성 고혈압은 혈관 내 교질삼투압을 감소시켜 순환 혈류량이 감소하고 혈관의 정수압을 증가시켜 혈관 내에 체액, 혈장 단백질이 복강 내로 흘러나오게 한다.

①③ 간세포의 기능저하로 혈액 내 알부민 해독능력이 떨어지면서 알도스테론 분비량이 과량으로 분비하고 부종이 발생하게 된다.

④ 문맥성 고혈압의 영향으로 혈구파괴가 증가하면서 출혈을 일으킨다.

70

과목	모성간호학	난이도	●●○	정답	②

㉠ 대각결합선 : 치골접합 하연에서 천골갑까지 거리로 12.5 ~ 13cm이다.

㉡ 산과적 진결합선 : 치골결합 상연내면 최돌출부에서 천골갑까지의 거리로 10.5cm이다.

㉢ 좌골극간거리 : 골반강의 주요경선 중 가장 짧은 횡경선으로 10.5cm이다.

PLUS TIP 진결합선

치골접합 상연에서 천골갑까지의 거리로 대각결합선에서 1.5 ~ 2cm 뺀 길이이다.

71

과목	정신간호학	난이도	●○○	정답	①

신경성 식욕부진 환자가 식사 시 다른 사람과 함께 식사할 수 있도록 하고 식사 후 구토 같은 보상행위가 나타날 수 있으므로 적어도 2시간은 환자 옆에서 관찰한다.

72

과목	아동간호학	난이도	●●●	정답	④

인슐린은 초속효성, 속효성, 중간형, 지속형 인슐린이 있다. 소아의 경우 2회 요법(중간형 + 속효성을 아침, 저녁 식전에 투여), 4회 집중요법(매 식전 3회 초속효성 투여, 자기전이나 아침에 1회 지속형 투여)으로 인슐린을 투약한다. 인슐린은 피하주사나 휴대용 펌프로 투약하며 바이알과 펜형 모두 개봉 전에는 냉장보관, 개봉 후에는 실온 보관한다. 인슐린마다 다르나 보통 개봉 후 28일간 유효하다. 인슐린은 45 ~ 95° 각도로 대퇴 외측, 상완외측, 둔부, 복부에 주로 주사한다. 같은 부위에 지속적으로 투약할 경우 지방조직의 발달로 흡수가 저하되므로 주사부위를 순환하여 투여한다.

73

과목	아동간호학	난이도	●●○	정답	④

자폐스펙트럼 장애 아동은 사회적 · 정서적 상호작용에 장애가 있고 타인과 관계를 유지하는 것이 어렵다. 반복적이고 상동적인 행동을 하며 관심이나 활동이 한정적이다. 감각 자극에 대해 과잉 또는 과소 반응을 보이며 의사소통에도 장애가 있다. 사회적 상호관계를 회피하거나 관계에 무관심하여 비사회적 놀이를 하며 대부분 지적장애를 동반한다.

74	과목	성인간호학		난이도	●●○	정답	①

헤르페스 구내염은 단순헤르페스바이러스Ⅰ에 의해 발생하고 생식기 헤르페스는 단순헤르페스바이러스Ⅱ에 의해 발생한다. 아프타성 구내염은 영양결핍, 면역력 저하, 감귤류 과일, 잇몸의 외상 등에 의해 발생한다. 헤르페스 구내염, 아프타성 구내염 모두 구강 내 통증이 있는 궤양을 형성하지만 이는 특별한 치료 없이 자연 치유되어 증상완화를 위한 대증치료만 시행한다. 면역력 저하 시 재발할 수 있어 충분한 휴식과 영양 보충이 필요하다.

75	과목	정신간호학		난이도	●●○	정답	④

우울장애 대상자에게 활동에 참석하도록 격려하나 만약 거부할 경우 활동 참석을 강요하지 않는다. 오래 계속하는 활동은 피하고 간단하고 최소의 집중을 요하는 활동을 통해 성취감과 자신감을 가질 수 있도록 돕는다. 활동에 정해진 시간에 참여하도록 돕지만 만약 늦더라도 그대로 수용하고 비난하지 않는다.

76	과목	병태생리학		난이도	●●●	정답	④

만성폐쇄성폐질환(Chronic Obstructive Pulmonary Disease)은 혈액 내 이산화탄소 농도가 증가하면 호흡중추를 자극하여 호흡수가 증가한다. 그러나 만성폐쇄성폐질환 환자는 만성적으로 이산화탄소 농도가 높기 때문에 낮은 산소농도가 호흡중추를 자극한다. 고농도의 산소 공급 시 호흡 자극원이 제거되어 사망에 이를 수 있다.

77	과목	모성간호학		난이도	●○○	정답	③

태향의 첫 번째 글자는 선진부가 태아골반의 오른쪽, 왼쪽(R/L)에 위치한 것을 나타내고, 두 번째 글자는 태아 선진부위 지적부위(O/S/M/A)를 나타내고 세 번째 글자는 모체골반의 전, 후, 횡측면(A/P/T)에서 선진부가 위치한 것을 나타낸다. 그림의 태아 선진부는 모체골반의 왼쪽 "L", 후면 "P"에 위치해 있고, 태아 선진부의 지적부위는 후두골로 "O"에 해당한다.

78	과목	아동간호학		난이도	●●○	정답	③

성홍열의 일반적인 증상이다. A군 사슬알균에 의한 급성 감염성 질환이다. 인후통, 발열, 전신에 닭살 모양의 피부발진, 딸기모양의 혀가 나타난다. 비말과 직접 접촉을 통해 감염된다. 얼굴을 제외한 부분에 나타나며 관절이 접히는 부위에 심하다. 증상이 완화되더라도 류마티스 열, 중이염 등과 같은 합병증을 예방하기 위해 항생제를 투약한다.

79	과목	정신간호학		난이도	●○○	정답	④

범불안장애는 통제가 어려운 걱정과 불안이 6개월 이상 지속되고, 초조함, 만성피로, 불안, 소화불량, 과민성, 수면장애, 두통, 근육통 등과 같은 신체증상이 3가지 이상 나타나는 것 등으로 진단한다.

80

과목	모성간호학	난이도	●○○	정답	②

② 분만 1기 활동기에 대한 설명이다.

① 분만 1기 잠재기는 자궁경부개대 0 ~ 3cm, 선진부 하강 정도는 0이고 자궁수축은 부드럽거나 보통이다. 간격은 불규칙하며 5 ~ 30분 간격으로 30 ~ 45초 있다.

③ 분만 1기 이행기의 자궁경부개대는 8 ~ 10cm으로 선진부 하강정도는 +1 ~ +3까지 다양하다. 자궁수축은 매우 강하고 규칙적이며 2 ~ 3분 간격으로 45 ~ 90초 있다. 혈성의 이슬이 다량 있다. 고통이 극심하여 통제가 어렵고 과호흡으로 메스꺼움, 입 주위에 창백함을 보이며 항문의 압박감으로 배변을 원한다.

81

과목	아동간호학	난이도	●○○	정답	③

③ 출생 당시에는 두위가 흉위보다 크지만 12개월이 지나면 흉위가 두위보다 커진다.

82

과목	모성간호학	난이도	●●○	정답	①

① 옥시토신 투여로 자궁의 과다자극 증상이나 태아질식 징후가 있는 경우 산모를 좌측위로 체위를 변경시킨다.

④ 태아 저산소증을 예방하기 위해 의사에게 알린 후 산소마스크로 산소를 공급한다.

🔲PLUS TIP 옥시토신

옥시토신은 자궁수축을 자극하여 분만을 유도하기 위해 정맥 내로 투여한다. 아두골반 불균형, 태아선진부 이상, 태아질식, 자궁파열 위험성 등 금기가 아니라면 태아와 산모의 자궁상태를 사정 후 옥시토신을 투여한다. 옥시토신을 주입하는 동안 지속적으로 감시하며 주입펌프를 통해 천천히 속도를 증가시킨다. 자궁수축이 45 ~ 60초 간격으로 10분에 2 ~ 3회 있으며, 수축압력이 60 ~ 70mmHg 유지되도록 투여한다.

83

과목	정신간호학	난이도	●○○	정답	②

강박장애는 불안감을 감소시키기 위해 자신의 의지와 무관하게 반복적으로 강박사고, 행동을 되풀이한다. 강박장애 환자의 주요 방어기전은 취소, 반동형성, 대치, 격리가 있다. 취소는 과거 자신의 행동에 대한 죄책감을 씻기 위해서 과거의 행동으로 되돌아가 고치거나 보상하는 방어기전이다.

84

과목	아동간호학	난이도	●●○	정답	②

② 생후 12 ~ 36개월 아동은 유아기에 해당하며 유아기 아동은 평행놀이를 한다. 다른 아동과 같은 장소에서 놀지만 서로 다른 놀이를 하며 함께 놀지는 않는다.

① 단독놀이로 영아기에 해당한다. 영아는 자신의 신체부위에 대해 호기심을 가지고 탐색한다.

③ 협동놀이로 학령기 아동은 규칙에 대해 이해하고 일정한 규칙을 가지고 게임, 퍼즐 등의 놀이를 한다.

④ 신생아기의 방관자적인 행동으로 다른 아동의 행동에 관심은 있으나 직접 놀이에 참여하지는 않는다.

| 85 | 과목 | 모성간호학 | 난이도 | ●●● | 정답 | ③ |

③ 원발성 월경곤란증 증상이다. 자궁내막에서 분비되는 프로스타글란딘에 의해 자궁평활근이 과도하게 수축되어 발생한다.

① 원발성 월경곤란증은 자궁 내 염증반응과 관련이 없다. 월경 중 스트레스, 피로, 체중 감소, 긴장감 등으로 통증역치가 낮아져 발생할 수 있다.

②④ 프로스타글란딘의 과도한 분비는 자궁협부의 긴장도를 증가시켜 자궁동맥의 혈관경련으로 하복부 통증을 유발한다.

| 86 | 과목 | 아동간호학 | 난이도 | ●○○ | 정답 | ③ |

유아기 거부증에 대한 설명으로 이 시기 아동은 자율성이 발달하며 "싫어!", "아니야", "안 해!"라고 말한다. 이럴 경우 무조건적인 명령이 아니라 아동이 "싫어"라고 답할 수 없는 질문을 한다. 두 가지 중 한 가지를 선택할 수 있는 질문을 하는 것이 좋다.

| 87 | 과목 | 정신간호학 | 난이도 | ●●○ | 정답 | ② |

② 성장애 대상자와 면담 전 간호사는 자신의 성 가치관과 성 주체성에 대해 인식하고 이해하여 역전이가 발생하지 않도록 해야 한다.

① 대상자의 이야기에 과잉·과소 반응을 보이지 않고 사무적인 태도로 경청한다.

③ 대상자를 있는 그대로 수용하며 객관적이고 판단하지 않는 태도를 유지한다.

④ 면담 시 신뢰관계를 형성하기 위해 사생활이 보장되는 장소에서 면담한다.

| 88 | 과목 | 아동간호학 | 난이도 | ●●○ | 정답 | ④ |

열성경련 증상이다. 간호중재는 발열 시 아세트아미노펜 계열의 항생제를 투약하고 미온수 마사지를 시행한다. 심한 경련 시 항경련제를 투약하고 부모에게 항경련제 투약방법에 대해 교육한다. 경련 시 자극이 적은 안전한 환경을 제공하고(침상난간 올리기) 아동을 혼자 두지 않는다. 아동에게 신체보호대를 적용하거나 누르는 행위를 하지 않는다. 기도 확보를 위해 머리를 옆으로 돌리고 청색증이 있다면 산소를 투여하며 분비물이 많은 경우 흡인을 시행한다.

| 89 | 과목 | 성인간호학 | 난이도 | ●●○ | 정답 | ④ |

④ **파킨슨 병** : 도파민 분비 감소로 스스로 통제하기 어려운 행동양상이 나타난다. 진전, 질질 끄는 걸음, 소서증 등이 나타나며 수면 시에는 증상이 완화된다. 주 치료제는 도파민의 전구물질 레보도파이다. 고단백식이와 비타민 B6은 레보도파의 효과를 억제하기 때문에 제한한다. 식사 중 레보도파 복용으로 오심·구토를 예방할 수 있다.

① **알츠하이머** : 만성 진행성 질환으로 최근 기억부터 소실된다. 치매의 60%를 차지한다.

② **다발성 경화증** : 신경자극 전도 이상으로 발생하는 중추신경계 질환이다. 소뇌에 침범된 증상인 보행실조증, 진전 등 증상이 나타난다.

③ **치매** : 저녁에 증상이 악화되는 일몰증후군이 발생하기도 하여 해가 지면 더욱 주의 깊게 환자를 관찰해야 한다.

| 90 | 과목 | 정신간호학 | 난이도 | ●○○ | 정답 | ② |

코카인은 중추신경계 흥분제로 동공확대, 불안, 안절부절, 초조 등이 나타나며 주로 비강으로 흡입하기 때문에 비중격에 궤양이 생길 수 있다. 아편, 바비튜레이트, 헤로인, 아세톤은 중추신경계를 억제시킨다.

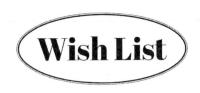

Wish List

고생한 나에게 주는 선물! 머리가 어지러울 때
시험이 끝나고 하고 싶은 일들을 하나씩 적어보세요.

01	
02	
03	
04	
05	
06	
07	
08	
09	
10	

성공하기 전에는 항상 그것이 불가능한 것처럼 보이기 마련이다. - 넬슨 만델라

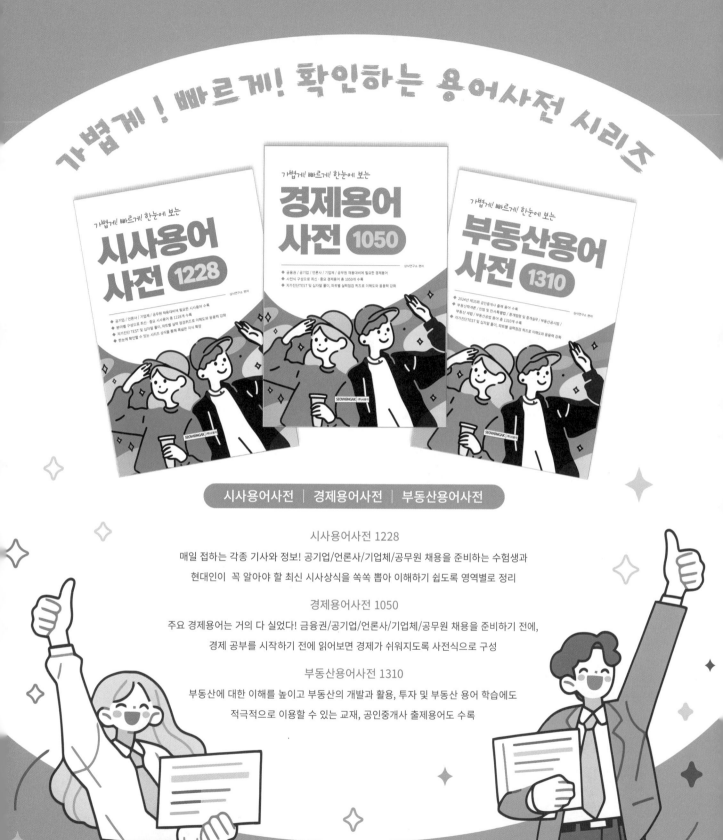

가볍게! 빠르게! 확인하는 용어사전 시리즈

시사용어사전 | 경제용어사전 | 부동산용어사전

시사용어사전 1228

매일 접하는 각종 기사와 정보! 공기업/언론사/기업체/공무원 채용을 준비하는 수험생과
현대인이 꼭 알아야 할 최신 시사상식을 쏙쏙 뽑아 이해하기 쉽도록 영역별로 정리

경제용어사전 1050

주요 경제용어는 거의 다 실었다! 금융권/공기업/언론사/기업체/공무원 채용을 준비하기 전에,
경제 공부를 시작하기 전에 읽어보면 경제가 쉬워지도록 사전식으로 구성

부동산용어사전 1310

부동산에 대한 이해를 높이고 부동산의 개발과 활용, 투자 및 부동산 용어 학습에도
적극적으로 이용할 수 있는 교재, 공인중개사 출제용어도 수록

자격증

한번에 따기 위한 서원각 교재

한 권에 준비하기 시리즈 / 기출문제 정복하기 시리즈를 통해 자격증 준비하자!

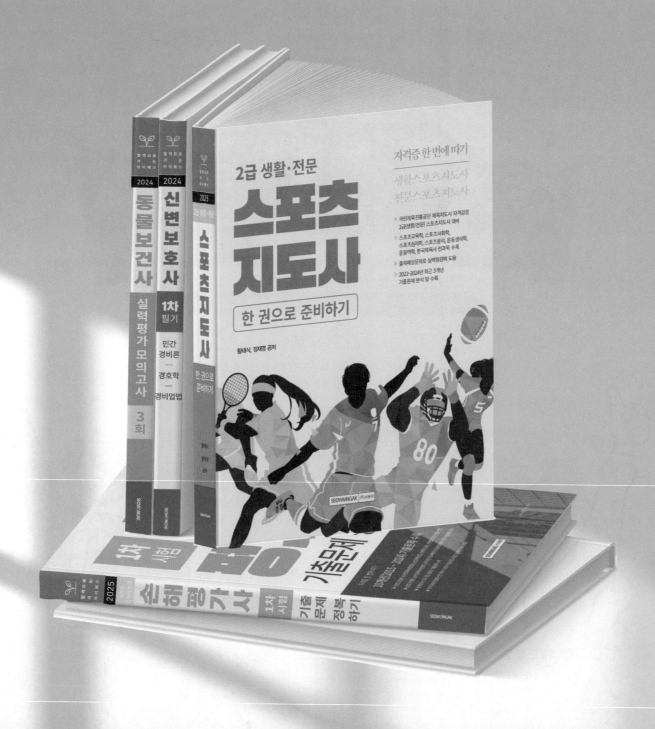